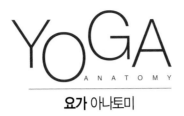

요가 아나토미

나의 요가 스승님이신 故 데시카차르(T.K.V. Desikachar) 은사님께 이 책을 헌정합니다.
내가 스스로 진리를 찾아야 한다고 변함없이 격려해주신 은사님의 격려에 대해
감사의 마음을 전합니다. 나의 가장 큰 소망은 이 책으로 나에 대한 은사님의
신뢰가 옳았음이 입증될 수 있으면 하는 것입니다.
나의 철학 스승 론 피사투로(Ron Pisaturo)님께도 이 책을 바칩니다.
스승님과의 수업은 결코 끝나지 않을 것입니다.
마지막으로 글렌 마커스(Glenn Marcus)에게 이 책을 헌정합니다.
한 사람의 일생에서 진실한 친구라고 부를 수 있는 누군가를 찾을 수 있는 것이 드문 일이고,
나 자신에게서 가장 좋은 점만을 사랑스럽게 원하는 멘토를 찾는다는 것은 훨씬 더 드문
일입니다. 한 사람에게서 두 가지를 찾는 것은 거의 기적에 가깝습니다.
글렌 마커스 당신은 정말 특별한 존재입니다.

레슬리 카미노프

나와 인연이 있었던 모든 학생과 선생님께 감사드립니다. 특히 필립(Philip)에게 감사드립니다.
필립은 나의 첫 번째 학생들 중 한 명이었으며, 나의 선생님이었으며, 나와 인연이 있었던
친구였습니다. 내가 이 분야를 막 시작하고 있을 때 탐구하려는 필립의 호기심과 의지는
교사로서의 나에게 영혼을 불러 일으켰습니다. 필립의 우정은 아직도 그립습니다.

에이미 매튜스

YOGA ANATOMY Third Edition
[요가 아나토미] 3판 개정

2011년 4월 7일 초판 발행
2015년 4월 10일 개정판 발행
2025년 1월 8일 3판 개정 1쇄 발행

저자 / 레슬리 카미노프·에이미 매튜스
역자 / 한유창·이종하·오재근

발행자 / 박홍주
발행처 / 도서출판 푸른솔
편집부 / 715-2493
영업부 / 704-2571
팩스 / 3273-4649
디자인 / 여백커뮤니케이션
주소 / 서울시 마포구 삼개로 20 근신빌딩 별관 302호
등록번호 / 제 1-825

값 / 32,000원

ISBN 979-11-979876-9-4 (93510)

THIRD
EDITION
3판 개정

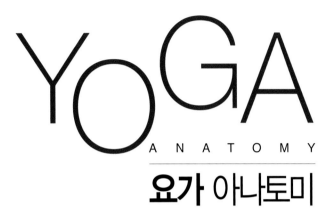

YOGA
ANATOMY

요가 아나토미

레슬리 카미노프 · 에이미 매튜스 지음
한유창 · 이종하 · 오재근 옮김

푸른솔

CONTENTS

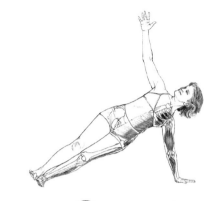

머리말

《요가 아나토미》의 개정판을 출간한 지 만 10년이 되는 이번에 3판(third edition)의 머리말을 쓰게 되어 매우 기쁘다. 나의 소중한 친구인 에이미 매튜스 그리고 내 삶과 일의 파트너인 리디아 맨과 함께해 온 이 세월은 우리 모두에게 보기 드문 격변 및 도전의 시기였다. 전 세계적으로 코로나19가 유행해 수많은 사람이 감염되면서 목격하고 있듯이, 우리는 통상의 장소, 관계와 일상에서 벗어나 있다. 이 기간에 우리는 조용하고 한적한 거처에서 저술에 전념하기는커녕, 독특하고도 전례 없는 도전에 직면하였다. 감염질환으로 인해 제한된 우리의 소규모 모임은 휴먼 키네틱스 팀의 소중한 지원을 받으면서 그 모든 도전을 극복하였다.

2007년에 초판이 발간된 이래 《요가 아나토미》는 요가 지도자들의 교육에 표준교재로 채택되었을 뿐만 아니라 저자들의 경력에 시금석이 되었다. 격리가 거의 끊임없이 이어지는 코로나19가 유행하기까지, 에이미와 나는 각각 전 세계를 여행하면서 우리를 대부분 이 책의 저자로 알아보는 수강생들을 대상으로 워크숍을 개최하고 교육 프로그램을 제공하였다. 이 책은 초판과 개정판에 걸쳐 100만 부 이상 판매되었고 27개 언어로 번역된 상태이다.

우리는 서문과 기존 장들에서 이 책의 일부 철학적인 내용을 확장하고 명확히 하였으며 공동 저술한 제1장 아나토미 이야기를 새로 추가하였다. 골격계와 근육계를 다루는 제2장과 제3장을 업데이트하였고 이어서 새로 추가한 제4장 신경계가 소개된다. 이 장에서 에이미는 요가와 가장 관련이 깊은 신경계의 일부 핵심적인 구조와 기능을 절묘한 어감으로 요약해 전달한다.

나는 척추와 호흡을 다루는 제5장과 제6장의 범위를 현저히 확장하여 디스크 해부구조 및 손상 그리고 척추 통증과 감정에 관한 내용을 더 많이 포함시켰다. 아울러 호흡에 관한 설명을 마치면서 심원하고 은유적인 일부 요가 해부학을 다루었다. 또한 우리는 척추와 호흡에 관한 장들을 이 책에서 아사나의 배경지식이 되는 첫 파트(제1장~제7장)의 시작 부분에서 끝부분으로 옮겼는데, 이는 에이미가 제안한 아이디어로 나는 애초에 이에 반대하였으나 이제는 책 내용의 진행에 더욱 도움이 된다고 생각한다.

이 책에서 내내 보게 되는 멋진 새 그림은 리디아가 제작하였는데, 그는 15년 전 프로젝트의 구상 당시부터 《요가 아나토미》팀의 필수적인 멤버였다. 그는 프로젝트 사진작가, 독창적인 표지를 만드는 화가, 인포메이션 디자이너이자 전반적으로 보면 '작가 관리자'이다. 이제 그는 공식 프로젝트 일러스트레이터이며, 각각의 아사나에 함께 게재된 매력적인 막대 그림(stick figure; 인물 등을 몸통과 사지는 직선으로, 머리는 원으로 표현하는 그림)을 포함해 3판에서 새로 선보이는 그림은 전부 그의 작품이다.

우리는 이번에 출간된 《요가 아나토미》3판이 요가와 기타 모든 형태의 건강 운동에 종사하는 수행자와 지도자에게 계속해서 유용한 교재가 되리라고 확신한다. 우리가 이 책을 저술하면서 즐겼듯이 독자도 이 책을 사용하면서 즐기길 바란다. 아울러 독자가 우리 책을 사용하면서 얻는 경험을 계속해서 우리에게 알려주길 당부한다. 우리가 지금으로부터 또 다른 10년이 흐른 후 이러한 자료를 다시 살펴보게 된다면 우리의 관점을 진전시킬 좋은 기회가 될 것이다.

– 레슬리 카미노프

감사의 글

이 책은 정말로 협동적인 프로젝트가 낳은 결과물로, 놀라울 정도로 유능하고 헌신적인 팀의 소중하고도 지속적인 성원이 없었다면 불가능하였을 것이다. 삶, 일과 사랑의 진정한 파트너인 리디아 맨은 유능한 디자이너이자 화가이고 이 프로젝트의 모든 단계에 걸쳐 나를 지원해준 친구이다. 그는 이 책의 구성, 정리 및 편집을 맡았고, 대다수의 사진을 촬영하였으며(저자의 사진을 포함해), 표지를 디자인하였고, 이번 3판을 위해 새로운 그림의 제작을 맡았다. 리디아의 도움과 자질이 없었다면 이 책은 아직도 내 머리와 하드디스크 사이의 공간 어딘가에서 방황하고 있었을 것이다.

나의 총명한 동료이자 공동 연구자인 에이미 매튜스는 이 책의 근간을 형성하는 세밀하고도 혁신적인 아사나 분석을 수행하였고 여러 장의 상당한 부분을 저술하거나 공동 저술하였으며, 이는 아사나 분석이란 부분으로 이어졌다. 에이미와의 협력 작업은 내가 해본 경험 중에서도 가장 풍부하고 가장 보람 있는 전문가적 관계로 남아 있다.

휴먼 키네틱스의 편집, 제작 및 마케팅 팀은 세계적인 수준의 전문가들로 구성되어 있으며, 나는 우리가 움직이는 수많은 부분을 결합하여 어떻게든 적당히 마감 시한에 맞추려고 애쓰는 과정에서 그들이 우리에게 선사한 전문성과 유연성에 깊이 감사한다.

《요가 아나토미》의 초판 출간에 있어 나는 가족에게 감사의 깊은 빚을 지고 있다. 그들은 아내 우마(Uma)와 아들 알렉스(Alex), 제이(Jai) 및 숀(Shaun)이다. 그들의 인내, 이해와 사랑으로 나는 이 책의 초판을 구상하고 저술하며 편집하는 3년의 과정을 이겨낼 수 있었다. 그들이 수많은 시간을 희생해 주었기에 이러한 작업이 가능하였다. 또한 지난 50년 동안 아들의 색다른 관심 및 경력을 격려해준 부모님께도 감사드리고 싶다. 자식이 인생에서 자신의 길을 찾도록 해주는 것은 아마도 부모가 줄 수 있는 최고의 선물일 것이다.

작업이 진행되는 과정에서 가르침과 영감을 주고 코칭을 해준 스와미 비슈누 데바난다(Swami Vishnu Devananda), 린다 휴이(Lynda Huey), 리로이 페리 주니어(Leroy Perry Jr.), 래리 페인(Larry Payne), 크레이그 넬슨(Craig Nelson), 게리 크라프트소우(Gary Kraftsow), 얀 드얀스키(Yan Dhyansky), 윌리엄 르사시에(William LeSassier), 데이비드 고먼(David Gorman), 보니 베인브리지 코헨(Bonnie Bainbridge Cohen), 렌 이스터(Len Easter)와 길 헤들리(Gil Hedley)에게 감사한다. 또한 내게 가장 일관되고 도전적인 스승이 되어준 과거와 현재의 내 모든 제자와 수련생에게도 감사한다.

이 책의 그림을 위해 자세를 취해준 모든 모델에게 큰 감사를 드린다. 그들은 에이미 매튜스, 앨라나 콘펠드(Alana Kornfeld), 자넷 아슈케나지(Janet Aschkenasy), 마리코 히라카와(Mariko Hirakawa; 미국판의 표지 모델), 스티브 루니(Steve Rooney; 주요 촬영을 위해 국제사진센터의 스튜디오도 빌려줬다), 에덴 켈너(Eden Kellner), 엘리자베스 루켓(Elizabeth Luckett), 데렉 뉴먼(Derek Newman), 칼 호로위츠(Carl Horowitz), 제이슨 브라운(Jason Brown), 죠티 라슨(Jyothi Larson), 나디야 노팅엄(Nadiya Nottingham), 리처드 프리먼(Richard Freeman), 아주나(Arjuna), 에디 스턴(Eddie Stern), 숀 카미노프(Shaun Kaminoff), 우마 맥닐(Uma McNeill)과 리디아 맨이다. 아울러 마하무드라와 물라반다아사나 그림을 위한 참조용으로 크리쉬나마차리아(T. Krishnamacharya)를 상징하는 사진을 사용하도록 허락해준 크리쉬나마차리아 요가 만디람(Krishnamacharya Yoga Mandiram)에게도 감사를 보낸다.

또한 브리딩 프로젝트(Breathing Project)의 젠 해리스(Jen Harris), 이디아 칼레브

(Edya Kalev), 레안드로 빌라로(Leandro Villaro), 루디 바흐(Rudi Bach), 제나 오브리엔(Jenna O'Brien)과 모든 지도자, 직원, 수련생 및 후원자도 이 프로젝트에 대해 귀중한 성원을 해주었다.

— 레슬리 카미노프

우선 다시 한번 레슬리의 너그러운 마음에 감사한다. 그는 2003년 브리딩 프로젝트
(Breathing Project)의 일원으로 나를 처음 초대해준 이래 나의 교습법을 변함없이
지지하였고 나의 수업과 워크숍을 자신의 수련생들에게 추천하였다. 우리가 브리딩
프로젝트에서 프로그램을 개발하고 이 책을 만들고 개정하며 재구상하기 위해 다
년간 협력해오면서, 그와 나는 움직임, 티칭, 해부학, 요가와 철학에 대해 많은 대
화를 나누었고 그러한 대화를 통해 내가 말하고자 하는 내용과 방법이 다듬어지고
세련되어졌다.

내가 지금처럼 교육자가 되게 해준 데 대해 우선 내 가족에게 감사한다. 나의 부
모는 내가 질문하고 자료를 찾아보며 스스로 연구하도록 격려해주었다. 또한 그들
은 관대, 존경과 진실의 본보기가 되었고 이는 내 나름의 많은 가치관을 형성하는
데 토대가 되었다.

뭔가를 이해하려는 나의 호기심과 열정을 격려해준 모든 선생님에게 감사한다.
다이앤 우드(Diane Wood)는 고등학교 때 나를 가장 격려해준 선생님이었다. 그
는 엄격하고 성찰적인 비판적 사고를 하면서도 온정, 유머와 인성으로 중용을 취
하였고 이는 내가 추구하는 지도 방식이다. 나의 동료 조언자였던 고(故) 캐런 워런
(Karen J. Warren)은 내가 맥락, 가치관과 에코페미니즘(ecofeminism; 자연 해방과
여성 해방을 동시에 추구하는 생태여성주의)을 탐구하는 길로 들어서게 해주었고
이는 계속해서 오늘날 나의 연구를 형성하고 있다. 앨리슨 웨스트(Alison West), 아
이린 다우드(Irene Dowd), 길 헤들리(Gil Hedley)와 보니 베인브리지 코헨(Bonnie
Bainbridge Cohen)은 모두 지난 20년 동안 탁월한 스승이 되어주었으며, 그들은 내
가 엄격하게 탐구하고 나의 가정(assumptions)에 의문을 제기하며 내 생각을 확장
하도록 격려해주었다.

이 책의 초판과 개정판은 일단의 뛰어난 사람들이 없었다면 출간되지 못하였을
것이다: 그들은 나의 소중한 친구 아인슬리(Aynsley)와 미셸(Michelle); 협력과 애

정 어린 성원으로 내가 초판을 만들도록 지탱해준 캐런(Karen); 바디마인드 센터링(Body-Mind Centering, BMC) 스쿨에서 한솥밥을 먹은 웬디(Wendy), 키드니(Kidney), 엘리자베스(Elizabeth), 마이클(Michal)과 타리나(Tarina); 캘리포니아에서 나를 지도자로 환영해주었던 BMC 수련생들, 특히 문새도우(Moonshadow), 레이븐-라이트(Raven-Light), 세라(Sarah), 마이클(Michael), 로즈메리(Rosemary)와 제시(Jesse); 내가 확신하도록 상기시켜 준 클로이 청 미스너(Chloe Chung Misner); 뉴욕시에 있는 브리딩 프로젝트의 직원과 수련생들이다.

개정판이 출간된 이래 수년 동안 나는 훌륭한 동료들과 협력해 지도자로 성장할 기회를 가졌다. 나와 강의실을 함께 쓰고 대화를 나누었던 토머스(Thomas), 메리 루(Mary Lou), 프리데리케(Friederike), 젠스(Jens), 월부르가(Walburga), 글로리아(Gloria)와 모든 BMC 지도자 및 수련생에게 많은 감사를 드린다.

세라 바나비(Sarah Barnaby)는 나의 친한 친구이자 소중한 동료로 공동 연구자이면서 공동 창작자이다. 베이비즈 프로젝트에서 우리가 만든 것과 아울러 아기 및 아기 돌보미를 돕기 위해 우리가 하고 있는 작업은 내 인생에서 내가 가장 자랑스러워하는 것들의 하나이다.

그리고 폴(Paul)에게 헤아릴 수 없이 많은 일에 대해 깊은 감사를 보낸다. 당신은 내 마음을 사로잡는다.

— 에이미 매튜스

서문

《요가 아나토미》는 해부학, 운동학과 생리학의 시각을 통해 바라본 요가 아사나(자세, 움직임과 호흡 수행)에 대한 책이다. 이들 학문은 인체의 구조, 역학과 기능을 연구하는 분야이다. 또한 이 책은 동양 및 서양 철학을 모두 심층적으로 연구하였다. 아울러 평생 인간의 구조, 움직임과 의식을 탐구한 두 사람이 공동 저술한 결과물이기도 하다.

두 분야(요가와 해부학)는 잠재적으로 무한한 양의 거시적 및 미시적 세부 지식을 포함하며, 이 모두는 개인의 관심에 따라 끝없이 매력적이고 잠재적으로 유용하다. 우리가 의도하는 바는 수련생으로든 혹은 지도자로든 요가에 종사하는 사람들에게 가장 가치가 있는 해부학의 세부 지식을 제시하는 것이다. 《요가 아나토미》를 저술하면서 우리는 유용할 정도로 간결한 정보이지만 유익할 정도로 상세한 정보를 제시하는 것 사이에 균형을 취하는 데 늘 유념하였다. 그러한 원칙에 따라 우리는 이 책에서 글과 그림으로 묘사하는 내용의 모든 선택을 하였다.

저자들

우리(에이미와 레슬리)는 거의 20년간 친구이자 전문직 동료로 지내왔으며, 그러는 동안 우리는 각자의 자질, 관심과 경험이 서로 보완하면서도 대조를 이루는 역동적인 연구 과정을 개발하였다. 이 책의 관점은 우리가 깊이 동의하는 많은 기본 원리에 근거하며, 우리가 공동 저술한 《요가 아나토미》의 서문과 제1장에서 제7장까지

각 장은 그러한 가치관을 반영한다. 우리의 관심과 전공이 갈리는 장들은 한 사람이 전담해 저술하였다. 골격계, 근육계와 신경계를 다루는 제2장, 제3장과 제4장은 에이미가 맡았고 척추와 호흡을 다루는 제5장과 제6장은 레슬리가 담당하였다. 이 책의 아사나 분석 부분에서는 우리 둘이 자세의 분석에 사용되는 일차적인 방법으로 공동 작업하였다. 관절 동작과 근육 작용의 자세한 분류는 에이미가 맡았는데, 공인 움직임 분석가(CMA)와 바디마인드 센터링(BMC) 지도자로 교육을 받았다는 점과 해부학 분야에 강한 지적 열정을 가진 다재다능한 기인(geek)이라는 점을 고려하였다. 각각의 자세에 대한 호흡 탐구는 레슬리의 작업인데, 그의 최고 스승인 데시카차르(T.K.V. Desikachar)의 치료 호흡 중심 요가 전통에 의해 영감을 받아 그가 오랜 기간 연구하고 지도한 경험이 고려된 것이다.

기본 원리

요가에서는 뭔가 우리의 내면 깊숙이 있는 것, 즉 진정한 자아를 탐구한다. 이러한 탐구의 목표는 흔히 신비로운 용어로 기술되며, 이는 우리의 진정한 자아가 어떤 비물질적인 차원에 존재한다는 점을 암시한다. 그러한 관점은 역사적으로 육체와 영혼(물질과 정신)을 서로 불화하게 만들었고 육체를 해탈에 이르는 매개체라기보다는 그것에 대한 장애물로 묘사하였다.

이 책에서 우리는 이와 다른 입장을 제시한다. 즉 완전한 자각을 이루는 하나의 방법은 우리의 육체와 함께 그리고 육체 내면으로 여행하는 것이지 육체를 평가절하하거나 초월하는 것이 아니라는 점이다. 이러한 관점은 우리의 해부학을 더 충분히 이해하도록 도울 뿐만 아니라 요가의 핵심 개념이 기원하는 실재(reality)를 직접 경험하도록 해준다. 우리는 인체 계통들이 어떻게 작용하는지를 세밀하고 심오하게 이해하면 요가에서 가장 심층적인 원리들을 발견할 수 있다고 결론지었다. 우리의 관점에서 보면 요가의 주체와 객체는 자아이며, 자아는 육체의 불가분한 속성이다.

수행, 분별과 복종

우리가 물려받은 가장 고대적인 가르침 중 일부는 온갖 형태와 표현으로 나타나는 삶에 대해 이루어진 수 세기에 걸친 관찰을 통해 개발됐다. 인간의 움직임과 행동에 대한 관찰은 파탄잘리(Patañjali)가 고전적으로 표현하였듯이(그리고 라인홀드 니버[Reinhold Niebuhr]가 자신의 유명한 평온을 비는 기도문[serenity prayer]에서 다시 기술함) 요가 수행(kriya yoga)의 정의를 낳았다. 이러한 크리야 요가에 대한 정의는 다음과 같은 질문으로 기술된다: "우리가 변화시킬 수 있는 일[tapas, 고행]과 우리가 변화시킬 수 없는 일[isvara pranidhana, 복종]을 구분하는 분별[swadhyaya]을 발견할 수 있는가?"

저자로서 우리에게 이와 같은 질문은 요가의 맥락에서 해부학을 연구하는 주요 동기를 부여하였고 우리의 교습법을 형성하는 데 심오한 영향을 미쳤다. 아사나를 수행하고 가르치는 우리의 첫 번째 시도를 시작으로, 많은 관련 질문이 등장하였다. 왜 일부 신체 자세는 비교적 쉽고 일부는 그리도 어려운가? 왜 일부 사람들은 우리가 쉽다고 여기는 자세들을 취하느라 애를 먹는가? 혹은 그 반대의 경우는 왜 일까? 더욱이 왜 우리가 직면하는 일부 도전은 극복하기 쉬운가 하면 다른 일부는 그리도 완강한 듯한가? 우리는 자신의 저항을 극복하는 데 얼마만큼의 에너지를 쏟아야 하는가? 언제 우리는 변화할 것 같지 않은 뭔가에 대해 복종을 고려해야 하는가?

고행(tapas)과 복종(isvara pranidhana)은 모두 노력을 요구하는데, 복종 자체가 의지에 의한 행위이기 때문이다. 이상과 같은 끊임없이 제기되는 근본적인 질문에 대한 대답은 (우리의 몸처럼) 매일 변화하는 듯하다. 바로 그 이유로 우리는 그러한 질문의 제기를 결코 멈춰서는 안 된다.

우리 실험실 방문을 환영한다

요가가 해부학의 연구에 제공하는 맥락은 우리의 생명력이 어떻게 몸, 호흡과 마음의 움직임을 통해 발현되는지를 탐구하는 것에 근거한다. 요가의 고대 기호 언어는 수천 년에 걸쳐 수많은 수행자가 실시한 실험에서 기원하나, 그들이 사용한 절차는 서양 해부학의 언어로 기록되어 있지 않았다.

이 책은 프라나(prana; 호흡), 차크라(chakra; 신체에서 에너지가 모여드는 중심점), 나디(nadi; 프라나가 흐르는 통로) 등과 같은 은유적 언어를 해당 해부학 연관어로 해석하려 하기보다는 우리가 모두 공유하는 공통적인 실험실(인체)로의 여행을 안내하려 한다. 우리는 요가의 특정 체계를 수행하기 위한 매뉴얼을 제공하기보다는 요가의 모든 체계에 공통적인 신체 수행의 원리들에 대해 확고한 기초를 제공하길 희망한다.

인체란 실험실에 대한 탐구는 골격계, 근육계와 신경계를 다루는 장들로 시작된다. 이들 계통의 기본 지식과 그 설명에 사용되는 용어를 이해하면 아사나 분석 부분에서 더 복잡한 자료를 포함시키기 위한 견고한 토대가 될 것이다. 이 부분에서 우리는 정렬과 호흡을 위해 그리고 자기 탐구의 과정을 도울 수 있는 자기 인식을 위해 정보와 탐구를 제공함으로써 동적 상호연결이란 요가의 관점을 존중한다. 이런 식으로 우리는 자세의 효과 또는 이점을 관행적 및 제한적으로 열거하는 자세 분석을 피한다.

요가 수행은 호흡과 척추 간의 관계를 강조하기 때문에, 우리는 호흡과 척추에 특별한 관심을 기울여 각각을 별개의 장에서 다룬다. 그러한 과정에서 우리는 아사나 지시, 척추 안전성과 호흡에 대한 많은 오해에 이의를 제기하면서 '근거 없는 믿음의 퇴치'라는 작업이 어느 정도 이루어질 것이다. 이러한 정보는 '지도지침' 등 본문과 구분되는 별도의 공간에서 제공된다.

우리가 필요로 하는 모든 것은 이미 존재한다

고대의 요가 수행자는 인간이 사실 육체(physical body), 영체(astral body), 인과체(causal body) 등 3가지 신체를 가진다고 보았다. 이와 같은 관점에서 보면 요가 아나토미는 그러한 3가지 신체의 층, 즉 덮개(sheath)들을 통해 이동하는 에너지의 미묘한 흐름을 연구하는 것이다. 이러한 연구의 목적은 위와 같은 관점을 지지하는 것도 반박하는 것도 아니다. 우리는 그저 독자가 이 책을 읽고 있다면 중력장(gravitational field) 안에서 숨을 들이쉬고 내쉬는 몸과 마음을 가지고 있다는 관점을 제시할 뿐이다. 그러하므로 독자는 요가의 수행을 더 명료하게 생각하고 보다 수월하게 호흡하며 더 효율적으로 움직이게 해주는 과정이라고 마음속에 그려보도록 한다. 이는 사실 가능한 시작점이자 요가 수행의 정의이다. 즉 요가 수행은 마음, 호흡과 몸의 통합이다.

고대의 또 다른 원리에 따르면 요가 수행의 주요 과제는 신체 계통들의 자연적인 기능을 방해하는 장애물을 제거하는 것이라고 한다. 이것은 매우 평범하게 들린다. 그러나 우리의 문제가 결여된 무엇인가 중요한 것에 의해 발생한다라는 일반적인 생각과 배치된다. 요가에 대한 이러한 접근법은 우리의 건강과 행복에 필수적인 모든 것은 이미 신체 계통들에 존재한다는 점을 시사한다. 우리는 단지 "둑을 터서

물이 메마른 논으로 흐르도록 하는 농부처럼" 그런 자연의 힘이 작용하는 것을 방해하는 일부 장애물을 식별해 해소하기만 하면 된다. 이는 연령, 허약함, 또는 경직에 상관없이 누구에게나 아주 좋은 소식인데, 호흡과 마음만 있다면 요가를 수행할 수 있기 때문이다.

이와 같은 맥락에서 아사나의 수행은 호흡과 자세의 심층적 자기 지지적인 힘을 방해하는 장애물의 제거를 체계적으로 탐구하는 일이 된다. 우리의 자세 및 호흡 습관은 요가와 같은 수행으로 의도적인 변화(tapas)를 신체에 도입하지 않는 한 거의 무의식적으로 작용한다. 이 때문에 우리는 종종 요가를 통제된 스트레스 경험이라고 말한다.

우리는 독자가 아사나 수행을 인체에 명령을 부과하는 방법으로 보기보다는, 그러한 자세들을 이미 신체 내에 존재하는 내재적인 조화를 발견하는 방법으로 사용하도록 촉구한다. 그렇지만 우리가 정렬, 거치와 연속동작이란 사안을 무시한다는 의미는 아니다. 적절한 정렬을 이루는 것은 더 큰 목적을 위한 수단이지 목적 그 자체가 아니라고 주장할 뿐이다. 우리는 요가를 하기 위해 사는 것이 아니라 더 쉽게, 즐겁게, 또 우아하게 살 수 있도록 하기 위해 요가를 한다.

1 해부학 이야기 ANATOMY AS A STORY

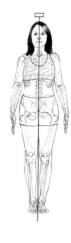

요가의 연구와 서양 해부학의 연구는 깊고도 풍부한 분야로, 이들 분야에서는 우리 자신에 대한 이해 그리고 우리가 어떻게 세상을 움 직이고 생각하며 느끼고 경험하는지에 대한 이해를 체계화하는 방 법이 제시된다. 이들 연구는 우리가 생명의 본질은 무엇인지, 인간이 된다는 것은 무엇인지, 우리의 존재는 어떻게 시작되었는지, 또 그 목적은 무엇인지란 질문을 던지도록 한다.

이 책에서는 이들 두 연구가 어떻게 접점을 찾는지를 탐구한다. 즉 요가에 서양 해부학 정보를 적용하면 어떤 정보를 얻을 수 있고, 어떤 질문이 제기되며, 어떤 관 점이 새로 제시될 수 있을까? 첫 6개 장들에서는 이어지는 아사나 분석의 장들에 서 궁금해할 수 있는 개념들을 자세히 살펴본다.

그러나 이와 같은 탐구에 앞서 각각의 연구(요가 및 해부학의 연구)가 특정한 관점 또는 맥락(context), 즉 세상을 바라보는 시각을 동반한다는 점을 인식해야 한다. 또한 각각의 연구는 우리의 관찰을 체계화하기 위한 그리고 우리가 보는 것에 명칭을 부여하기 위한 일종의 지도(map)를 제공한다. 이들 연구가 제시하는 지도는 동일하지 않으며, 서로 다른 문화의 흔적을 지니고 서로 다른 가치관을 표 현한다.

또한 우리의 저서는 우리의 역사 및 가치관에 의해 형성되며, 우리가 저술하는

해부학 이야기 **19**

내용은 우리가 가진 맥락의 시각을 통해 제공된다. 우리 둘은 데시카차르(T.K.V. Desikachar)가 가르친 요가는 물론 서양 철학을 연구했다. 스포츠 의학과 도수치료 분야에서 실시한 레슬리의 연구가 그의 관점을 형성하였듯이, 신체 움직임 수행 분야에서 실시한 에이미의 연구도 마찬가지이다. 어느 접근법이든 그 맥락 및 관점의 인식이 중요한데, 그럴 때 어떤(그리고 누구의) 가치관이 우리가 연구하는 내용을 형성하고 있는지를 알 수 있고 이러한 관점이 우리 자신의 맥락, 가치관 및 세상을 바라보는 지도와 어디에서 교차하는지 확인할 수 있다.

이 장에서 나중에 해부학과 운동학에서 전통적인 원칙의 배경이 되는 기본 지식을 요약할 것이다. 그러나 먼저 '맥락'과 '지도'가 무엇을 의미하는지를 좀 더 살펴보도록 하자.

맥락

우리가 사람들이 아사나를 수행하는 것을 볼 때(혹은 거리를 따라 걷거나, 농구를 하거나, 접시를 닦는 것을 볼 때) 주목하는 대상은 수없이 많다. 그들이 무엇을 입고 있는지, 그들의 신체 형태, 어느 신체 부위가 움직이고 있는지, 그들의 머리 색깔, 그들의 피부와 눈, 그들이 얼마나 빨리 혹은 느리게 움직이고 있는지 등.

그와 같은 초기 관찰로부터 우리는 흔히 자동적 및 무의식적으로 성별과 연령, 체력 수준, 경제적 계층과 교육 수준, 심지어 기분과 감정 상태 등을 추정한다. 우리의 초기 관찰과 그로부터 우리가 내리는 결론은 모두 우리가 바라보는 시각에 의해 형성된다. 우리는 자신을 중립적인 관찰자라고 생각할지도 모르나, 첫 번째 순간

에 우리가 주목하는 것은 우리가 보기로 선택하는 것을 반영한다.[1]

우리가 세상을 바라보는 시각이 우리가 보는 대상을 형성한다면, 무엇이 우리가 사용하는 시각을 형성할까? 우리의 맥락이다. 영아로 시작해 우리는 자신이 보고 느끼는 대상을 자신에게 타당한 방식으로 체계화하는 법을 배우며, 부모와 기타 보호자가 가르치는 내용, 듣고 자신에게 말하는 이야기, 그리고 자신과 동료의 경험을 서로 엮는다.

우리는 자신의 가족, 문화 및 교육에 의해, 그리고 무엇이 진실이고 누구를 믿어야 하며 무엇을 기대해야 하고 어디서 가치를 찾아야 하는지에 대해 자신의 삶에서 주어져 온 미묘하고 분명한 모든 메시지에 의해 형성된 맥락의 틀 속에 젖어 있다. 우리가 이러한 영향들을 받아들이든 거부하든, 어떤 식으로든 우리 자신과 타인에 대한 우리의 기대의 기초가 된다. 이러한 맥락은 개인으로서 그리고 문화적 공동체로서 우리가 세상이 어떻게 작동하는지에 대해 말하는 이야기의 틀이 된다.

지도는 실제의 영토를 묘사하는 것이 아니다

일반의미론(general semantics)을 제창한 알프레드 코집스키(Alfred Korzybski)는 한 사물의 표현은 그 사물 자체와 동일하지 않다는 견해를 명확히 하기 위해 '지도는 실제의 영토를 묘사하는 것이 아니다(The map is not the territory)'라는 말을 사용했다. 필요에 의해 지도는 일부 구조물을 빼서 다른 일부를 분명히 표시하거나 나

---

1) 바디마인드 센터링(Body-Mind Centering, BMC)의 신체 수행에서는 우리가 어떤 것을 보게 하는 성향의 작용을 표현하기 위해 '감각전 운동 초점(presensory motor focus)'이란 용어를 사용한다. 이는 의식적 및 무의식적 과정으로 여겨지고 우리가 매 순간 받는 엄청난 양의 감각 정보를 어떻게 거르는지의 일부를 보여주는 것으로 생각된다.

타낼 수 있다. (여기서 가정은 영토의 모든 세부 내용을 지도에 나타낸다면 정보가 너무 많아 적절한 선택을 할 수 없다는 것이다. 또한 영토 자체보다 더 작은 지도를 만들기가 불가능할 것이며, 그러한 것은 지도가 아니다.)

요가 및 해부학 분야는 많은 서로 다른 지도를 포함하고 있다는 점을 기억해야 한다. 이들 연구의 어느 쪽에도 진실이 무엇인지, 탐구는 무엇을 대상으로 하는지, 혹은 심지어 요가나 해부학을 어떻게 정의해야 하는지와 관련해 단일의 통합된 관점이 없다.

저자로서 우리는 자신의 경험 및 관점으로부터 연구하고 있다. 당신의 것들이 우리와 다르다면 우리가 제시하는 견해들을 받아들여 그것들이 어떻게 당신 자신의 것들과 교차하는지를 알아보길 바란다.

지도는 유용하다. 지도는 우리가 어디에 있는지와 우리가 가고자 하는 곳으로 가는 방법을 알려줄 수 있다. 그러나 지도의 유용성은 그것이 보여주는 것과 우리가 찾아야 하는 것 간의 관계와 직접적으로 관련되어 있다. 명시적인(그리고 별로 명시적이지 않은) 방식으로 지도는 일단의 가치를 나타낸다. 지도제작자는 목적을 가진 이용자의 욕구와 기대를 충족시키고 맥락에 맞추기 위해 지도에 나타내는 구조물을 선정한다.

지도가 맥락과 가치관의 표현이라는 견해는 중요하다. 우리가 자신과 자신의 세상을 이해하기 위해 사용하는 지도(자연과 과학, 문화와 언어, 신체와 관계, 그리고 철학과 학습을 설명하기 위한 우리의 틀)를 살펴볼 때 우리는 자신의 맥락 및 가치의 표현을 살펴보고 있는 셈이다.

이 책에서는 해부학과 운동학(그리고 일부 생리학)의 생물학적 연구를 사용하여 아사나(체위)를 통한 요가의 연구를 논의한다. 우리는 해부학과 요가가 모두 매우 유용한 연구라고 생각하는데, 이들 연구는 우리가 어떻게 자신의 신체와 의식을 경험하는지를 탐구하기 위한 틀을 제시한다. 이러한 틀은 우리에게 그러한 경험에 대해 소통하고 배우며 그것을 다른 사람들에게 가르치기 위한 언어를 제공한다.

요가와 해부학이 제공하는 지도에는 한계가 있다. 우리가 제시하는 표현과 설명은 당신의 경험과 일치하지 않을 수도 있거나 사물에 대한 당신의 관점을 유용하지 않은 방식으로 제약할 수도 있다. 우리는 당신 자신의 삶과 경험이란 맥락에서 이러한 자료를 대하도록 권한다. 우리의 견해는 당신이 자신의 연구에서 발견한 것을 강화할 수도 있거나 당신이 이전에 연구한 어떤 것에 이의를 제기할 수도 있다. 그리고 당신의 경험이 위와 같은 지도에 맞지 않는다면 당신 자신의 역사, 경험과 지식에 가치를 부여하도록 한다. 당신 자신의 지도를 만들라.

지도에서 용어의 정의

해부학의 지도를 사용하면서 우리는 위와 같은 관점의 근본적인 체계를 요약하고 기본 용어를 정의하는 것으로 시작한다.

'생물학'(말 그대로 생명의 과학)은 해부학, 운동학, 생리학과 발생학을 포괄하는 연구 분야이다. 비록 18세기 말에야 유럽에서 생물학이라고 불리게 되었지만, 세계적으로 사람들은 수천 년 동안 자연과학을 탐구해왔다. 오늘날 우리가 생물학에서 연구하는 것은 이성 시대(age of reason, 18세기)에 서유럽에서 틀이 잡혔고 신체는 마치 기계인 것처럼 서로 협력하는 가장 작은 부분들로 바꾸어 이해할 수 있다는 당시의 지배적인 이론에 입각한다. 그 어휘는 그리스어와 라틴어에 기초하고 생물학자들이 신체 부위를 발견한 것으로 전해지는 사람들의 이름을 따라 해당 부위를 명명하면서 발달했다.

어느 부위들이 명명할 만한 가치가 있는지 그리고 그 부위들은 어떻게 식별하는지는 가치관, 관점 및 맥락과 관련이 있는 보다 복잡한 문제이다. 생명체의 유기적 전체성에는 분리된 부위들이 없으며, 해부학(anatomy)이란 단어는 그리스어와 라틴어인 '잘게 자르다(cut up)'에서 유래한다. 그것이 하나를 둘로 나누는 메스이든 혹은 견해이든, 근본적인 원칙은 해부학이 예리한 도구로 말하는 이야기이고 세계관의 표현이라는 것이다.

생물학에는 여러 분과가 있으며, 여기서는 다음과 같은 것들을 살펴본다.

- **해부학(anatomy)**은 유기체와 그 부위들의 구조에 관해 연구하는 분야이다. 이 분야의 중요한 부분은 인체에서 거시적 구조물(육안으로 관찰 가능한 것)과 미시적 구조물에 명칭을 부여하는 것이다.
- **운동학(kinesiology)**은 근골격계에서 움직임이 어떻게 일어나는지를 연구하는 분야로, 관절에서 근육의 작용과 관절의 가동범위를 포함한다.
- **생리학(physiology)**은 유기체와 그 부위들의 기능을 연구하는 분야이다. 근육의 수축, 신경의 소통과 뼈의 치밀화는 모두 생리적 기능으로 여겨지며, 세포, 조직, 기관과 신체 계통의 대사, 성장 및 운동도 마찬가지이다.
- **발생학(embryology)**은 수정으로부터 첫 8~10주간의 발생까지 유기체의 자궁 내 발생을 연구하는 분야이다.

세포, 조직, 기관과 신체 계통

생물학의 한 가지 근본적인 이론은 '세포(cell)'가 생명의 기본 단위이고 모든 생물은 하나 또는 그 이상의 세포로 구성되어 있다는 것이다. 기본적인 형태 및 기능이 동일한 세포들은 '조직(tissue)'으로 협력하며, 특정한 기능을 수행하기 위해 협력하는 서로 다른 종류의 조직들로 이루어진 그룹은 '기관(organ)'이라고 한다. 모든 기관은 신체에서 하나 이상의 기능을 수행하고 잠재적으로 하나 이상의 신체 계통의 부분이 된다.

'신체 계통(body system)'은 신체에서 특정한 역할을 한다고 하여 개념적으로 서로 그룹 지어진 기관과 조직의 집합체이다. 일부 계통은 소화계, 호흡계, 배설계, 면역계, 순환계처럼 그 기능에 따라 표현된다. 다른 일부는 골격계, 결합조직계, 근육계, 신경계, 내분비계, 심혈관계처럼 보다 조직 또는 기관의 측면에서 표현된다.

신체 계통은 기관들을 뚜렷하게 분류하는 것이 아니다. 각각의 기관은 하나 이상의 신체 계통에서 역할을 하며, 모든 신체 계통은 때로 놀라운 방식으로 상호의존 및 상호조절을 한다.

움직임

신체의 모든 계통은 우리가 수행하는 모든 움직임에 관여한다. 신경계, 순환계, 내분비계, 호흡계, 소화계, 면역계, 결합조직계, 체액계, 골격계, 인대계, 근육계 등의 적극적인 관여가 없다면, 우리는 호흡운동을 하거나 양팔을 머리 위로 들어 올리고 몸을 전방으로 접어 웃타나아사나 자세를 취할 수 없을 것이다. 하물며 몸을 공중으로 번쩍 올려 물구나무서기를 할 수는 없을 것이다.

신체 계통들의 동적 균형

우리가 관심을 기울이는 어느 신체 부위라도 하나 이상의 신체 계통에 관여한다. 예를 들어 뼈는 일반적으로 골격계에 속하는 것으로 여겨지지만 순환계, 신경계, 면역계와 내분비계 같은 기타 계통에서도 중요한 역할을 한다. 뼈가 순환계와 면역계의 일부인 것은 적혈구와 백혈구가 골수에서 생성되기 때문이다. 또한 뼈가 신경계의 일부인 것은 칼슘이 신경세포의 작용에서 하는 역할 때문이며, 내분비계의 일부인 것은 골세포에 의해 분비되어 대사에 관여하는 호르몬 때문이다.

> 세포, 조직, 기관과 신체 계통에 관한 이러한 이론은 지도이며, 신체가 어떻게 작용하는지를 체계적으로 이해하도록 돕는 틀이라는 점을 기억해야 한다. 세포, 조직, 기관과 신체 계통은 매우 구조적이거나 계층적인 방식으로 기능하지 않는다. 특히 신체 계통은 대개 그런 개념 내에서 제시되긴 하지만 결코 서로 뚜렷이 구분되지 않는다.

또한 이들 신체 계통의 어느 것도 홀로 작용할 수 없다는 점도 사실이다. 예를 들어 순환계가 없다면 호흡계, 내분비계와 소화계 같은 기타 계통은 산소, 호르몬과 영양분을 신체의 세포에 분배할 수 없을 것이다. 신경계가 없다면 사지의 근육이 협동하는 일 또는 혈관의 확장을 조절하여 뼈, 뇌, 심장, 또는 근육에 충분한 혈액을 공급하는 일이 불가능할 것이다. 신체의 모든 계통은 중첩되어 있고 상호의존한다(그림 1-1).

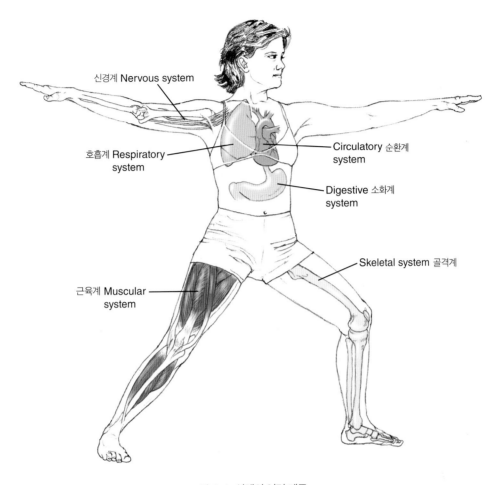

신경계 Nervous system

호흡계 Respiratory system

근육계 Muscular system

Circulatory 순환계 system

Digestive 소화계 system

Skeletal system 골격계

그림 1-1. 신체의 여러 계통

움직임의 연구에서 단지 두세 개의 신체 계통에만 초점을 두면 신체의 모든 계통이 움직임의 수행에서 하는 놀라운 역할을 지나치게 단순화할 위험이 있다. 반면일부 포인트에만 초점을 맞춰 파고들면 전체성에 관한 우리의 경험을 풍부하게 해주는 놀랄만한 복잡성을 발견할 수도 있다. 이 책의 목적상 우리는 골격계, 근육계, 호흡계와 신경계의 기능을 보다 자세히 논의한 다음 아사나를 실행하기 위해 골격계와 근육계에서 어떤 일이 일어날 수 있는지를 설명하는 데 초점을 둔다. 물론 어디에서 시작하든 신체의 기타 모든 계통 및 조직과의 관계로 들어갈 수 있다는 사실을 알고 있다.

움직임의 시스템을 위한 유용한 틀: 신경근육골격계

골격계, 근육계, 결합조직(또는 근막)계와 신경계는 분리된 신체 계통으로 여겨진다. 앞서 말하였듯이 별개의 신체 계통으로 나누는 해부학의 이론은 신체의 작용을 마치 기계인 것처럼 묘사하는 방식으로 바라보는 관점에서 발전하였는데, 그럴 경우 가장 작은 부분들로 바꾸어 복잡성과 중요성의 정도에 따라 구성할 수 있다.

이제 인체는 기계가 아니라는 점을 알고 있다. 인체는 조립되는 것이 아니라 스스로 성장한다. 그리고 인체의 부분들에 대해 분리해 이해하면 세포, 조직, 기관(organs, 장기) 및 신체 계통 사이의 상호관계에서 오는 필수적인 기능을 간과하게 된다. 특히 신체의 면역 기능에 대한 현재의 연구를 통해, 특정 장기 그룹을 하나의 시스템이라고 부르는 대신, 순간의 필요에 대응하기 위해 적응적 패턴으로 함께 모이는 다양한 (그리고 변화하는) 사건들의 집합을 볼 수 있다는 생각이 점점 더 커지고 있다. 그래서 '내분비계'라고 말하는 대신 '내분비 반응' 또는 '내분비 기능'이라고 말할 수 있다.

그러나 신체 계통이란 모형은 지속된다. 따라서 이러한 각 시스템의 장기와 조직들이 어떻게 동적인 전체로 엮여 운동 시스템, 즉 신경근골격계(또는 골격신경근육계 혹은 근육신경골격계)라고 불릴 수 있는 것을 형성하는지 살펴보기를 제안한다. 근육, 근막, 신경과 뼈는 개별적으로 살펴볼 수도 있지만 그들은 불가분하게 얽혀 있는데, 우리가 중력 및 공간과의 관계를 조정하고, 똑바로 선 자세를 하고, 먹고, 도구를 사용하고, 일상생활을 하고, 변화를 일으키는 과정에서 그렇다.

위와 같은 계통에서 '골격 부분'은 뼈, 인대, 그리고 관절을 이루는 기타 조직으로 구성되어 있으며, 관절의 조직으로는 윤활액, 유리연골(hyaline cartilage)과 섬유연골성 디스크 및 관절와순(glenoid labrum, 관절오목 테두리)이 있다. '근육 부분'은 근육 그리고 관절강을 지나 뼈에 부착되는 건으로 이루어져 있다. '신경 부분'에는 움직임에 대한 메시지를 근육으로 보내는 운동신경, 정보를 수집해 피드백을 제공하는 감각신경, 그리고 근육 작용의 정교한 순서 및 타이밍을 처리하고 계획하며 향후 참조를 위해 움직임의 패턴을 기록하는 신경교세포(glial cell)와 기타 신경세포가 포함되어 있다. 이 모든 조직들(신경, 근육, 힘줄, 뼈, 인대, 그리고 관절)은 연결성과 분별력, 소통, 그리고 분리를 모두 제공하는 결합조직의 층으로 구성되어 있거나 그것으로 둘러싸여 있다.

결론

다음 3개 장에서는 골격계, 근육계와 신경계가 어떻게 구성되어왔고 골격계를 필두로 이들 계통이 어떻게 협력하여 신체의 움직임을 일으키는지를 살펴본다.[2]

책을 읽어가면서 이러한 견해를 움직임의 경험에 관한 당신 자신의 지도와 계속해서 대조해보도록 한다. 우리가 제시하는 견해가 당신에게 새로운 관점을 제공하는가? 그것들이 당신이 이미 알고 있는 것을 상기하게 하는가? 당신은 자신의 몸의 맥락에서 어떻게 사물을 이해하는가?

---

2) 결합조직을 별도의 장으로 할애해서 설명하지 않는다. 이 계통의 여러 측면들은 이어지는 장들의 해당되는 부분에서 다룰 것이며, 특히 근막과 기타 종류의 결합조직에 초점을 두는 논문과 서적이 많이 나와 있음을 알려둔다.

2 골격계 SKELETAL SYSTEM

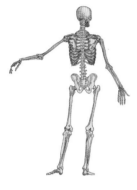

　우리의 뼈는 놀랄만한 구조물이다. 뼈는 호르몬과 혈액의 합성 또는 칼슘의 저장처럼 신체의 생리적 기능에 필수적인 역할을 한다. 또한 뼈는 우리가 가하는 힘을 받아도 무너지지 않고 버틸 정도로 강하고, 우리가 공간에서 움직일 수 있을 정도로 가벼우며, 사방으로부터 오는 압력에 적응할 정도로 탄력이 있다.

　인대도 놀라운 일을 한다. 인대는 관절에서 3차원적 움직임을 가능하게 할 만큼 유연하면서도, 관절 공간을 가로질러 한 뼈에서 다른 뼈로 엄청난 양의 힘을 정렬하고 안내할 만큼 강하다.

　움직임의 관점에서 뼈와 인대는 중력의 당김과 근육의 작용으로 인해 발생하는 압축력과 인장력을 전달한다. 이에 따라 우리가 똑바로 서 있을 때 머리의 무게가 지면으로 전달될 수 있으며, 또한 다리의 근육에 의해 생성된 힘이 양팔로 전달되어 볼을 던질 수 있다.

　골격계에서 움직임은 많은 수준에서 일어난다. 세포 수준에서는 개별 세포가 끊임없이 뼈의 기질과 인대의 섬유를 분해하고 형성한다. 조직 수준에서는 각각의 뼈와 인대가 자신에게 전달되는 힘에 반응해 어느 정도 형태를 변화시킬 수 있다. 계통 수준에서는 2개 또는 그 이상의 뼈 간에 연결이 있는 곳, 즉 관절에서 움직임이 일어난다.

관절

골격계에서 '관절'이라는 용어는 두 개 이상의 뼈의 표면이 서로 관계를 맺고 연결되는 공간을 말한다. 관절은 그 존재를 통해 움직임과 변화가 일어난다는 점에서 장소라기보다는 하나의 이벤트에 가깝다. 아무리 미미하더라도 움직임이 일어난다면 관절이 존재하는 것이다.

전통적으로, 관절은 구조상 2개의 뼈를 연결하는 조직에 의해 분류한다. 이러한 조직은 연골, 섬유조직, 윤활액, 또는 이 3가지의 어떤 조합일 수 있다. 또한 관절은 기능상 가능한 움직임의 정도에 의해 그리고 생체역학상 관련된 뼈의 수와 관절의 복잡성에 의해 분류할 수 있다.

이 책에서 아사나를 분석하는 장에서는 신체에서 가동성이 가장 좋은 관절인 윤활관절(synovial joint)의 움직임을 설명한다. (이들 윤활관절의 일부는 적어도 부분적으로 연골성 또는 섬유성 관절이기도 하다.)

윤활관절

중심에서 시작해 바깥쪽으로 움직이는 윤활관절은 서로 관절을 형성하는 뼈들, 그들 사이에 있는 윤활액, 그러한 윤활액을 생성하는 막, 그리고 구조물 전체를 감싸 보호하는 결합조직으로 이루어져 있다(그림 2-1).

더 구체적으로 말하자면 뼈의 골단에 있는 관절면은 뼈를 완충하고 보호하는 유리연골의 층으로 덮여 있다. 이러한 유리연골 층은 미끄러워 뼈의 골단이 거의 마찰 없이 서로를 따라 밀리도록 한다.

이와 같은 유리연골 층 사이에 있는 윤활액은 윤활유로 작용하고 관절면의 밀림을 촉진한다. 또한 윤활액은 관절에서 힘을 약간 분산시키며, 오일이 2개의 유리판 사이에서 유리판들을 결합시키듯이 윤활액은 2개의 표면 사이에서 유체 씰(fluid seal)의 역할을 한다. 윤활액은 양쪽 뼈에 연결되어 있는 윤활막에서 분비된다. 이와 같은 윤활막이 관절강의 경계를 이루어, 윤활막의 바깥에 있는 모든 것은 관절강의 외부에 있는 셈이다.

윤활막은 관절낭을 형성하는 결합 조직 층들로 감싸여 있으며, 관절낭은 유리연골과 윤활액의 가동성으로 인해 일어날 가능성이 있는 움직임을 봉쇄한다. 관절낭의 가장 바깥에서는 섬유들이 두터워지고 스스로 조직화해서 혁대 같은 띠, 즉 측부인대(collateral ligament)를 형성한다. 이 인대들은 관절을 통해

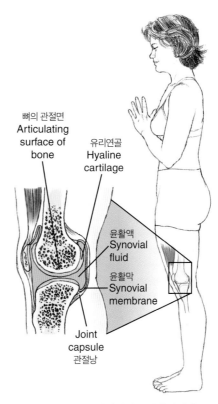

뼈의 관절면
Articulating
surface of
bone

유리연골
Hyaline
cartilage

윤활액
Synovial
fluid

윤활막
Synovial
membrane

Joint
capsule
관절낭

그림 2-1. 모든 윤활관절에는 뼈의 관절면, 유리연골, 윤활액, 윤활막과 관절낭이 있다. 그림에는 나타나지 않았지만 슬관절에는 반달연골(meniscus)이 있다.

전달되는 힘의 방향을 지시하고 움직임이 정상 궤도를 유지하도록 한다. 이 모든 구성요소의 표층에는 관절을 지나가는 근육이 있다.

균형 잡힌 관절강

균형 잡힌 관절강(balanced joint space)이란 개념은 관절에서 일어나는 움직임의 실에 관심을 두기 위해 사용할 수 있다. (이 개념은 바디마인드 센터링[Body-Mind Centering, BMC]이란 신체 수행에서 유래한다.) 건강하고 기능적인 관절에서는 두

뼈 사이의 체액 공간이 뼈와 인대를 통해 관절로 전달되는 힘에 지속적으로 반응하며, 이러한 힘에 적응하고 조절함으로써 동적인 균형 상태를 만들어낸다. 이러한 경우에 균형은 대칭과 동일하지 않으며, 가동범위에 걸쳐 균형 잡힌 관절강을 유지한다는 것은 관절강이 매 순간 고르게 분포되어 있다는 의미가 아니다. 대신 이는 관절이 움직일 때 균형을 찾을 수 있으며, 가동범위 전체에 걸쳐 여러 위치에서 균형을 유지할 수 있다는 것을 의미이다.

균형 잡힌 관절강은 뼈 관절면의 윤곽, 윤활액의 점성, 관절낭과 관절 주위 인대의 탄력, 관절 주위 근육의 여러 가지 수축 등 복잡한 일련의 요인들이 관여해 일어난다. 더 넓은 의미에서, 다음의 모든 요소들도 이러한 균형에 기여한다: 우리 조직의 수분 상태, 순환의 효율성, 감각신경이 관절의 움직임을 감지하고 운동신경이 그 피드백에 반응하는 능력, 내분비 기능의 상태, 그리고 우리 마음의 집중력의 질.

각각의 뼈 골단에 있는 유리연골 층은 엄청난 힘을 흡수하고 그런 힘을 하중을 지지하는 골소주(骨小柱, bone trabecula; 뼈의 내부를 구성하는 작은 기둥)들로 분산시킨다. 이 힘은 뼈와 관절을 통해 전달되고, 그 다음 뼈와 관절로, 또 그 다음으로 계속 전달되어, 결국 지면과 같이 그 힘을 흡수할 수 있는 표면을 만나거나, 공을 던지는 것과 같이 공간을 통한 어떤 움직임으로 방출된다. 이 힘은 또한 다른 구조물로 전달되거나 연부 조직을 통해 비효율적인 방식으로 분산될 수 있다.

관절강이 가동범위 전체에 걸쳐 균형 잡혀 있지 않고 힘이 관절면에서 분산되지 않을 경우에는 유리연골이 마모된다. 신체의 기타 조직처럼 유리연골도 끊임없이 스스로 재형성되고 경미한 마모는 복구할 수 있어 장기적인 결과를 초래하지 않는다. (신체에는 근육처럼 유리연골보다 더 빠른 속도로 재형성되는 기타 조직이 있다.) 관절강에서의 불균형이 장기간에 걸쳐 끊임없이 지속되면 유리연골은 스스로 복구할 수 없고 결국 손상되거나 닳아 없어질 수 있다. 유리연골이 닳아 없어지면 골단이 서로 부딪친다. 이러한 마찰은 결국 평탄하지 못한 골 성장을 촉진하며, 이로 인해 뼈에 가해지는 마찰과 스트레스는 더 많아진다. 이와 같은 마찰과 성장의 과정은 매우 고통스러울 수 있고 골관절염을 일으키는 하나의 원인이다.

관절강의 균형 결핍은 다양한 이유로 일어날 수 있다. 때때로 (우리가 생각하는 것만큼 자주는 아니지만) 사람들은 그저 효율적으로 정렬되지 않은 관절을 가지고 태어난다. 더 흔히, 이러한 문제가 비효율적인 움직임 패턴으로 인해 발생하며, 이는 결국 관절낭과 인대의 불균형, 관절 주변 근육의 과도사용 또는 불충분한 사용, 혹은 신경망의 습관적 패턴으로 이어진다. 이러한 습관들은 종종 익숙함과 인식 부족으로 인해 지속된다. 심지어 더할 나위 없이 적절한 운동이라도 너무 오랫동안 하면 위험할 수 있다. 아무리 적절해 보이는 아이디어나 이미지라도 다른 아이디어를 배제한 채 추구한다면 같은 문제가 생길 수 있다.

불균형이 일어나면 움직임에 대한 우리의 생각은 우리가 지니고 태어나는 뼈와 인대만큼이나 잘못될 수 있다. 예를 들어 어깨를 뒤로 당겨 가슴의 앞쪽을 열라고 하는 것은 흔한 지시이다. 이는 어깨가 흉곽 주위에서 앞으로 밀려 있는 사람들에게 유용한 지침이다. 그러나 척추에 문제가 있을 경우에 어깨를 뒤로 당기면 원인인 척추 문제를 해결하지 못한 채 목과 등 상부의 작용만 증가시킬 수도 있다. 또한 그러한 지침은 한두 번은 효과적일 수도 있으나, 오랫동안 계속해서 어깨를 뒤로 당기면 어깨가 결국 지나치게 뒤로 당겨져 반대 방향과의 균형이 와해될 것이다.

관절 동작

관절의 움직임을 말하기 위해 사용되는 전통적 용어인 '관절 동작(joint action)'은 보통 평면적이고 2차원적이며 단일 평면에서 일어나는 꽤 단순한 움직임을 가리킨다. 신체에서 뼈의 관절면을 포함해 완전히 평면적이거나 똑바르거나 3차원 아래인 것은 아무것도 없다. 이러한 관절 표면은 항상 부피와 윤곽을 가지고 있기 때문에, 관절의 움직임은 항상 3차원적이다.

> 관절의 움직임을 설명하는 데 2차원적 언어를 사용하는 위험성은 가능한 움직임에 대한 개념을 단순화시키고, 결과적으로 우리가 하는 움직임을 단순화한다는 것이다. 그 결과 스스로를 움직임 선택의 기회로부터 박탈하고 우리에게 가능하다고 생각하는 몇 가지 옵션만을 과도하게 사용할 수 있다.

관절 동작을 설명하는 어떤 단일 용어도 모든 관절에서 가능한 움직임의 전체 범위를 완전히 고려하지 않는다. 인체가 인간이 조립한 구조물처럼 작용한다고 생각하는 것은 근본적으로 틀린 생각이다. 인간 관절은 자주 경첩 또는 볼과 소켓처럼 건축에서 이음매에 사용되는 장치에 비유된다. 그러나 인간 관절의 역학은 목재나 금속이나 세라믹이나 플라스틱 제품들 사이에 쓰이는 이음매 장치의 경우와 동일하지 않은데, 부분적으로 재료의 특성 때문이다.[1]

팔꿈치관절의 작용을 경첩에 비유하는 것이 겉으로는 유용할지도 모르지만, 이러한 비유는 관절에서 움직임이 어떻게 일어나는지에 대한 우리의 생각을 제한한다. 관절의 모든 관절면은 3차원적이기 때문에, 모든 관절은 하나 이상, 아마도 서너 가지의 관절 동작을 수행할 수 있다. 각각의 동작에서 동등한 정도의 움직임은

---

[1] 이러한 차이에 대해 좀 더 알고 싶다면 스티븐 보겔(Steven Vogel)의 저서 《고양이의 발과 투석기: 자연과 사람들의 기계적인 세계(Cats' Paws and Catapults: Mechanical Worlds of Nature and People)》(W. W. Norton & Company, 1998)가 있다.

가능하지 않으나, 그것이 미세한 움직임일지라도 관절은 모든 차원으로 움직인다. 그 작은 움직임이 두세 개의 관절에 큰 영향을 미치거나 5년에서 10년 후에 중대한 결과를 초래할 수 있다.

관절 동작의 전통적 정의

관절 동작을 말하는 기본 용어들은 대다수의 신체 관절에 적용된다. 일부 용어는 특정 관절에 특이적인 의미를 갖으며, 일부 용어는 하나 이상의 관절에 사용되지만 관절이 다르면 다른 의미를 갖는다.

관절 동작의 해부학적 정의는 흔히 평면(plane)을 사용하여 움직임을 설명한다. 평면은 2차원적인 표면이며, 기본적인 3가지 평면은 서로 직각으로 교차한다. 평면들은 신체의 중심에서 교차하도록 방향을 정하면 체내에서의 관계(전방과 후방은 신체 부위들의 시상적 관계를 말한다) 또는 움직임(굴곡과 신전은 척추의 시상적 움직임을 말한다)을 설명하는 데 사용할 수 있다. '전두면(frontal plane, 관상면 [coronal plane]이라고도 함)'은 신체를 앞쪽과 뒤쪽으로 나눈다. '횡단면(transverse plane, 수평면[horizontal plane]이라고도 함)'은 신체를 위쪽과 아래쪽으로 나눈다. '시상면(sagittal plane, 정중면[median plane]이라고도 함)'은 신체를 오른쪽과 왼쪽으로 나눈다.

척추 관절 동작

다음 용어들은 척추 관절이 움직이고 척추뼈들이 서로 관계하여 관절운동을 할 때의 움직임을 설명한다. 이러한 척추 동작에서는 척추의 실제 형태가 변하는데, 이는 (예를 들어, 엉덩이 관절을 움직여) 척추를 공간상에서 움식이는 것과는 다른 동작이다. 후자의 경우는 다리의 동작에 해당한다.

굴곡(flexion): 시상면으로 움직이는 것으로 신체의 전방면들을 서로 가꺼워지게 하는 동작이다.

신전(extension): 시상면으로 움직이는 것으로 신체의 전방면들을 서로 멀어지게 하는 동작이다.

측면 굴곡(lateral flexion): 전두면으로 움직이는 것으로 척추를 한쪽 또는 다른 쪽 측면으로 구부리는 동작이다.

회전(rotation): 횡단면으로 움직이는 것으로 척추의 수직 축을 중심으로 이루어지는 동작이다.

- 돌기(rolling)에서는 척추의 모든 부위가 동일한 방향으로 회전한다.
- 비틀기(twisting)에서는 척추의 한 부위가 척추의 또 다른 부위와 다른 방향으로 돌아간다.

축성 신전(axial extension): 척추의 수직 축을 따라 움직이는 것으로 시상 만곡을 펴서 척추를 신장시키는 동작이다.

휘돌림(circumduction): 신체의 부분(예로 척추)이 공간에서 그 축을 중심으로 원뿔형으로 움직이는 동작이다. 이는 회전과 동일하지 않다.

사지 관절 동작

다음 용어들은 상지와 하지에서 일어날 수 있는 관절 동작들을 말하며, 이러한 사지에는 견갑대와 골반이 포함된다. 척추에서처럼 관절을 공간에서 움직이는 동작과 실제로 관절에서 관절 움직임이 일어나는 동작 사이에는 차이가 있으며, 후자가 관절 동작이다. 예를 들어 팔 전체를 천장으로 들어 올릴 경우에 팔꿈치는 공간에서 움직이지만 반드시 관절 움직임이 일어나지는 않는다.

모든 사지에서의 동작

아래와 같은 관절 동작인 경우에는 다양한 관절에서 일어나는 움직임을 말하는 데 동일한 용어를 사용할 수 있다. 어느 뼈가 움직임에 관여하는지는 어느 관절에서 움직임이 일어나는지에 달려 있다.

굴곡(flexion): 사지의 전방면들이 서로 가까워지게 하는 동작이며, 이는 척추, 엉덩이 및 어깨의 위치에 따라 어느 평면으로도 일어날 수 있다. 우리가 배아 상태일 때 사지에서 발생하는 나선 때문에, 무릎, 발목, 발 관절의 굴곡은 우리가 다리의 뒷면이라고 여기는 표면들을 서로 가까워지게 한다.

신전(extension): 사지의 전방면들이 서로 멀어지게 하는 동작이다. 다시 말해 이는 척추, 엉덩이 및 어깨의 위치에 따라 어느 평면으로도 일어날 수 있다. 그리고 그 배아 시기의 나선 때문에, 무릎, 발목, 발 관절의 신전은 우리가 다리의 뒷면이라고 여기는 표면들을 서로 멀어지게 한다.

회전(rotation): 사지의 축을 중심으로 움직이는 동작으로, 엉덩이, 어깨 및 하퇴부에서는 이를 추가로 내회전과 외회전이라고 말한다. 손, 발 및 전완에서의 회전에는 특별한 이름이 있다(다음 섹션 참조).

외전(abduction): 사지를 몸통 또는 신체의 정중선에서 멀어지게 움직이는 동작으로, 손, 발 및 견갑골에서 이 용어는 보다 특정한 동작을 말한다(다음 섹션 참조).

내전(adduction): 사지를 몸통 또는 신체의 정중선 쪽으로 움직이는 동작으로, 손, 발 및 견갑골에서 이 용어는 보다 특정한 동작을 말한다(다음 섹션 참조).

휘돌림(circumduction): 사지의 축을 중심으로 공간을 통해 이동하며 원뿔 모양을 그리는 동작이다. 이는 회전과 동일하지 않다.

특정 사지에서의 동작

사지의 일부 부위는 위에서 열거한 일반 용어로는 설명되지 않는 움직임을 수행할 수 있다. 이들 관절 동작에는 특정 신체 부위에 사용되는 용어가 있다. 예를 들어 발과 전완에서만 일어나는 '회내'와 '회외' 또는 손목에서만 일어나는 '요측 편위'와 '척측 편위' 등이 있다. 일부 신체 부위에서는 일반 관절 동작이 나머지 사지에서와 다른 움직임을 가리킨다. 예를 들어 손에서 외전은 신체의 정중선에서 반대쪽이 아니라 중지에서 반대쪽으로 움직이는 동작을 말한다.

손

회전(rotation): 손의 장축을 중심으로 회전시키는 동작에서 손의 바깥쪽 가장자리가 들리면 **외번(eversion)**, 손의 안쪽 가장자리가 들리면 **내번(inversion)**이라고 한다.

외전(abduction): 손가락들을 중지에서 멀어지게 움직이는 동작이다.

내전(adduction): 손가락들을 중지 쪽으로 움직이는 동작이다.

요측 편위(radial deviation): 손가락들을 손의 요측(엄지손가락 쪽)으로 움직이는 동작이다.

척측 편위(ulnar deviation): 손가락들을 손의 척측(새끼손가락 쪽)으로 움직이는 동작이다.

대립(opposition): 엄지손가락과 새끼손가락을 서로를 향해 움직이는 동작이다.

손목

배측굴곡(dorsiflexion): 손등(배측면)과 전완 사이의 각도가 감소하게 움직이는 동작이다. (때로 손목 굴곡이라고 하나, 발생학적 관점에서 보면 이는 손목 신전이다.)

장측굴곡(palmar flexion): 손바닥(장측면)과 전완 사이의 각도가 감소하게 움직이는 동작이다. (때로 손목 신전이라고 하나, 발생학적 관점에서 보면 이는 손목 굴곡이다.)

요측 편위 또는 외전(radial deviation or abduction): 손을 전완의 요측(엄지손가락 쪽)으로 움직이는 동작이다.

척측 편위 또는 내전(ulnar deviation or adduction): 손을 전완의 척측(새끼손가락 쪽)으로 움직이는 동작이다.

전완

회전(rotation): 전완을 회전시키는 동작에서 요골이 척골을 넘어가면 **회내**(pronation), 요골이 척골과 평행하면 **회외**(supination)라고 한다. 때로 회내는 '손바닥을 엎치는 동작(palm down)' 그리고 회외는 '손바닥을 뒤치는 동작(palm up)'이라고 말하지만 손바닥의 위치는 이들 동작을 정확히 말해주지 않는데, 어깨관절과 견갑골에서 가능한 움직임 때문이다.

쇄골

상승(elevation): 전두면에서 쇄골의 원위 말단부를 위로 움직이는 동작이다.

하강(depression): 전두면에서 쇄골의 원위 말단부를 아래로 움직이는 동작이다.

상방 회전(upward rotation): 쇄골의 장축을 중심으로 이 뼈를 회전시켜 상단면을 뒤로 기울이는 동작이다.

하방 회전(downward rotation): 쇄골의 장축을 중심으로 이 뼈를 회전시켜 상단면을 앞으로 기울이는 동작이다.

전인(protraction): 쇄골의 원위 말단부를 앞으로 내미는 동작이며, 대개 견갑골의 전인(내밂)을 동반한다.

후인(retraction): 쇄골의 원위 말단부를 뒤로 당기는 동작이며, 대개 견갑골의 후인(들임)을 동반한다.

어깨(상완와관절, Glenohumeral Joint)

굴곡(flexion): 팔을 공간에서 시상면으로 앞으로 움직이는 동작이다.

신전(extension): 팔을 공간에서 시상면으로 뒤로 움직이는 동작이다.

외전(abduction): 팔을 몸통 옆에서 옆으로 벌려 몸에서 멀어지게 하는 동작이다.

내전(adduction): 외전된 위치에서 팔을 몸 옆쪽으로 가깝게 움직이는 동작이다.

수평 외전(horizontal abduction): 몸 앞으로 굴곡한 위치에서 팔을 옆으로 벌려 몸에서 멀어지게 하는 동작이다.

수평 내전(horizontal adduction): 팔을 몸 옆으로 외전한 위치에서 몸 앞쪽으로 굴곡 위치로 움직이는 동작이다.

전인(protraction): 시상면에서 상완골 골두를 앞으로 내미는 동작이다.

후인(retraction): 시상면에서 상완골 골두를 뒤로 당기는 동작이다.

견갑골

상승(elevation): 전두면에서 견갑골을 위쪽으로 미끄러지게 하는 동작이다.

하강(depression): 전두면에서 견갑골을 아래쪽으로 미끄러지게 하는 동작이다.

상방 또는 외측 회전(upward or lateral rotation): 전두면에서 견갑골의 관절와(glenoid fossa)가 위로 향하고 하각(inferior angle)이 외측 및 측면으로 움직이도록 회전하는 동작이다.

하방 또는 내측 회전(downward or medial rotation): 전두면에서 견갑골의 관절와가 아래로 향하고 하각이 내측 및 척추 쪽으로 움직이도록 회전하는 동작이다.

외전 또는 전인(abduction or protraction): 횡단면에서 견갑골을 척추에서 멀어지도록 움직이는 동작이며, 이 동작은 견갑골을 앞으로 내민다.

내전 또는 후인(adduction or retraction): 횡단면에서 견갑골을 척추 쪽으로 가까워지도록 움직이는 동작이며, 이 동작은 견갑골을 뒤로 당긴다.

발

회전(rotation): 발의 장축을 중심으로 회전시키는 동작에서 발의 바깥쪽 가장자리가 들리면 **외번**, 발의 안쪽 가장자리가 들리면 **내번**이라고 한다.

외전(abduction): 발뒤꿈치를 움직이지 않고 발의 앞부분을 발의 바깥쪽 가장자리(새끼발가락 쪽)로 움직이는 동작, 그리고 발가락들이 두 번째 발가락에서 멀어지는 동작이다.

내전(adduction): 발뒤꿈치를 움직이지 않고 발의 앞부분을 발의 안쪽 가장자리(엄지발가락 쪽)로 움직이는 동작, 그리고 각 발가락(두 번째 발가락은 제외)을 두 번째 발가락 쪽으로 가까이 움직이는 동작이다.

회내와 회외(pronation and supination): 발에서 **회내**는 때때로 **외번**(eversion)과 같은 것으로 간주되고, 때로는 외번과 외전의 조합으로 여겨지기도 한다. 그리고 발에서 **회외**는 때때로 **내번**(inversion)과 혼용되어 사용되며, 때로는 **내번**과 **내전**의 조합으로 여겨진다.

발목

족저굴곡(plantar flexion): 발바닥(족저면)과 하퇴부 뒤쪽 사이의 각도가 감소하게 움직이는 동작으로, 발을 세우는 것이다. (흔히 발목 신전이라고 하나, 발생학적 관점에서 보면 이는 발목 굴곡이다.)

족배굴곡(dorsiflexion): 발등(족배면)과 하퇴부 앞쪽 사이의 각도가 감소하게 움직이는 동작이다. (흔히 발목 굴곡이라고 하나, 발생학적 관점에서 보면 이는 발목 신전이다.)

골반

골반 숙이기(nutation): 천골이 골반뼈와 별도로 움직여서 천골의 상단부가 앞으로 기울어지거나 숙여지고, 천골의 하단부(미골 근처)가 뒤로 기울어지는 가동이다. 이는 천골과 관골 사이에 있는 천장관절(sacroiliac joint)의 움직임이지, 골반 전체의 움직임이 아니다. 후자는 고관절 또는 요추의 관절 동작으로 인한 골반의 전방 및 후방 경사에 기인한다.

골반 들기(counternutation): 천골이 움직여서 천골의 상단부가 뒤로 기울어지고 천골의 하단부(미골 근처)가 앞으로 기울어지는 가동이다. 이는 천골과 관골 사이에 있는 천장관절의 움직임이지, 골반 전체의 움직임이 아니다. 후자는 고관절 또는 요추의 관절 동작으로 인한 골반의 전방 및 후방 경사에 기인한다.

관절의 가동범위

한 관절에서 가용한 움직임의 정도를 관절의 '가동범위(range of motion, ROM)'라고 한다. 이 관절가동범위는 뼈의 형태, 뼈를 연결하는 인대의 긴장도, 그리고 관절을 가로지르는 근육들의 작용의 결과물이다. (근육의 작용은 의지, 습관, 그리고 신경계의 패턴에 따르는 산물이다.) 인접한 관절과 멀리 있는 관절을 포함한 나머지 관절들에서 일어나는 일이 어떤 관절의 관절가동범위에 영향을 미친다.

가동범위와 관련한 핵심 사항은 다음과 같다.

- 신체에서 관절이 다르면 가동범위도 다르다.

- 단일 관절에서 움직임의 면이 다르면 움직임의 정도가 다를 수 있다(예로 내전과 외전보다 굴곡과 신전이 더 크게 일어나는 경우). 또한 단일 관절에서 움직임의 한 가지 면에서도 움직임의 정도가 다를 수도 있다(예로 신전보다 굴곡이 더 크게 일어나는 경우).
- 관절에서 움직임이 더 큰 것이 늘 더 좋은 것은 아니다. 가동범위가 작은 것이 적절한 관절이 있으며, 그러한 가동범위를 증가시키려 하면 관절강에서 균형을 유지하기 더 어려워질 수 있고 관절의 손상을 일으킬 가능성이 증가할 수 있다.
- 가동범위가 더 큰 관절이 더 중요한 것은 아니다. 더 많은 방향으로 가동범위가 더 큰 관절이라도 그 관절이 움직임에서 하는 역할이 움직임이 적은 관절의 경우보다 더 중요하다는 것을 의미하지 않기 때문이다. 예를 들어 고관절이 천장관절보다 더 중요하지는 않으며, 그 움직임을 인식하고 분석하기가 더 쉬울 뿐이다.
- 관절에서 가동범위는 사람마다 상당히 다양할 수 있음에도 여전히 기능적이고 건강할 수 있다. (다시 말하지만, 기능적이고 표현력 있는 움직임의 관점에서 볼 때 가동범위가 더 크다고 해서 더 좋거나 더 중요한 것은 아니다.)

아사나로 들어가고 나오는 것을 포함해 우리가 하는 모든 움직임은 많은 관절의 협력에 따른 산물이다. 단일 관절의 가동범위를 안다고 해도 어떠한 전반적인 움직임이 가능한지 알지는 못한다. 한 사람은 어깨관절에서 회전이 더 크고 또 다른 사람은 요척관절(요골과 척골 사이 관절)에서 회전이 더 크지만 두 사람 다 필요한 만큼 손을 회전시키는 경우가 있을 수 있다.

그렇다면 관절들의 건강을 지지하기 위해 균형 잡힌 관절강을 이루는 것은 단일 관절에서 일어나는 일 이상인 것이다. 그래서 나머지 관절들에 그리고 움직임이 어떻게 전신으로 전달되는지에 관심을 기울여야 한다.

하중과 힘의 전달 경로

우리가 움직일 때는 늘 하나 이상의 관절이 관여한다. 움직임을 시작하자마자 그 움직임은 움직이는 뼈의 다른 쪽 골단에 있는 관절로 가고 그 다음에 계속 이어지는 뼈와 관절로 거듭해 가면서 줄곧 척추로 가고 또 줄곧 주변부로 나간다. (당신이 수동적이고 다른 누군가가 당신을 움직인다고 해도, 그러한 움직임도 여전히 조직들을 통해 전달된다.)

뼈와 인대가 하는 역할의 하나는 신체를 통해 압축력을 전달하는 것이다. 이러한 힘이 어떻게 전달되는지를 살펴보면 3개의 기본적인 경로[2]가 있는 움직임의 지도를 만들 수 있다. 즉 척추를 통해 두개골과 꼬리뼈를 연결하는 경로, 팔, 견갑골과 늑골을 통해 손가락을 척추에 연결하는 경로, 그리고 다리와 골반을 통해 발가락을 척추에 연결하는 경로가 그것이다. 각각의 경로에서 뼈들을 살펴보자.

- **머리에서 꼬리로:** 두개골의 후두과(뒤통수뼈관절융기, occipital condyle)가 환추(atlas, 고리뼈: C1)의 상관절면으로 연결되고(환추후두관절[고리뒤통수관절, atlantooccipital joint]을 통해), 축추(axis, 중쇠뼈: C2)의 관절면으로 연결되며 (환축관절[고리중쇠관절, atlantoaxial joint]을 통해), 축추의 척추체를 통해, C2에서 L5까지의 추골의 척추체와 그 추간판을 거쳐(추간관절을 통해), 천골

---

2) 이와 같은 뼈, 인대와 관절을 통한 하중과 힘의 전달 경로는 바디마인드 센터링의 원리와 바티니에프 기본 원리(Bartenieff Fundamentals)에서 유래한다.

고평부(sacral plateau)로 연결되고(L5의 디스크와 천골의 꼭대기 사이 추간관절을 통해), 천골의 몸통을 통해 천골 첨부(sacral apex)로 가서 미골(꼬리뼈, coccyx)로 연결된다(천미관절[엉치꼬리관절, sacrococcygeal joint]을 통해). (그림 2-2).

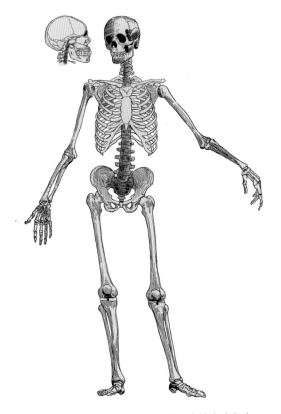

그림 2-2. 머리에서 꼬리까지 하중과 힘의 전달 경로

• **손가락에서 척추로:** 손가락과 손의 뼈는 요골과 척골로(손가락, 손과 손목의 관절을 통해), 상완골로(팔꿈치관절을 통해), 견갑골의 관절와(관절오목, glenoid fossa)로(상완와관절[glenohumeral joint]을 통해) 연결되고, 견갑골의 외측 경계를 통해 하각(inferior angle), 내측 경계와 견갑극(scapular spine)을 거쳐 가며, 쇄골로(견쇄관절[봉우리빗장관절, acromioclavicular joint]을 통해),

흉골로(흉쇄관절[복장빗장관절, sternoclavicular joint]을 통해), 늑골로(흉늑관절[복장갈비관절, sternocostal joint]을 통해) 연결되고, 이어 척추 추골의 척추체로(늑추관절[갈비척추관절, costovertebral joint]을 통해) 가서 척추 경로로 들어간다. (그림 2-3)

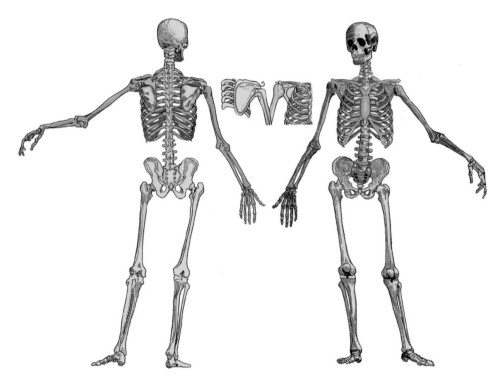

그림 2-3. 손가락에서 척추까지 하중과 힘의 전달 경로

• **발가락에서 척추로:** 발가락과 발의 뼈는 경골과 비골로(발가락, 발과 발목의 관절을 통해), 대퇴골로(슬관절을 통해), 골반의 비구(acetabulum)로(고관절을 통해), 골반의 장골을 거쳐 천골로(천장관절[엉치엉덩관절, sacroiliac joint]을 통해), 이어 천골의 몸통으로 가서 척추 경로로 들어간다. (그림 2-4)

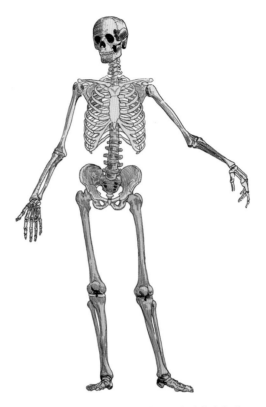

그림 2-4. 발가락에서 척추까지 하중과 힘의 전달 경로

　이상과 같은 경로들(그림 2-5)은 꼭 일직선이지는 않지만 곧고 꽤 간단하며, 힘은 이들 경로를 따라 양방향으로 전달될 수 있다(손가락에서 척추로 또는 척추에서 손가락으로). 우리는 한 경로의 일부를 사용하거나 이들 경로를 연결하여, 예를 들어 손가락에서 발가락으로 또는 머리에서 발로 가는 길을 찾을 수 있다.

　하중을 전달하는 이 모든 경로는 여러 관절을 사용하며, 인대의 중요한 역할은 다양한 자세에서 이들 관절을 통해 힘을 전달하는 것이다. 이를 이해하면 우리는 척추 또는 사지가 중력에 수직이지 않거나 고정된 자세로 있지 않을 때 이러한 부위에서 하중의 확실한 전달 경로를 찾을 수 있고 움직이면서 하중의 확실한 전달 경로를 지속적으로 재설정할 수 있다.

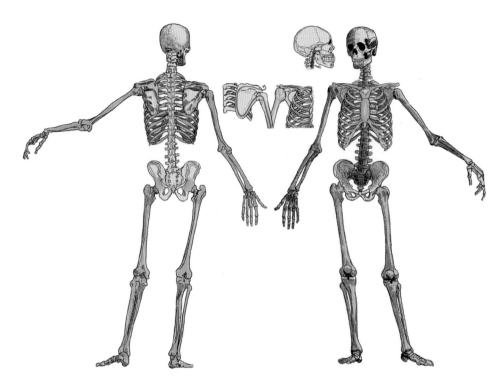

그림 2-5. 교차하는 모든 경로

뼈와 인대의 작용 원칙

'균형 잡힌 관절강'과 '하중의 전달 경로'란 원칙은 함께 골격계에서의 움직임에 관한 다음과 같은 견해를 지지할 수 있다.

기능적 및 표현적 움직임은 신체를 통해 전달된다. 이러한 움직임은 쉽게 감지할 수 있을 정도로 클 수도 있고 혹은 작아 감지할 수 없을 수도 있다. 움직임의 경로는 과도한 작업이나 고정된 패턴으로 인해 차단될 수 있으며, 또는 명확성 부족이나 너무 많은 선택지의 존재로 인해 분산될 수 있다(과도하게 움직이는 관절에서 발생하는 것처럼), 하중과 힘의 확실한 전달 경로를 구축하면 균형 잡힌 관절강의 지지에 도움이 될 수 있고, 균형 잡힌 관절강을 구축하면 하중의 확실한 전달 경로를 지지하도록 도울 수 있다.

관절의 안정성은 고정이 아니라 연결에서 유래한다. 관절에서 모든 움직임의 억제(고정)는 관절에서 안정성의 생성과 동일하지 않다. 관절의 역할은 움직임을 일으키는 것이기 때문에, 안정된 관절은 관절을 형성하는 뼈들 사이의 관계가 확실한 관절이고 적절한 정도의 움직임(그것이 무엇이든지 간에)이 가능하다. 한 관절이 과다가동화된다면, 하중이 전달되는 경로 전체에 걸쳐 움직임이 어떻게 분포되고 있는지를 탐색하고 조정해야 한다.

많은 곳에서의 작은 움직임이 균형 잡힌 관절강을 이루도록 도울 수 있다. 한 관절이 가능한 만큼 많이 움직이지 못한다면, 인근의 또 다른 관절을 과다가동화하여 움직임이 해당 경로를 통해 전달되도록 할 수도 있다. 하중이 전달되는 경로에서 모든 관절의 움직임을 관찰하면 어디에서 더 많은 움직임을 촉진하고 어디에서 움직임의 양을 제한해야 하는지를 평가하는 데 도움이 될 수 있다. 또한 이러한 관찰은 사지와 척추의 전반적인 움직임에서 많은 작은 움직임의 누적 효과를 인식하도록 도울 수 있다.

결론

당신이 자신을 유연하다고 경험하든 혹은 뻣뻣하다고 경험하든, 이상과 같은 뼈, 관절 및 인대와 관련한 지도(map)가 움직임에 있어 당신의 경험에 관해 다른 관점을 제시할 수 있다. 보다 힘써 수련하거나 수련을 더 진전시키는 대신, 균형 잡힌 관절강과 하중 및 힘의 확실한 전달 경로를 구축할 경우에 어떤 기분이 들지에 역점을 둔다면 어떤 일이 생길까? 우리는 아사나(또는 어떤 움직임)의 성공은 단일 관절의 가동범위가 아니라 전인적 경험에 의해 판단해야 한다고 제안한다. 당신이 하는 움직임의 패턴을 살펴보라. 어디에서 움직임이 더 많고 어디에서 움직임이 더 적은가? 어디에서 움직임이 쉽게 전달되고 어디에서 움직임이 어려운 듯한가? 뭔가가 어려운 듯하다면, 그것은 전체적인 패턴에 영향을 미치거나 정체를 일으키는가? 아주 쉽게 움직이는 곳이 있다면, 그것은 여전히 그 주위의 뼈 및 관절과 관련이 있는가? 무엇이 균형을 가져올 것인가?

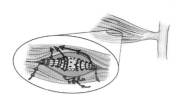

골격계의 역할이 관절이 허용하는 배열로 된 뼈들을 통해 인대에 의해 하중과 힘을 전달하는 것이라면, 근육계의 역할은 뼈들이 제 일을 할 수 있도록 뼈들을 적절한 위치로 움직이는 것이다. 근육은 움직임을 일으키고, 관절은 움직임을 가능하게 하며, 결합조직은 움직임을 조직에서 조직으로 옮긴다. 뼈는 움직임을 흡수하고 전달하며, 신경은 움직임을 전체적으로 아름답게 조화시키고 조직한다.

근육은 복잡한 방식으로 협력한다. 어느 관절 동작에 맞는 근육이 따로 있는 것은 아니며, 여러 근육 전체가 한 움직임에 관여할 수도 있다. 그 움직임을 잘 수행하는 방법은 많으며, 한 사람에게 최선인 근육 조합이 다른 사람에게는 적합하지 않을 수도 있다.

따로따로 작용하는 개별 근육들의 지도(map)를 만드는 대신, 움직임의 잠재적인 대안들로 엮이어 있는 망으로 협력해 신체의 모든 관절 움직임에 영향을 미치는 근육들을 살펴보자. 이렇게 연결된 지도에서 근육들은 홀로 작용하지 않으며, 단일 근육은 기타 근육들로부터 지지와 조절이 없다면 결코 작용하지 못한다. 각각의 근육은 가까이 있든 혹은 멀리 떨어져 있든 기타 모든 근육에 영향을 미친다.

기초 근육 해부학

우리가 대개 작용 근육이라고 생각하는 것은 사실 최소한 4가지 서로 다른 조직, 즉 근육조직, 결합조직, 신경과 혈관으로 구성되어 있는 기관이다(그림 3-1). 근육조직 자체는 수축해 움직임을 일으키는 능력이 있다. 결합조직은 그러한 수축의 파워를 근육이 연결되는 뼈, 기관, 피부 등으로 전달한다. 신경은 근육에게 언제, 얼마나 오래, 그리고 어느 강도로 활성화해야 하는지를 알려주며, 혈관은 근육조직이 활성화할 수 있도록 하는 영양분을 제공한다.

근육은 골격근(skeletal muscle), 심장근육(cardiac muscle), 평활근(smooth muscle) 등 3가지 기본 유형으로 나뉜다.

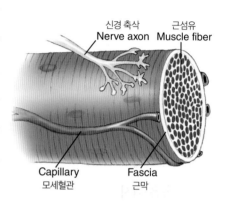

그림 3-1. 근육은 근섬유, 신경, 모세혈관, 근막(결합조직) 등 협력하는 여러 조직으로 이루어져 있다.

근육에 대해 가르칠 때는 흔히 "이 근육은 이러한 작용을 한다"라고 꽤 단순한 말을 사용하나, 근육은 많은 작용으로 많은 역할을 한다. 근육이 어떻게 서로 연결되어 있는지를 느껴보기 위해 이러한 실험을 해보라. 바로 눕는다. 양팔을 몸의 양옆으로 편안할 정도로 벌리고, 손바닥이 위로 향하게 한다. 다리는 구부리거나 펴도 된다. 시간을 가지면서 이러한 자세를 잡는다. 그런 다음 아주 작은 움직임으로 시작해 손가락을 꼼지락거리기 시작한다.

손가락을 꼼지락거리면서 전완의 근육이 어떻게 활성화되는지를 느낄 수 있는가? 상완의 근육은 어떤가? 어깨와 등 상부의 근육은? 척추 주위의 근육이 손가락 꼼지락거림에 반응하는 것을 느낄 수 있는가? 턱의 근육은 어떤가? 움직임을 발까지 따라갈 수 있는가?

움직임이 아무 곳도 가지 않는 것처럼 느껴지면, 그것이 어디서 멈추는지를 느낄 수 있는지 알아본다. 근육에 불필요하게 긴장을 유지하고 있지는 않는가? 움직임이 몸을 통해 수월

골격근은 보통 뼈에 부착되어 있고 관절에서 움직임을 일으킨다. 골격근에는 밝고 어두운 섬유 띠들이 교대로 있어 조직이 가로무늬 모습을 보인다(횡문근). 골격근은 신경계의 체성 부분에 의해 조절되며, 체성신경계는 이 근육의 많은 기능을 수의적으로, 즉 의식적인 통제하에 수행하게 한다(수의근). 심장근육은 심장에 있으며, 평활근은 혈관, 기도와 내장 기관에 있다. 심장 조직도 가로무늬가 있지만 자율신경계와 내분비계의 호르몬에 의해 조절된다. 평활근은 가로무늬가 없으며, 심장근육처럼 자율신경계와 내분비계에 의해 조절된다.

우리가 육안으로 보게 되는 골격근 조직은 근속(fascicle)의 다발들로 구성되어 있다. 근속은 다시 근섬유(muscle fiber)의 다발들로 이루어져 있는데, 이러한 근섬유가 실제 근육세포이다. 근육세포 내에는 근원섬유(myofibril, 또는 근미세섬유[myofilament])의 다발들이 있다(그림 3–2 참조). 이와 같은 근원섬유, 근육세포 및 근속의 각 다발들은 결합조직의 층으로 감싸져 있으며, 이러한 결합조직의 층들은 모두 근육의 끝부분에서 합쳐져 건과 기타 조직을 이루어 근육을 뼈에 연결한다(그림 3–3).

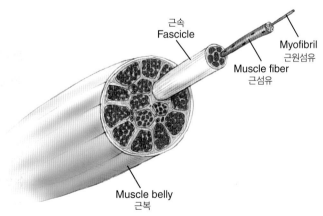

그림 3–2. 근복은 근속의 다발들, 근속은 근섬유(근육세포)의 다발들, 그리고 근섬유는 근원섬유의 다발들로 구성되어 있다.

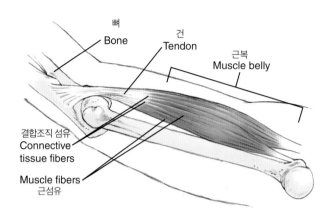

그림 3-3. 결합조직의 섬유(흰색)가 근육(빨간색) 속으로 주행한다. 근육의 양 끝부분에서 결합조직은 합쳐져 건을 이루며, 건은 뼈에 연결된다.

근원섬유는 굵은 미세섬유와 가는 미세섬유로 구성되어 있는데, 이러한 미세섬유들은 서로 나란히 놓여 있고 중첩하며 '근절(근원섬유분절, sarcomere)'이란 단위로 나뉜다. 이들 미세섬유는 분자들로 이루어진 꼬인 가닥으로, 수축을 일으킨다.

근육 수축

횡문근(striated muscle)의 근육세포는 운동신경에서 오는 신호가 그 세포에서 일련의 화학반응을 일으키면 동원된다. 이에 따라 굵은 및 가는 미세섬유의 분자들이 작용하여 굵은 미세섬유가 가는 미세섬유와 톱니바퀴가 맞물리듯이 결합해 당긴 다음 결합을 푼 후 다시 결합해 당기는 과정을 통해, 가는 미세섬유가 굵은 미세섬유 사이로 미끄러져 들어가 근절의 중앙으로 당겨지는 움직임이 일어난다. 그러면 굵은 및 가는 미세섬유의 중첩이 증가하고 근절의 양 끝이 상대 쪽으로 당겨진다 (그림 3-4). 한 근원섬유에 있는 모든 근절이 단축되면서 근원섬유 전체가 단축되고 근섬유가 미끄러져 짧아진다. 점점 더 많은 근섬유가 수축하면서 근육의 양 끝

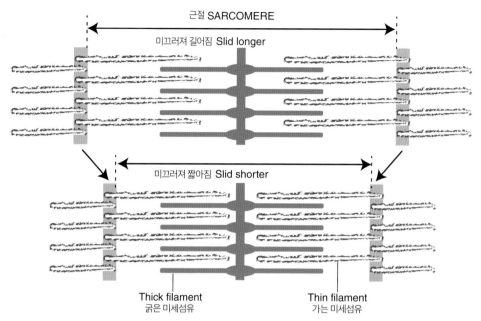

그림 3-4. 근원섬유의 단축은 굵은 및 가는 미세섬유가 서로를 따라 미끄러져 근절의 양 끝이 상대 쪽으로 당겨지기 때문에 일어난다.

에 있는 부착 지점이 상대 쪽으로 미끄러져 근육 전체가 단축될 수도 있다.

근육 전체가 실제로 단축될지 여부는 외부 요인들, 특히 저항이 얼마나 존재하느냐에 달려 있다. 소수의 미세섬유가 근육세포 내에서 함께 미끄러지면, 그들 미세섬유는 근육이 부착되어 있는 구조물의 하중, 예를 들어 팔 또는 머리의 하중을 극복할 정도의 힘을 생성하지 못할 수도 있다. 신체 부위의 하중은 중력에 의해 생성되는 저항의 산물이며, 중력은 이 지구에 있는 모든 것에 저항을 제공하는 근원이다. 우리는 팔을 들어 올리거나, 일어서거나, 구르거나, 혹은 숨을 쉴 때마다 이러한 힘을 이겨낸다. 또한 기타 힘으로부터 저항이 추가되기도 하는데, 예를 들어 나르는 물건의 중량, 대립근(opposing muscle)의 수축, 또는 심지어 감정 상태(예로 흥분, 분노나 울지 않으려는 노력은 저항을 일으킬 수도 있는 반면 이완, 안도, 행복이나 위안은 저항을 감소시킬 수도 있다)가 있다.

근육은 모 아니면 도 식으로 수축하지 않는다. 모든 근섬유가 동시에 수축할 필요는 없는데, 이는 근육이 신경계와 근육 사이의 대화에 의해 조정된, 정확히 정량화된 양의 힘을 생성할 수 있다는 의미이다. 근육은 이렇게 조절된 방식으로 작용하기 때문에, 근섬유가 능동적으로 수축할지라도 근육이 항상 단축되지는 않는다. 외부 힘이 근육이 내는 힘보다 더 클 때는 근육이 실제로 활성화되고 신장될 수 있다.

다음과 같이 '단축성,' '신장성' 및 '등척성'이란 용어는 근육의 작용을 말하는 데 사용된다(그림 3-5 참조). 이들 용어는 실제로 근육과 그 근육이 직면하는 저항 간 관계의 결과를 설명한다.

단축성 수축(concentric contraction; 구심성 수축 또는 동심성 수축이라고도 함)에서는 근섬유가 수축하고 존재하는 저항보다 '더 많은' 힘을 생성해 근육의 양 끝이 상대 쪽으로 미끄러져 좁혀져 근육이 단축된다.

신장성 수축(eccentric contraction; 원심성 수축 또는 편심성 수축이라고도 함)에서는 근섬유가 수축하고 존재하는 저항보다 '더 적은' 힘을 생성해 근육의 양 끝이 미끄러져 벌어져 근육이 신장된다. 근육이 신장되면서 활성화되므로 이는 근육의 이완과 동일하지 않다.

등척성 수축(isometric contraction)에서는 근섬유가 수축하고 존재하는 저항과 '동일한' 양의 힘을 생성해 근육의 양 끝이 벌어지지도 좁혀지지도 않아 근육의 길이가 변화하지 않는다. 등척성 수축은 추가로 구분할 수 있다. 당신을 움직이게 하려는 다른 어떤 것의 저항에 대항해 움직이지 않으려고 하는 것과 움직이려고 하지만 움직임에 대한 저항을 극복할 수 없는 것 사이에는 경험 면에서 차이가 있다. 또한 단축성 수축 후 등척성 수축을 유지하는 것과 신장성 수축 후 등척성 수축을 유지하는 것 사이에도 경험 면에서 차이가 있다.

근육은 실제로 굴곡하거나 신전하지 않으며, 이들 용어는 관절 동작을 말한다. 정확히 표현하자면, 근육은 수축을 사용하여 굴곡과 신전을 포함해 모든 관절 동작을 일으킨다는 것이다.

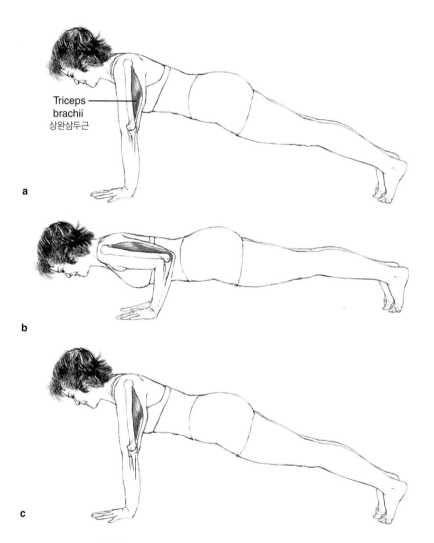

그림 3-5. 상완삼두근에서 일어나는 등척성, 신장성 및 단축성 수축의 예로, 플랭크에서 차투랑가 자세로 움직이는 것(a에서 b로)은 신장성 수축이고, 차투랑가에서 플랭크 자세로 되돌아가는 것(b에서 c로)은 단축성 수축이며, 플랭크 자세(a와 c) 또는 차투랑가 자세(b)를 유지하는 것은 등척성 수축이다.

근육 감각: 피드백, 유연성과 스트레칭

인체는 '근방추(muscle spindle)'라는 고유수용감각 기관[1]을 통해 횡문근에서 일어나는 일을 감지하는 고도로 특수화된 적응능(adaptive) 방식을 갖추고 있다. 이러한 근방추는 일반 근섬유인 방추외 근섬유(extrafusal fiber) 사이에 놓여 있는 방추 형태의 결합조직낭(connective tissue capsule, 근방추낭) 내부에 위치한다. 이 결합조직낭은 근육을 통해 건으로 주행하는 결합조직 섬유에 연결되어 있다(그림 3-6).

근방추낭 내부에는 낭의 말단에서 말단까지 연결하는 '방추내 근섬유(intrafusal fiber)'라는 미세한 근섬유가 있다. 이들 방추내 근섬유는 수축이 일어나는 말단 부위와 비수축 부위인 중심부로 구성되어 있다. 방추내 근섬유가 수축하면 중심부와 근방추의 양 말단에 있는 이들 근섬유의 부착부를 끌어당긴다.

방추외 근섬유가 수축하면 관절에서 움직임을 일으키고 (잠재적으로) '아울러' 근방추낭을 당기며, 이는 방추내 근섬유를 당긴다. 이것은 방추내 근섬유의 중심부(비수축 부위)가 방추내 근섬유와 방추외 근섬유의 수축에 의해 모두 영향을 받는다는 의미이다.

어느 쪽 말단이든 방추내 근섬유의 수축 부위는 방추외 수축이 중심부에 미치는 영향을 조절할 수 있다. 이들 말단 부위는 방추외 근섬유의 당김을 흡수해 중심부에 그리 많은 영향을 미치지 않도록 할 수 있으며, 아니면 그 당김을 증가시킴으로써 그것을 증폭해 중심부에 미치는 영향을 증가시킬 수 있다. 전체 근육에 대한 감

---

1) '고유수용감각(proprioception)'은 가장 전통적으로 정의하자면 우리가 수의적으로 하는 운동을 감지하는 능력이다. 이와 같은 정의에 의해, 고유수용감각 감각신경말단은 골격근과 건 그리고 관절낭 주위의 인대에서 발견된다. 고유수용감각 기관은 고유수용감각 피드백을 함께 생성하는 일단의 조직(이 경우에 근육, 신경과 결합조직)이다.

각신경말단(sensory nerve ending)²⁾은 근방추낭 내부에서 방추내 근섬유의 중심부 주위를 감싸고 있다(그림 3-6 삽입 그림).

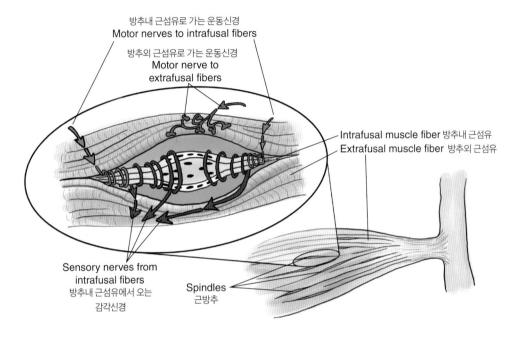

방추내 근섬유로 가는 운동신경
Motor nerves to intrafusal fibers

방추외 근섬유로 가는 운동신경
Motor nerve to
extrafusal fibers

Intrafusal muscle fiber 방추내 근섬유
Extrafusal muscle fiber 방추외 근섬유

Sensory nerves from
intrafusal fibers
방추내 근섬유에서 오는
감각신경

Spindles
근방추

그림 3-6. 방추외 근섬유 속에 있는 근방추. 근방추는 중앙이 굵고 양 말단이 가는 방추 모양을 하고 있다. 삽입 그림은 근방추를 확대한 모습으로 방추내 근섬유, 감각 및 운동신경세포와 낭 주위의 방추외 근섬유를 보여준다.

이와 같은 감각신경세포는 길이의 변화에 그리고 그들 중 일부는 그러한 변화의 속도에 민감하다. 방추내 근섬유의 중심부를 당기는 정도에 관한 정보는 이들 감각신경세포를 통해 중추신경계로 전달되고 근육의 길이에 관한 감각으로 해석된다. (방추외 근섬유에 연결된 감각신경세포는 없다.)

---

2) 감각신경세포는 신체의 조직으로부터 중추신경계로 정보를 전달한다. 이것이 우리가 사물을 감지하는 방식이다. 운동신경세포는 중추신경계로부터 다시 조직으로 지시를 전달하여 반응을 촉발한다. 이것이 우리가 행동을 취하는 방식이다. 이에 관한 자세한 내용에 대해서는 제4장을 참조한다.

또한 이러한 과정에 관여하는 서로 다른 종류의 운동신경세포가 있는데, 일부는 방추내 근섬유로 가고, 일부는 방추외 근섬유로 가며, 일부는 양쪽으로 모두 간다. 이들 운동신경세포는 서로 독립적으로 작용할 수 있으므로, 방추외 근섬유가 수축하라는 메시지를 받지 못할 때에도 방추내 근섬유는 동일한 메시지를 받을 수도 있다.

방추내 근섬유로 가는 운동신경세포가 방추내 근섬유의 중심부에 가해지는 당김의 정도에 영향을 미치기 때문에, 이는 그 중심부를 감싸고 있는 감각신경세포로부터 얼마나 많은 감각이 전달되는지에도 영향을 미친다. 이에 따라 근육의 민감도가 적응 가능해지며, 이는 근육에서 스트레칭의 감각을 느끼는 것이 중추신경계가 방추내 근섬유로 어떤 메시지를 보내는지에 달려 있다는 것을 의미한다(방추내 근섬유의 중심부에 당김이 많지 않으면 스트레칭 감각은 없을 것이다.).

우리가 일상생활에서 하는 많은 움직임들은 근육이 길어지고 짧아지는 것을 포함하지만 특별히 느껴지는 감각은 없다. 그러나 이 모든 활동들을 조정하기 위해 우리의 의식적인 주의 아래에서 엄청난 양의 소통과 조정이 일어난다. 근육이 신경계에 저장된 패턴보다 더 길어지도록 요구할 때 우리는 스트레칭 감각을 느끼게 된다. 이는 근방추에서 오는 감각 피드백(스트레칭 감각)을 받기 때문이다(근육 외의 스트레칭 감각은 근막과 힘줄의 감각신경 말단에서 올 수 있다.).

근방추는 근육에 대해 기능적 길이를 설정하도록 돕고 근육이 보통보다 더 신장될 때 반응하도록 돕는다. 근방추에 의해 촉발되는 반응의 하나는 방추외 근섬유의 수축이며, 이는 근방추가 감지하는 신장을 원상태로 돌린다. 방추외 근섬유의 이러한 수축은 근방추를 더 많이 당겨 근방추로부터 더 많은 스트레칭 감각을 일으킬 수 있다. 그래서 우리가 근육으로부터 느끼는 스트레칭 감각은 근육이 단축되어 그 기능적 범위로 설정되어 있는 길이로 되돌아간다는 징후이다. 근육의 준비상태(또는 안정 시 긴장도)와 근육의 기능적 길이는 신체 안팎에서 일어나는 일에 반응해 신경계에 의해 지속적으로 설정되고 재설정된다.

이완된 근육은 일반적으로 의도적이거나 수의적인(의식적인) 근섬유 수축이 없다는 것을 의미한다. 그러나 사람이 의식하면(잠을 자는 동안에도) 항상 근육의 안정시 긴장도(resting tone)를 유지하기 위해 근섬유에서 기저 수준의 자동적인 활동이 있다. 근방추가 하는 역할의 일부는 근육이 지나치게 활성화되지 않고 대사 자원을 낭비하지 않으면서 필요한 일을 위해 준비하도록 돕는 것이다. 이러한 안정 시 긴장도는 근육이 반응할 준비를 유지하도록 하고 우리가 앉고 서며 걸을 때 일어나는 하중과 균형의 경미한 변화에 맞춰 자동적으로 조정된다.

체력 및 움직임 훈련 분야에서 '신장'과 관련하여 lengthen, relax 및 stretch라는 말이 다양한 방식으로 사용되고 있다. 근육의 맥락에서는 lengthen이 '신장'을, relax가 '이완'을 의미해 같은 말이 아니다. 근육은 신장되고 활성화될 수 있으며(신장성 수축), 신장되고 비교적 비활성화될 수 있으며(이완된 근육), 혹은 신장되고 점차 활성에서 비활성 상태로 또는 그 반대로 변화할 수 있다. 이들 중 어느 상황에서도 근육은 외부의 힘(예로 중력의 당김이나 또 다른 근육의 당김)이 신장되는 근육보다 더 강하게 작용하기 때문에 신장된다. 근육의 신장이 꼭 근육의 이완을 의미하는 것은 아니다.

또한 stretching과 lengthening을 구별하는 것도 중요하다. 만일 stretching이 근육에서 특정한 감각을 의미하면, lengthening과 바꾸어 쓸 수 없다. 근육은 스트레칭 감각 없이 신장될 수 있으며, 이러한 일은 대부분의 사람에게 늘 일어난다. 걷기, 말하기, 또는 컵 집어 들기와 같은 동작은 모두 흔히 근육에서 특정한 감각이 전혀 없이 근육의 신장과 단축을 동반한다. '스트레칭'은 근방추가 방추외 근육에도 수축하고 단축하라는 신호를 전달할 때 우리가 근방추로부터 받는 감각이다. 우리의 목표가 근육의 기능적 길이를 증가시키는 것이라면, 스트레칭 감각의 추구는 반대의 효과를 낼 수도 있다. 더 많이 당기면 더 많은 감각을 일으키며, 길이가 꼭 더 길어지는 것은 아니다.

기시부와 정지부에 대한 오해

근육이 뼈에 부착되어 있는 부위들은 흔히 '기시부(origin)' 및 '정지부(insertion)'로 구분된다. 기시부는 몸통 또는 몸의 중심부에 더 가까운 부착부이며, 정지부는 중심부에서 더 멀고 손가락, 발가락, 두개골, 또는 미골에 더 가까운 부착부이다. 이와 같은 구분은 기시부가 고정 지점이고 정지부가 움직이는 지점이라는 것을 암시하나, 우리의 움직임이 반드시 그런 것은 아니다. 우리가 몸통을 공간에서 움직일 때는 언제나 소위 기시부 및 정지부 지점이 반전된다.

　또한 부착 지점에 대한 이와 같은 구분은 근육이 한 지점에서 다른 지점으로 발달하고 어떤 방식으로든 기시부에서 정지부를 향해 성장한다는 점을 암시할 수도 있다. 그러나 발생학적으로 근육은 그렇게 하지 않는다. 대신 미래의 근육세포로 이루어진 무리들이 미래의 거처가 있는 곳으로 이동하고 일단 거기에 도착하면 스스로 조직화한다. 그건 결코 선형적이고 순서가 정해진 과정이 아니다.

근육 관계: 짝, 층과 사슬

어느 근육도 고립해 작용하지 않으며, 근육계의 복잡한 망에 있는 모든 근육은 끊임없이 서로 관여하여 결합조직의 바탕질을 통해 서로 균형을 잡고, 강화하며, 변경시키고, 조절한다.

　근육들 간의 관계는 다양한 방식으로 분류할 수 있다. 바디마인드 센터링의 신체 수행과 바티니에프 기본원리에서 사용되는 근육 재교육에 대한 접근법에 의하면, 우리는 근육이 어떻게 단일 관절을 중심으로 서로 '짝(pair)'을 이루어 균형을 잡는지, 근육의 '층(layer)'이 심층에서 천층으로 바뀌면서 어떻게 서로 다른 효과를 보이는지, 또는 근육의 '운동 사슬(kinetic chain)'과 결합조직이 어떻게 사지와 몸통을 통합하는지를 탐색해볼 수 있다.

주동근-길항근 짝

근육을 분류하는 흔한 패러다임의 하나는 주동근-길항근 짝으로 하는 것이다. 이러한 관점의 지향은 특정 관절 동작과 그러한 관절 동작을 일으키고 조절하는 근육을 중심으로 한다.

우선은 초점이 되는 특정 관절과 특정 관절 동작을 살펴본다. 모든 관절 동작에는 움직임을 일으키는 근육과 움직임에 반대로 작용하는 근육이 있다. 관절 동작을 일으키는 근육이 주동근(agonist), 즉 주작용근(prime mover)이고 그 반대의 관절 동작을 일으키는 근육이 길항근(antagonist)이다.[3]

짝의 한 근육이 작용하면 다른 근육이 메시지를 받아 반응하고 조절한다. 이러한 관계를 상반신경지배(reciprocal innervation) 또는 상호억제(reciprocal inhibition)라고 한다. 이와 같은 주동근-길항근의 짝은 흔히 척수 차원에 있는 신경계에서 직접적인 관계를 가지지만, 일부는 척수보다는 뇌에서 기록되는 반복적인 움직임 패턴을 통해 함께 짝을 이룬다.

주동근과 길항근의 역할은 상대적이며, 초점이 되는 관절과 관절 동작이 바뀌면 그 역할이 변화한다. 이들 용어는 근육 자체에 내재하는 절대적인 특성을 말하는 것이 아니라 특정 순간에 특정 관절에서 한 근육이 또 다른 근육과 이루는 관계에 대한 어떤 것을 말한다. 한 근육이 길항근인지 주동근인지는 어느 관절과 어느 관

---

3) Agonist는 '경쟁자' 또는 '경연자'를 의미하는 그리스어에서 유래한다. Antagonist는 '대항자'를 의미하는 그리스어에서 유래한다.

절 동작이 초점이 되느냐 그리고 움직임에 대한 주요 저항이 어디에 존재하느냐에 달려 있다(그림 3-7).

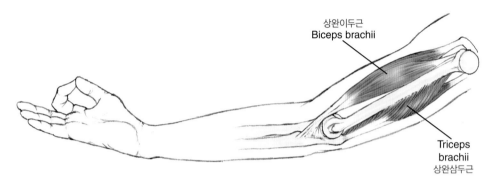

그림 3-7. 초점이 되는 관절이 팔꿈치이고 관절 동작이 중력에 대항한 굴곡이라면, 상완이두근이 주동근이고 상완삼두근이 길항근이다.

때때로, 단순한 움직임에서도 움직임의 첫째 부분에서 길항근이 움직임의 둘째 부분에서 주동근이 된다. 예를 들어 팔을 측면으로 바닥과 평행하게 내뻗은 상태에서 팔꿈치를 굴곡시켜 손이 어깨 쪽으로 움직이도록 할 때, 움직임의 첫째 부분(전완을 바닥에 수직으로 가져가는 것)에서 상완삼두근이 상완이두근의 작용에 대해 길항근이다. 움직임의 둘째 부분(전완을 수직에서 어깨로 가져가는 것)에서는 상완삼두근이 주동근이며 신장성으로 작용한다.

한편 주동근 또는 길항근 근육의 작용을 지지하고 조절하는 근육을 가리켜 협동근(synergistic muscle)이라고 한다. 또한 협동근은 한 관절에서 또는 신체의 한 부위에서 과도한 움직임을 최소화하여 또 다른 부위의 움직임을 지지하는 작용을 한다. 협동근이 이런 식으로 작용하면 고정근(fixator)이라고도 한다. 아니면 '협동근'이란 용어는 협력하여 어떤 동작을 일으키는 근육군 전체를 말하기도 한다. 협동근은 균형 잡힌 관절강의 유지와 관절의 건강에 필수적이다.

초점이 되는 하나의 관절에서 특정 동작을 살펴볼 때 근육을 주동근-길항근 짝으로 분류해보면 유용하다. 하지만 여러 관절들이 어떻게 서로 관련되어 있는지를 고려하기 위해서는 기타 종류의 근육 간 관계를 살펴보아야 한다.

단관절 및 다관절 근육 층

근육군과 개별 근육에는 층이 있다. 사지에서 가장 깊은 층은 뼈에 가장 가깝고 천층은 피부에 더 가깝다. 그러나 몸통에서는 근육의 일부 가장 깊은 층이 뼈보다 더 깊으며, 흉부, 복부, 또는 골반의 강(腔)과 장기에 가장 가깝다.

근육마다 지나가는 관절의 수는 서로 다를 수 있다. 일부는 1개의 관절을 지나가고 일부는 2개의 관절을 지나갈 수 있다. 손과 발의 일부 근육은 8개 또는 9개의 관절을 지나가고 척추의 일부 근육은 12~15개의 관절을 지나간다. 횡격막은 100개 이상의 관절에 영향을 미치는데, 그 중 일부는 직접 지나가고 다른 일부에는 근막 및 골격 연결을 통해 영향을 준다.

몇몇 예외[4]를 제외하면, 근육 또는 근육조직의 층은 깊을수록 짧아진다. 하나의 관절을 지나가는 가장 짧고 가장 깊은 층의 근육을 단관절 근육(one-joint or monoarticular muscle)이라고 한다. 이들 단관절 근육은 각각의 관절에서 특이적인 동작을 일으키고 관절 움직임과 차별을 지지하며, 개별 관절의 통합성과 정렬에 필수적이다.

근육의 층은 점점 더 천층이 되면서 더 길어지고 더 넓어지며 더 많은 관절을 지나간다. 근육이 하나 이상의 관절을 지나가면 작용할 때마다 자신이 지나가는 모

---

4) 예외는 다음과 같다: 손과 발에서 장지신근(extensor digitorum longus) 위에 놓여 있는 단지신근 (extensor digitorum brevis) 그리고 몸통에서 대요근(psoas major)의 표면을 따라 주행하는 소요근(psoas minor). 또한 대요근과 횡격막은 체내에서 가장 깊은 근육의 일부이며, 둘 다 많은 관절을 지나간다.

든 관절에 직접적인 영향을 미치고 아울러 체내 모든 관절에 간접적인 영향을 준다. 이러한 긴 근육이 2개 이상의 관절을 지나가는 경우에 다관절 근육(multi-joint muscle)이라고 한다. 다관절 근육은 사지의 모든 부위를 연결하며, 사지를 몸통으로 통합한다. 그러한 근육이 있기에 우리는 공간에서 체중을 크게 이동시키고 전신을 움직일 수 있다. 횡격막에서 그런 근육이 몸통의 정교한 형태 변화를 조정한다.

모든 관절에는 그 관절을 둘러싸는 단관절 및 다관절 근육이 모두 있다. 모든 관절은 개별적이고 특이적인 동작을 할 가능성과 아울러 전신으로 전달되는 움직임의 흐름에 통합될 잠재력을 지닌다.

이와 같이 우리는 모든 관절에서 특이적이거나 전신 움직임으로 통합되는 동작을 일으킬 잠재력을 지니는데, 이러한 사실을 잊는다면 결코 우리에게 가용한 동작 대안들의 일부를 발견하지 못할 수 있다. 더 크고 보다 천층의 근육만 사용할 경우에는 너무 힘들어진다. 반면 심층의 단관절 근육에만 집중할 경우 움직임의 전체 상황을 살펴보지 못할 수 있다. 모든 근육 층이 건강하고 효율적인 관절 움직임에 필수적이다.

근육의 운동 사슬

하나의 관절을 중심으로 특정 근육을 또는 심층에서 천층으로 근육의 층을 살펴보는 외에, 근육들이 어떻게 운동 사슬(kinetic chain)로 협력하는지도 고려해볼 수 있다. 이러한 경우 더 이상 개별 근육을 고려하지 않고 대신 그들 근육이 결합조직에 의해 연결되어 역동적인 작용을 하는 긴 사슬이 되는 방식을 살펴본다.

신체의 어느 부위에서든, 움직임은 개별 근육들을 연결하는 결합조직의 직접적인 관계를 통해, 그리고 근육의 수축 순서를 조절하는 신경계의 감각운동 경로를 통해 한 근육에서 다른 근육으로 이어지는 운동 사슬을 따라 일어난다.

우리가 삶에서 하나의 근육을 사용하여 과제를 수행하는 경우는 결코 없다. 효율적이고 통합된 움직임에서, 너무 많은 에너지를 소비하거나 불필요하게 많은 근육을 동원하여 스스로를 방해하지 않으면서도, 주어진 과제에 충분한 힘을 생산할 수 있을 만큼의 근육을 사용한다. 근육이 서로 관계하는 다양한 방식을 알게 되면 근육이 어떻게 작용하는지에 관한 이미지를 더 많이 떠올리고 아사나를 탐색하는 방법을 더 많이 발견하는 데 도움이 될 수 있다.

골격근의 기본원리

다음은 근육이 어떻게 뼈 및 신경과 관계를 가지면서 작용하는지에 관한 기본 개념들이다. 이들 원리를 이해하면 근육계의 복잡성과 정교함에 대한 인식을 촉진하는 데 도움이 될 수 있다. 또한 이러한 인식은 우리의 움직임을 매우 제한하는 지나친 단순화를 방지할 수도 있다.

하중이 뼈를 통해 확실히 전달되는 것과 하중이 관절에 수동적으로 정체되는 것 사이에 차이가 있다. 우리가 관절에 정체될 경우(관절 주위의 근육 지지를 일부러 풀어줌으로써) 그 관절 주위의 인대가 하중을 처리해야 하며, 하중이 뼈에서 뼈로 확실히 전달되지 못할 수 있다.

뼈는 하중을 지지하고 근육은 뼈를 움직인다. 근육이 뼈를 적절한 위치로 움직여 하중을 받도록 하는 경우와 근육이 하중을 스스로 받치려 하는 경우 사이에 근육이 작용하는 방식은 큰 차이가 있다. 근육이 하중을 지지하는 기능을 맡으면 근육은 과작용하고 경직되며 고정될 수 있다. 대신 뼈가 하중을 지지하면 근육은 끊임없이 움직임을 유지할 수 있고 지속적으로 미세 조정을 가하여 하중의 전체 전달 경로를 따라 효율적인 움직임과 동적 정지가 일어날 수 있다.

근육은 긴장도를 보정할 수 있는 경우에 최적으로 작용한다. '긴장도(tone)'란 말의 한 가지 기본적인 정의는 반응할 준비가 되어 있는 상태이다. 긴장도가 높은 조직은 반응할 준비가 더 갖추어져 있기 때문에 반응을 유도하기 전에 자극을 덜 필요로 한다. 반면 긴장도가 더 낮은 조직은 반응이 일어나기 전에 자극을 더 필요로 한다.

비록 관련은 있지만 이는 민감도와 동일한 것은 아니다. 조직은 민감하면서도 긴장도가 낮을 수 있다. 그러한 조직은 아주 미세한 수준에서 자극을 인식하지만 그러한 자극을 상당히 받을 때까지 반응하지 않을 수도 있다. 아니면 조직은 긴장도가 높으면서도 민감도가 낮을 수 있는데, 이러한 경우에는 반응할 준비가 되어 있지만 자극을 인식하고 있지 못하기 때문에 실제로 반응하지 않는다.

모든 조직은 내부 및 외부 환경의 변화에 모두 반응해 긴장도를 변화시킬 수 있어야 한다. 중요한 것은 긴장도의 절대적인 상태가 아니라 조직이 적응하는 능력이다.

근육이 어떤 과제에 관여할 필요가 있을 때 근육 또는 근육군의 긴장도가 너무 낮으면, 그 근육을 쉽게 이용할 수 없어 기타 근육이 보상해야 한다. 이는 관절강의 불균형, 인대 염좌와 근육 좌상을 초래할 수 있다. 반면 근육 또는 근육군의 긴장도가 너무 높으면, 근육조직이 필요 이상으로 에너지를 연소하고 과도하게 작용하기가 더 쉬우며 잠재적으로 관절강의 불균형을 일으켜 손상을 야기한다.

근육에는 고유수용감각 기관(근방추)이 있기 때문에 근육은 자신의 긴장도를 정교한 수준으로 보정할 수 있다. 이는 근육이 과제를 완수할 만큼 노력을 기울이는 데 놀라울 정도로 효율적일 수 있다는 의미이다.

근육은 저항의 처리를 통해 긴장도를 보정하고 자각을 촉진한다. 근방추가 감지하는 것의 하나는 근육이 저항에 직면할 때 근육에서 일어나는 일이다. 그러면 근방추는 그러한 정보를 사용하여 근육에 대해 긴장도 수준을 설정해 각각의 근육이 자신이 접하는 저항에 맞추거나 일치시킬 수 있도록 한다.

근육은 점점 더 큰 저항에 직면하면서 긴장도를 기른다. 저항은 고유수용감각기에게 필수적인 피드백 공급원이고 긴장도는 근육조직과 저항 공급원(흔히 중력) 간의 관계를 감지하는 것에 기초한다. 근육은 많고 다양한 정도의 저항과 작용할 기회를 가지면 자신의 긴장도 수준을 적응시키고 보정하는 법을 배운다.

저항이 없으면 근육에 있는 신경종말은 피드백을 받지 못하며, 근육은 신경을 사용하여 긴장도의 변화를 감지하거나 근육 긴장도에 미세 조정을 할 수 없다.[5]

근육은 당기며, 밀지 않는다. 단축성 수축에서 근육이 당기는 파워는 저항보다 더 크다. 신장성 수축에서는 근육이 당기는 파워가 저항보다 더 작다. 등척성 수축에서는 근육이 당기는 파워가 정확히 저항과 동일하다.

이 모든 경우에서 근육은 활성화되고 근원섬유의 분자들은 서로 톱니바퀴처럼 맞물려 당긴다. 근육은 섬유들을 밀어서 서로 멀어지게 하는 방식으로 능동적으로 작용하지 않는다. 그것은 저항력이 생성되는 당기는 힘보다 더 클 때 일어나는 현상이다.

그러면 어떻게 우리가 무언가를 밀어낼 수 있는 것일까? 어떠한 관절 움직임이라도 신장되는 부분과 단축되는 부분이 있다. 관절이 굴곡하거나, 신전하거나, 혹은

---

5) 신경이 우리가 신체에 대해 정보를 얻는 유일한 길은 아니다. 세포들은 서로 직접적으로 그리고 신체의 체액계를 통해 소통할 할 수 있는데, 근접분비(juxtacrine), 주변분비(paracrine) 및 내분비(endocrine) 신호 전달이 이의 예이다.

회전하는지 여부에 상관없이, 일부 근육은 신장되고 일부는 단축된다. 단축되는 근육은 단축성으로 수축하며, 신장되는 근육은 다양한 정도로 이완되거나 신장성으로 수축한다.

근유연성과 근력은 신경계와 근육 간 관계의 표현이다. 전형적인 정의로 보자면 근유연성은 근육이 신장되는 능력이고 근력은 근육이 힘과 속도를 생성하는 능력이다. 근유연성과 근력은 모두 근섬유와 결합조직이 길이로 적응하는 능력에 의해 결정되는 만큼이나 신경계에 의해 결정되기도 한다.

대부분의 상황에서 근유연성은 근육 또는 그 근육을 이루는 근섬유의 실제 물리적인 길이에 의해 결정되지 않는다. 근육의 안정 시 길이, 근육의 긴장도와 근육이 신장되는 정도는 모두 근방추, 중추신경계, 그리고 근육의 방추외 근섬유 사이에 이루어지는 소통의 결과이다. 이러한 소통은 적절하고 안전하며 기능적인 것에 관한 이전 경험들을 바탕으로 신경계에 패턴을 형성한다.

근육의 근력은 근섬유의 실제 수치를 포함해 근육의 물리적인 특성에 의존한다. 또한 근력은 신경계가 근섬유를 동원하고 주변 근육 및 운동 사슬을 조직화하는 방식의 산물이기도 하다. 신경계가 근육을 동원하고 조직화하는 방식이 비효율적일 때, 근육이 몸의 다른 근육들로부터의 저항을 극복하기 위해 노력을 기울여야 하는 상황을 만들어 근육의 기능적 힘을 감소시킨다.

근유연성과 근력을 증가시키는 것은 스트레칭과 반복으로 이루어지는 만큼이나 의식적인 주의 및 수행을 통해 신경계를 재교육하는 과정이기도 하다.

결론

근육은 관절을 둘러싸고 정교하게 나선형을 이루는 층들로 뼈를 감싼다. 발생학적으로 근육은 신체의 중심부에서 사지로 나가는 체액 경로를 따른다. 이러한 근육 경로의 3차원성으로 인해 근육은 자신이 움직이는 뼈에 섬세한 영향을 미칠 수 있다.

3차원적 패러다임에서 분명한 것은 각 개인에게 근육은 서로 엮여 독특한 패턴의 동적 신장 및 단축을 가져옴으로써 걷기, 말하기, 병 따기, 혹은 이 닦기와 같이 일상생활의 움직임을 만들어낸다는 것이다. 한 사람에게 통합된 움직임을 만들어내는 것이 다른 사람에게 통합된 움직임을 만들어내는 패턴과 동일하지 않다.

우리가 특정한 상황에서 모든 사람이 자신의 근육을 동일한 방식으로 사용할 것이라고 기대한다면 어떤 일이 벌어질까? 한 움직임의 수행에는 근육 작용의 '올바른' 순서가 있다고 기대한다면? 이러한 방식은 모든 사람에게 통한다고 기대한다면? 그리고 더 열심히 단련할 경우에 사람이 더 강해진다고 기대한다면?

우리가 각 개인의 움직임에서 근육 작용의 독특하고도 복잡한 순서를 최종적으로 그리고 완벽히 분석할 수 있다고 가정하면, 우리는 장애물을 만들고 새로운 대안이 나타날 수 있는 방식을 제한하게 된다. 대신 우리가 마음을 연 채 각 개인의 패턴을 살펴보면, 가장 단순한 작용을 성공적으로 수행하는 데 놀라울 정도로 다양한 방식이 존재한다는 점을 알게 된다.

신경계

NERVOUS SYSTEM

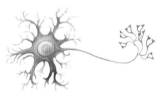

숨을 들이쉬면서 양팔을 머리 위로 들어 올리는 것과 같은 간단한 움직임도 근육과 뼈, 기관과 신경이 복잡하게 어우러져 이루어진다. 양팔과 견갑대를 움직이기 위해서는 골격근의 복잡한 협동이 요구된다. 또한 혈액순환의 변화가 일어나 그러한 근육이 혈액을 공급받아 뼈를 움직이도록 하고, 심박수와 혈압의 내부 보정이 이루어져 들린 양팔에 혈액이 계속 순환되며, 호흡이 길어지거나 짧아져 움직임과 일치해야 한다. 아울러 척추, 발목과 발에서 거의 자동적인 균형 조정이 일어나야 한다.

이와 같은 내부 과정들은 상호의존적이므로 하나의 변화는 다른 모든 것에 영향을 미친다. 이들 과정이 서로 역동적인 관계를 유지하려면 세포, 조직, 기관 및 신체 계통 사이에 상당한 양의 소통, 보정과 협동이 요구된다.

또한 우리는 끊임없이 외부 환경에 반응한다. 지형과 온도의 변화에 적응하고, 어떤 것을 향해 움직여야 할 시점과 달아나야 할 시점을 판단하며, 공동체 및 문화와 관계를 맺는다. 외부 환경의 변화는 우리 내부 환경의 변화를 일으키며, 이러한 내부 환경의 변화는 우리 주위의 세상에 대한 반응에 영향을 미친다.

어느 크기의 유기체라도 소통과 서택은 생존에 필수적인 활동이며, 단세포 세균조차도 자신의 내부 및 외부 환경의 변화에 반응해 자신의 행동을 조정한다. 다세포 생물이 아주 다양한 환경에서 생존하고 번성하기 위해 진화하면서, 반응하는 방법과 관련해 소통과 선택을 위한 수단 역시 복잡해졌다.

우리는 우리를 살아있게 하고 끊임없이 움직이고 학습하고, 성장하게 하는 신체 내의 소통과 의사결정을 유지하기 위한 여러 가지 방법들을 진화시켜 왔다. 이들 중 하나가 신경계라고 부르는 세포들의 망이다. 우리는 이 계통을 사용하여 신체 안팎에 있는 것을 감지하고 체내에서 일어나는 일을 조화시키며 반응으로 어떠한 행동을 취해야 할지를 선택한다(때로는 의식적으로, 때로는 무의식적으로). 이 장에서는 신경계가 소통에서 하는 역할과 이 계통을 이해하기 위해 우리가 가지고 있는 많은 지도(map)를 살펴본다.

위치에 의해 구성된 신경계

신경계가 어떻게 작용하는지에 대해 견해를 제시하는 방법은 많다. 흔히 신경계를 이루는 부분들의 위치에 따라 그 부분들을 구성하는 것으로 시작하게 된다.

- **중추신경계**(central nervous system, CNS)는 뇌와 척수의 세포들(그리고 세포들의 부분)로 구성된다.
- **말초신경계**(peripheral nervous system, PNS)는 뇌와 척수 바깥에 있는 세포들과 세포들의 부분으로 구성된다. (신경계의 일부 세포는 한 부분이 CNS에 있고 또 다른 부분이 PNS에 있다.)
- **장신경계**(enteric nervous system, ENS)는 때로 독자적인 신경계로 분류되기도 하고 때로 PNS의 일부로 포함되기도 한다. 장신경계는 CNS와 PNS 바깥에 있는 세포들로 구성된다. (ENS에 대한 정보는 92페이지에 더 있다.)

위치에 기초한 신경계의 구성 외에도, 신경계가 '어떻게' 작용하는지를 설명하려는 여러 가지 방법이 있다. 그 어떻게를 논의하기 위해 우리는 세포 그리고 그들이 어떻게 소통하는지로 시작한다.

소통은 세포에서 시작된다

세포는 자신의 환경에 대한 정보를 수집한 다음 서로 직접 밀고 당기거나 서로에게 분자 형태로 신호를 보냄으로써 서로 소통한다. 이러한 분자 신호는 닿아 있는 막들을 통해 또는 세포를 둘러싼 체액을 통해 이동할 수 있다. 인체에서 이와 같은 소통은 세포, 조직과 기관에서 일종의 국소 대화로 계속 일어난다. 예를 들어, 상처 치유는 조직에서 많은 국소 소통을 수반하며, 일상적인 성장과 유지도 마찬가지이다.

우리는 세포가 만들어내는 분자 신호를 이용하여 전신에 걸쳐 소통하고, 국소적인 대화를 전신적 반응으로 조율하는 다양한 방법을 진화시켜 왔다. 이러한 전신적 소통과 반응의 조율은 내분비계, 신경계, 면역계에서 일어나며, 이들은 서로 깊이 상호의존적이고 항상성(homeostasis)[1] 유지를 위한 하나의 통합된 시스템으로 간주될 수 있다.

인간에서 초기 몇 주의 배아 발생기 동안 세포는 서로 직접 그리고 초기 세포를 바로 둘러

---

1) 항상성(homeostasis)'은 우리의 내부 환경에서 생존하기 위해 필요한 조건의 정확한 범위를 표현하기 위해 사용되는 용어이다. 내분비계, 신경계와 면역계의 상호의존적 적응성 및 반응성은 조직과 기관에서 일어나고 있는 세포 소통과 협력하여 이러한 범위를 유지하며, 이에 따라 우리는 다양한 외부 환경에서 생존할 수 있다.

싼 체액 환경을 통해 소통한다. 인간의 신경계는 수주에 걸쳐 배아 발생기가 진행된 후에야 발달한다. 신경계의 발달 이전에 일어나는 모든 것은 세포 사이에 그리고 체액을 통해 일어나는 소통에 의해 영향을 받는다.

결국 내분비계, 면역계, 신경계는 발달하여 세포, 체액, 조직에서 일어나는 국소 소통에 더해진다. 이러한 국소적 대화는 일생 동안 계속된다.

각각의 신체 계통은 서로 다른 방식으로 소통한다.

- 내분비계에서는 세포가 혈류로 이동하는 분자 신호를 생성하여 메시지를 전신으로 전달한다.
- 면역계에서는 면역세포 자체(그리고 그들이 생성하는 신호전달 분자)가 신체를 이동해 서로 다른 조직 및 기관과 소통한다.
- 신경계에서는 세포들이 망을 이루어 먼 거리에 걸쳐 특정적이고 표적화된 소통을 만들어내며, 중추 영역에서는 복잡하고 다층적인 소통을 생성한다.

신경세포와 시냅스

신경계의 세포는 2가지 주요 범주로 분류되는데, 신경세포(neuron)와 신경(아)교세포(glial cell 또는 neuroglia)가 그것이다. 신경교세포와 신경세포는 모두 신경계의 특수화된 과제에 필수적인데, 그러한 과제는 메시지를 원거리에 걸쳐 전달하고 소통의 경로, 회로 및 망을 생성해 처리, 평가, 학습과 기억의 복잡한 작용을 일으키는 것이다.

신경세포와 신경교세포는 시냅스(synapse)를 사용하여 서로 그리고 근육과 같은 신체의 기타 조직과 소통한다. 시냅스는 두 세포 사이에 있는 막 대 막의 관계이며, 대개 이들 막 사이에는 미세한 틈이 있는데 이를 시냅스 간극(syn-aptic gap)이라고 한다. 활동을 자극하거나 억제하는 신호는 신경전달물질(neurotransmitter)이란 신경전달 분자에 의해 시냅스 간극을 가로질러 전달된다(그림 4-1).

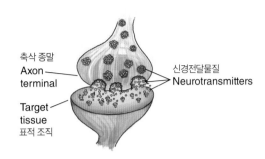

축삭 종말
Axon terminal

Target tissue
표적 조직

신경전달물질
Neurotransmitters

그림 4-1. 신호전달 분자(신경세포 또는 신경교세포에서 분비될 경우에 신경전달물질이라고 함)를 분비하는 축삭 말단을 보여주는 시냅스와 그 표적 조직으로, 그러한 조직은 또 다른 신경세포 또는 신경교세포, 근육 또는 샘(선) 조직, 혹은 혈류와 같은 세포 외 공간일 수 있다.

시냅스는 가소성(plasticity)을 지닌 것으로 설명되는데, 이는 시냅스가 얼마나 많이 사용되는지에 반응해 그 신호가 강화되거나 약화된다는 의미이다. 이러한 가소성은 신속하게 (1,000분의 수 초에서 수 분 사이) 또는 보다 긴 시간(수 분에서 수 시간 사이)에 걸쳐 일어날 수 있고 활동 패턴을 촉진하거나 억제할 수 있는 긍정적 및 부정적 피드백 회로를 생성한다.

시냅스의 가소성은 학습하고, 변화하고, 적응하고, 기억을 생성하는 우리의 능력에 필수적인 역할을 한다. 또한 그것은 동일한 활동에 대한 우리의 반응이 시간이 지남에 따라 변화하고 아울러 사람마다 다를 수 있는 이유를 이해하는 데 중요하다.

요가를 하는 것이 저녁보다는 아침에 다르게 느껴지는 것을 인식한 적이 있는가? 혹은 동일한 아사나가 어느 날부터 다음 날 다르게 느껴질 수 있는 것은? 아니면 심지어 동일한 움직임이 다른 아사나를 따를 때 다르게 느껴지는 것은? 당신이 그러한 차이를 느끼는 이유는 많으며, 그 중 하나가 시냅스의 가소성이다.

또한 시냅스 가소성은 당신이 지속적으로 관심을 기울이는 것이 보다 강한 신호를 가지게 되고 느끼기 더 쉬울 수도 있으며, 당신이 주의하지 않는 것은 그렇지 않을 수 있다는 점을 의미하기도 한다. 물론 CNS에서 엄청난 양의 시냅스 활동은 당신이 의식하지 않는(그리고 의식할 필요가 없는) 것들에 반응해 일어나므로, 시냅스 패턴은 단지 주의(注意) 이상의 많은 요인에 반응해 강화되거나 약화될 수 있다.

신경교세포

신경교세포는 신경계에서 다양한 역할을 하는 일단의 세포이다. 즉 시냅스를 생성하고 소통을 촉진하며, 항상성을 지지하고, 신경세포에 영양분과 산소를 공급하며, 뇌와 척수에 면역 기능을 제공한다(현재의 연구에 따르면 신경교세포는 이전에 생각한 것보다 신경계에서 보다 적극적인 많은 역할을 하는 것으로 밝혀지고 있다.).

신경교세포는 6개 그룹으로 나뉜다(그림 4-2).

1. 별아교세포(성상세포, astrocyte)는 별 모양을 한 세포로 뇌와 척수(CNS)에서 서로 연결되어 있고, 그리고 신경세포, 혈관과 막에 연결되어 있다. 이들 세포는 시냅스 생성을 촉진하고, 시냅스 활동에 영향을 미치며(자극하고 억제하며), 신경세포에 영양분을 제공하고, 뇌의 혈류를 조절하는 등 CNS에서 신호 전달 망의 생성과 조절에 많은 역할을 한다.

2. 희소돌기아교세포(핍돌기아교세포, oligodendrocyte)는 뇌와 척수에서 신경세포의 축삭을 둘러싼다. 이렇게 싸고 있는 막을 수초(myelin)라고 하는데, 수초는 신경세포를 지지하고 원거리에 걸쳐 신경세포 신호의 확산을 촉진한다.

3. 미세아교세포(소교세포, microglia)는 뇌와 척수의 활동을 면밀하게 모니터링

하며, 죽거나 손상된 세포를 제거하고 CNS에서 필요할 때 염증 반응을 촉발하는 등 면역 기능을 제공한다. 이들 세포는 말초신경계(PNS)의 백혈구와 밀접히 관련되어 있다.

4. 뇌실막세포(ependymal cell)는 뇌에서 뇌실과 척수에서 중심관의 내막을 덮고 있는 CNS의 세포로 뇌척수액을 생성하고 조절한다(그리고 기타 기능을 한다).

5. PNS의 신경집세포(neurolemmocyte; Schwann cell이라고도 함)는 신경세포의 축삭을 둘러싼다(CNS의 희소돌기아교세포처럼). 일부 경우에 이렇게 싸고 있는 막은 수초를 형성하고 이는 신경세포의 신호가 더 신속하게, 효율적으로, 또 예측 가능하게 전달되도록 돕는다. 또한 PNS에서 신경집세포는 신경 손상을 치유하는 역할도 한다.

6. 위성세포(satellite cell)도 PNS에 위치한다. 이들 세포는 신경절(ganglion, 신경세포체로 구성된 덩어리)에서 신경세포체의 표면을 덮고 있다. 위성세포는 신경세포를 보호하고 신경세포에 영양분을 제공하며 신경절에서 일어나는 소통을 조절하는 역할을 한다(CNS의 별아교세포처럼).

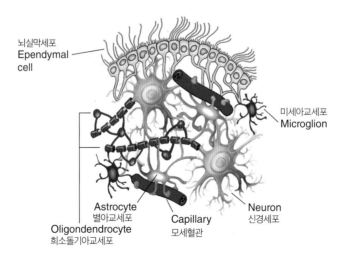

그림 4-2. 뇌와 척수의 세포로는 별아교세포, 희소돌기아교세포, 미세아교세포, 뇌실막세포와 신경세포가 있다. 일부 사람들은 신경계에서 신경교세포가 신경세포보다 더 많다고 말하며, 다른 일부는 그 수가 동일하다고 말한다.

신경세포

신경세포(그림 4-3)는 원거리에 걸쳐 메시지를 신속히 보내는 특수화된 세포이다. 단일 신경세포는 하나의 시냅스가 척수에 있고 또 다른 시냅스가 새끼발가락에 있을 수 있다. 또한 하나의 신경세포는 신경절[2]과 CNS의 신경망에 있는 다른 신경세포 및 신경교세포와 수백 또는 수천 개의 시냅스를 이룰 수 있다.

신경세포는 3가지 유형이 있다.

1. 감각신경세포(sensory neuron)는 조직과 감각기관으로부터 오는 감각 자극에 관한 메시지를 뇌와 척수(CNS)로 전달한다. 이들은 메시지가 이동하는 방향이 CNS 쪽을 향하기 때문에 '구심신경세포(들신경세포, afferent neuron)'라고도 한다.

2. 운동신경세포(motor neuron)는 어떠한 행동을 취해야 하는지에 관한 메시지를 전달한다. 이러한 메시지는 뇌와 척수에서 효과기관(effector organ, 주로 근육과 샘)으로 전달된다. 이들은 메시지가 이동하는 방향이 CNS의 반대쪽이기 때문에 '원심신경세포(날신경세포, efferent neuron)'라고도 한다.

3. 사이신경세포(interneuron)는 신경세포들 사이에서 메시지를 전달하는데, 감각 및 운동신경세포보다 사이신경세포가 더 많다. 이들 세포는 모두 중추신경계에 위치한다. 사이신경세포와 신경교세포는 감각신경세포, 운동신경세포, 기타 사이신경세포 및 기타 신경교세포 사이에서 신경회로와 신경망을 생성하여 기억과 학습 같은 복잡한 과정을 지원한다.

---

2) 신경절(ganglion)은 말초신경계에서 신경세포와 신경교세포가 집합하여 덩어리를 이루는 곳이다. 신경총 (plexus)은 신경절들(ganglia)이 서로 연결되어 있는 망이다.

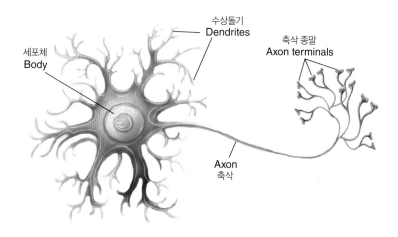

세포체
Body

수상돌기
Dendrites

축삭 종말
Axon terminals

Axon
축삭

그림 4-3. 신경세포를 말하는 '뉴런'이란 단어는 힘줄, 끈과 섬유를 의미하는 단어들에서 유래한다. 신경세포는 시각적으로 긴 돌기와 많은 가지를 특징으로 하는데, 이들을 신경세포의 축삭과 수상돌기(가지돌기)라고 한다.

감각 정보 수용, 처리와 운동 반응 생성

신경계의 모든 세포는 협력하여 감각 정보 수용(sensing), 처리(processing)와 운동 반응 생성(motoring)을 한다. 각각의 운동 반응은 감각에 새로운 경험을 일으키고, 이는 더 많은 처리와 더 많은 반응을 가져온다. 이와 같은 주기를 '감각-운동회로(sensory-motor loop)'라고 하며, 이는 우리가 평생 생존하고 적응하며 학습하고 성장하는 데 필요한 정밀한 조정을 하기 위해 끊임없이 그리고 계속해서 일어난다.[3]

시냅스의 가소성으로 인해, 신경계에서 감각 정보 수용, 처리와 운동 반응 생성을 거치는 지속적이고 중첩하는 주기가 긍정적 및 부정적 피드백 회로를 모두 생성하고, 이는 자극에 대한 반응성을 증폭하거나 약화시킬 수 있다.

---

3) 내분비계와 면역계도 전신에 걸쳐 정보를 수집하며, 3개 신체 계통(내분비계, 면역계와 신경계)은 모두 공유 정보를 활용하여 처리하고 계획하며 각 계통의 반응을 집행한다.

감각 정보 수용

감각신경세포(그리고 관련 신경교세포)는 체내에서 그리고 외부 환경에서 무슨 일이 일어나고 있는지에 대한 정보를 신체의 많은 서로 다른 조직으로부터 받는다. 이러한 감각 정보는 다양한 방식으로 분류될 수 있다. 흔히 사용되는 2가지 범주는 감각 정보가 '어디'에서 오는지 그리고 감각 정보가 '어떤 종류'의 자극인지에 기초한다.

어디에서 오는가

'외수용기(exteroceptor)'[4]는 신체 외부에서 오는 자극에 반응하는 감각신경세포이다. 이는 다음과 같은 것들을 포함한다.

- 눈의 광수용기(photoreceptor)
- 귀와 전정기관의 기계적수용기(mechanoreceptor)
- 코와 입의 화학수용기(chemoreceptor)
- 피부의 온도수용기(thermoreceptor)
- 피부에서 접촉과 압력에 반응하는 기계적수용기

'내수용기(interoceptor)'는 신체 내부, 특히 수의적(의식적) 운동에 관여하지 않는 조직에서 오는 자극에 반응하는 감각신경세포이다. 여기에는 내장 기관과 혈관에

---

[4] 찰스 쉐링턴(Charles Sherrington)은 1906년에 출간한 저서 《신경계의 통합 작용(*The Integrative Action of the Nervous System*)》에서 차례대로 내수용, 외수용, 고유수용과 통각수용을 의미하는 interoception, exteroception, proprioception과 nociception이란 용어를 만들었다.

있는 기계적수용기, 화학수용기 및 온도수용기가 포함된다.

'고유수용감각기(proprioceptor)'는 우리 자신의 수의적 운동 또는 균형 잡기처럼 무의식적으로 이루어질 수도 있는 움직임을 포함한 잠재적인 수의적 운동에 의해 일어나는 자극에 반응하는 감각신경세포이다. 고유수용감각 정보는 골격근과 건 그리고 관절낭과 측부인대에 있는 기계적수용기에서 온다.

어떤 종류의 자극인가

'기계적수용기'는 압력, 움직임(전위 또는 자세의 변화), 진동, 장력(때로 팽창 또는 신장이라고 함)과 같은 기계적 자극에 반응한다. 여기에는 다음과 같은 것들에 대한 수용기를 가진 감각신경세포가 포함된다.

- 가벼운 접촉, 감지되지만 위치를 식별할 수 없는 접촉(crude touch)(피부에서)
- 심한 압력(피부, 관절과 뼈에서)
- 장력, 팽창, 또는 신장(근육, 건, 내장 기관, 동맥, 인대와 근막에서)
- 전위(轉位)(관절낭과 측부인대에서)
- 진동(귀와 전정기관에서)

현재, 고유수용감각(proprioception)은 종종 더 일반적인 의미로 우리의 '자아감각'을 뜻하는 데 사용된다. 이런 식으로 사용하면 이 용어는 대개 내수용(interoception)과 외수용(exteroception)으로 표현되는 감각 정보를 포함하는데, 이러한 감각이 모두 우리의 자아감각에 기여할 수 있기 때문이다. '내수용'은 의미의 유사한 변화를 겪었으며, 일부 연구 분야에서는 그저 신체 내부로부터 오는 감각 정보보다 훨씬 더 많은 의미를 갖는 것으로 사용된다.

'온도수용기'는 온도의 변화에 반응하고 피부와 혈관에 수용기가 있는 감각신경세포를 포함한다.

'화학수용기'는 신체 안팎의 화학적 변화에 모두 반응한다. 여기에는 다음과 같은 것들에 대한 수용기가 있는 감각신경세포가 포함된다.

- 냄새(코에서)
- 맛(입과 장벽에서)
- CO_2 수치(대동맥과 경동맥의 혈관 벽에서)
- 호르몬(뇌간에서)

'광수용기'는 빛에 반응하고 눈의 수용기를 포함한다.

'통각수용기(nociceptor; pain receptor)'는 기계적, 화학적 또는 열적으로 유발될 수 있는 강렬하고 잠재적으로 손상을 줄 수 있는 자극(통증)에 의해 자극된다. 이와 같은 감각신경세포는 많은 서로 다른 조직에 존재할 수 있는 것으로 제시하고 있다.[5]

처리

처리(processing)는 신경세포와 신경교세포의 그룹들이 중첩된, 그리고 서로 연결된 다양한 소통에 관여할 때 신경절과 CNS에서 일어나는 일을 가리키는 일반 용어이다. 신경절에서 일어나는 처리는 기본적인 모니터링 및 전달에서 복잡한 평가 및

---

[5] 통각수용기가 독자적인 범주의 수용기인지, 혹은 통증이 많은 종류의 감각 수용기에 의해 입력될 수 있는 정도의 감각인지에 대해서는 상당한 의문이 있다. 통증에 관한 연구는 주요 연구 분야이며, 그것이 무엇인지, 우리가 그것을 어떻게 처리하는지, 그리고 그것을 예방하는 방법에 대해 광범위한 제안이 이루어지고 있다.

반응(뇌와 척수에서 일어나는 일보다 더 작은 규모로)까지 다양하다.

> 뇌가 어떻게 작동하는지에 대해 우리가 모르는 것이 우리가 아는 것보다 훨씬 더 많다. 한 추정에 따르면, 우리는 신경계가 하는 일에 대해 이해해야 할 것 중 약 15% 정도만 이해하고 있다고 한다.

뇌와 척수에서는 어느 특정한 조직 또는 기관에서 오는 감각 자극이 CNS로 들어오는 기타 모든 감각 자극과 합쳐진다. 이들 감각은 우리의 이전 경험, 기대, 희망, 꿈 및 두려움과 결합되어 처리 활동에 들어간다. 즉 해석, 고려, 비교, 기억, 평가, 계획, 투사와 선택이 이루어진다. 이는 운동 계획이 되어 행동을 취하고 반응하는 것으로 이어진다.

운동 반응 생성

운동신경세포(그리고 그와 관련된 신경교세포)는 신체의 조직에 분포해 뇌, 척수, 또는 신경절에서 일어나는 처리에 의해 생성된 반응(운동 자극)을 전달한다. 이러한 운동 자극은 대부분 근육 수축을 자극하거나 억제하는 혹은 호르몬 또는 신경전달물질과 같은 신호전달 분자의 분비를 자극하거나 억제하는 신호이다.[6]

사이신경세포와 신경교세포의 처리는 거의 항상 감각 정보 수용과 운동 반응 생성 사이의 관계를 조절한다. 신경계에는 운동신경세포가 감각신경세포에 의해 직접

---

6) 운동신경세포가 분비와 근육 수축을 자극하는 유일한 방법은 아니다. 분비는 내분비 및 면역 신호에 의해서도 자극될 수 있으며, 평활근의 근육 수축은 일반적으로 신경 자극에 의해 반응하지만 근육 내에서 세포 간 소통에 의해 확산된다.

자극을 받는 부위가 몇 곳 있는데, 주로 척수의 반사궁(reflex arc)과 일부 장신경절이 그곳이다(척수 반사와 장신경절에서조차도, 중추신경계는 사건에 대한 감각 입력을 받아 일어나는 일이 전반적인 경험 처리에 기여하게 한다.).

움직임의 학습

감각 정보 수용, 처리와 운동 반응 생성의 상당한 정도가 우리가 그것을 인식하고 의식적인 통제하에 두기 전에 일어난다. 우리는 심장이 얼마나 빨리 박동하는지, 소화계의 활동, 또는 신장이 어떻게 체액량을 조절하는지를 직접 통제하지 않는다. 우리는 신체 활동 또는 먹거나 마시는 것을 통해 이러한 것들에 영향을 미칠 수 있으나, 그것들을 의식적으로 통제하지 않는다.

또한 우리가 의식적으로 배우고 연습한 다음 습관이 될 수 있는 것들이 많은데, 걷기, 말하기, 자전거 타기, 자동차 운전, 달리는 기차에서 균형 잡기, 혹은 많은 반복 후 빈야사(vinyasa)를 하는 것 등이다. 이와 같은 활동은 결국 무의식적으로 일어날 때 가장 효율적으로 기능한다. 주의를 기울이지 않으면서 감지하고 처리하며 반응하는 우리의 능력은 움직임의 능숙함에 중요한 측면이고 아울러 생존에 필수적이다. 우리가 호흡, 소화, 또는 심지어 걷기의 모든 단계를 의식적으로 처리하고 계획해야 한다면 그 밖의 다른 아무것도 할 수 없을 것이다.

우리의 움직임은 뇌, 척수와 신경절에서 처리 활동의 결과로 일어난다. 그리고 그러한 처리에 대해 감각 자극이 그리고 우리의 맥락, 즉 우리의 역사, 희망 및 가치관이 끊임없이 정보를 제공한다. 새로운 움직임을 배우는 것(또는 습관적인 움직임 패턴을 바꾸려고 노력하는 것)은 감각, 처리, 운동의 전체 주기를 포함하며, 우리 각자가 다른 맥락을 가지고 있기 때문에 각 개인마다 다르다.

감각 자극은 한 사람에 의해 안전하고 편안하게 처리되는 반면 다른 사람에 의해서는 불안하고 위험하게 처리될 수도 있다. 그래서 동일한 자극이 매우 다른 반응 및 정서 상태를 초래할 수도 있다. 우리는 자극에 대한 해석을 바꾸는 법을 배울 수 있고, 전체 집단이 어떤 것에 대해 같은 반응을 하도록 배울 수 있다. 하지만 교사가 한 교실의 모든 사람들이 어떤 제안에 대해 동일한 반응을 보일 것이라고 가정하는 것은 매우 문제가 될 수 있다.

신경계에서의 감지, 처리, 운동은 우리 주변과 내부에서 일어나는 일들에 의해 지속적으로 발생하고 끊임없이 영향을 받는다. 수많은 요인이 작용하기 때문에 우리는 일어나는 일의 상당한 부분을 직접 통제하지 못하나, 우리가 행동, 사고 및 정서와 관련해 습관으로 무엇을 연습하는지 그리고 우리가 어떻게 자신에게 영양분을 공급하고 휴식과 활동의 균형을 취하는지를 통해 많은 방법으로 그것에 영향을 미칠 수 있다.

체성신경계, 자율신경계와 장신경계

신경계의 또 다른 지도는 발생하는 운동 반응의 종류를 기초로 한다. 즉 어떤 조직이 관여하고 우리 몸에서 어떤 결과가 나타나는지에 관한 것이다(이처럼 결과에 근거한 신경계의 구성은 CNS, PNS와 ENS로 이루어지는 위치에 근거한 지도 및 감각-운동회로로 보는 기능에 근거한 지도와 중첩된다.).

'체성신경계(somatic nervous system, SNS)'는 근골격계에서, 특히 움직이고 호흡하며 세상에서 행동하기 위해 사용하는 횡문근에서 반응을 일으킨다. SNS는 한쪽 다리를 뒤로 딛거나, 입을 벌리거나, 혹은 균형을 잃을 때 양팔을 내뻗는 것과 같은 동작을 하기 위해 사용하는 것이다.

'자율신경계(autonomic nervous system, ANS)'는 내장 기관의 평활근, 심장의 심근, 혈관[7], 지방조직과 샘(선)에서 반응을 일으킨다. ANS는 샘과 기관의 활동을 교감신경 반응 및 부교감신경 반응이란 패턴으로 증가시키거나 감소시키며, 대부분의 샘과 기관은 교감 및 부교감 운동신경세포로부터 모두 메시지를 받는다(그림 4-4).

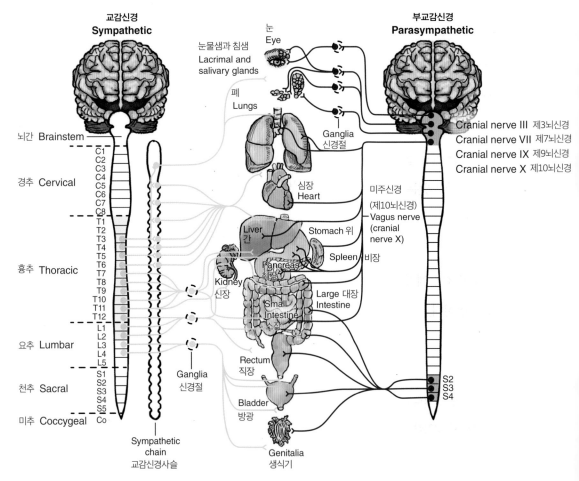

그림 4-4. 교감신경 및 부교감신경 운동 자극을 모두 받는 신체 조직. 교감신경 자극은 척수의 경추, 흉추 및 요추 부분에서 나오는 운동신경세포를 통해 오며, 부교감신경 자극은 뇌(뇌신경)와 척수의 천추 부분에서 나오는 운동신경세포를 통해 온다.

———

7) 자율신경계의 일부는 골격근으로 가는 혈류에도 영향을 미치기 때문에, 횡문근은 자율신경계의 영향을 받기도 한다.

교감신경 반응은 심박수와 골격근 및 뇌로 가는 혈류를 증가시킴으로써 또는 소화계의 활동을 느리게 함으로써 외부 세계의 사건에 반응하기 위한 각성과 준비를 증가시킨다. 교감신경 반응은 흔히 전신적인 투쟁-도피 반응을 특징으로 하나, 이는 교감신경 활동의 극단적인 표현일 뿐이다. 위협적이지 않은 일상적인 활동에서도 교감 신경계의 반응은 조절될 수 있으며, 개별적이고 국소적일 수 있다.

부교감신경 반응은 연동운동, 샘 활동과 소화계로 가는 혈류를 증가시킴으로써 또는 심박수를 느리게 함으로써 소화, 항상성, 성장 및 치유와 관련된 내부 활동을 증가시킨다. 흔히 휴식-소화 반응이라고 규정되는 부교감신경 반응은 단순히 활동의 부재가 아니라 외부 세계보다는 내부 환경을 지향하는 적극적 운동 반응이기도 하다.[8]

이러한 반응들은, 마치 우리의 내부 상태가 교감신경 또는 부교감신경 중 하나만 활성화되어 있는 것처럼 종종 어떤 식으로든 대립적인 것으로 특징지어져 왔다. 교감신경 및 부교감신경 반응은 신체에서 양자택일의 패턴이 아니며, 이들은 서로를 상쇄하지 않는다. 사실 교감신경 및 부교감신경 반응은 신체 안팎 모두에서 오는 다양한 감각에 반응해 내부 환경의 조건을 지속적으로 조정하기 위해 서로 조화하고 조절한다.

지도 지침: 당신은 교감신경계가 필요하다

일부 요가 지도자는 특정한 아사나가 '부교감신경계의 흥분' 또는 '교감신경계의 진정'에 도움이 될 것이라고 가르칠 수도 있다. 이러한 말은 문제가 있는데, 인체는 교감신경계의 활동 없이는 기능할 수 없기 때문이다. 교감신경 반응은 지도자의 말에 귀를 기울이고, 의식적으로 움직이고, 교실을 인식하고, 자신의 움직임을 감지하도록 한다. 주의를 기울여 수

---

8) 부교감 운동신경세포는 미주신경(vagus nerve)을 포함하며, 이 신경은 감각 요소도 있다. 미주신경은 폐, 심장, 소화기관, 후두, 성대 등 신체의 많은 조직에 분포하며, 그 긴장도에 따라 심박수 변동, 스트레스 반응과 이완 반응을 포함해 전신적인 변화가 일어난다.

행하는 것은 어떤 것이든 교감신경 반응의 지지를 받는다. 교감신경 및 부교감신경 반응은 공존할 수 있는데, 예를 들어 안심하면서 경계하는 상태는 교감신경 및 부교감신경 활동과 모두 관련이 있다.

교감신경계는 스트레스를 받거나, 불안하거나, 긴장할 때만 활성화되는 것이 아니다. 그것은 우리가 기쁨, 평온, 그리고 편안함을 경험하는 데에도 필요하다.

그리고 아사나가 사람의 내적 상태에 미칠 영향을 확실하게 말하는 것은 불가능하다. 우리가 진정, 불안, 또는 지루함을 경험하는 것은 자율신경계만이 아니라 우리의 모든 감지, 처리 및 반응의 산물이다.

장신경계(enteric nervous system, ENS)는 때로 제2의 뇌라고 불리는데, 감각신경세포, 신경교세포와 운동신경세포가 소통하는 곳이자 감각 정보가 CNS로 가지 않은 채 처리와 운동 반응으로 이어지는 곳인 장신경절의 망이 있기 때문이다. ENS는 특히 소화관의 평활근, 샘 및 내분비세포에서 반응을 일으키고 소화계의 일부가 뇌 및 척수와의 상호작용 없이 작용하도록 한다.

때로 직감(gut feeling)과 관련이 있는 ENS는 소화관에서 일어나는 일을 감지하며 반응을 계획하고 집행한다. 그러나 장신경계는 중추신경계와 전적으로 분리되어 있지 않다. 장신경절로 가는 감각 자극은 뇌와 척수로도 가며, 운동 자극은 뇌와 척수에서 와서 장의 운동 자극이 가는 곳과 동일한 조직으로 간다. 우리가 장신경계로부터 느끼는 것이 무엇이든 그렇게 느끼는 이유는 ENS가 신체의 나머지 부위에서 일어나는 일에 따라 CNS로부터 운동 자극을 받음으로써 그리고 정보를 다시 뇌와 척수로 보냄으로써 CNS와도 소통하기 때문이다. 우리가 자신의 직관을 인식한다면 그 직관은 전체 신경계의 산물이다.

지도들의 조합

우리가 신경계를 살펴보는 방식은 다양하다.

- 위치에 근거: 중추신경계, 말초신경계, 또는 장신경계

- 기능에 근거: 감각 정보 수용, 처리와 운동 반응 생성

- 결과에 근거: 체성신경계, 자율신경계(교감신경계와 부교감신경계 포함), 또는 장신경계

그림 4-5는 3가지 지도를 모두 함께 보여주며, 화살표는 가능한 소통 경로를 나타낸다. 이런 식으로 층을 이루는(층화된) 지도들을 살펴보면 우리가 전신의 조직으로부터 받는 대부분의 감각은 뇌와 척수로 간다는 점을 알 수 있다. 때로 한 조직으로부터 오는 감각 정보가 그 조직에서의 운동 반응과 직접적으로 연결되는 경우가 있으나, 많은 서로 다른 신체 부위로부터 오는 감각(내부 지향적인 것과 외부 지향적인 것 모두)이 운동 반응에 기여하는 경우가 보다 흔하다. 예를 들어 내장 기관(자율신경 조직)에서 오는 감각은 골격근에서 반응을 일으킬 수도 있다. 또한 관절낭 인대(체성신경 조직)에서 오는 감각은 내장에서 부교감신경 반응을 일으키는 역할을 할 수도 있다.

우리는 신경계에서 소통의 복잡성에 자신의 맥락을 추가할 수 있다. 우리의 이전 경험, 현재 정서와 기대는 우리의 감각 정보 및 처리를 해석하는 방식에 그리고 운동 반응에 대한 우리의 의식적 및 무의식적 계획을 해석하는 방식에 영향을 미친다. 우리의 개별 경력 및 맥락이 우리가 하는 선택에 영향을 미치기 때문에, 우리의 사고 및 행동 습관은 각자마다 독특하고 아사나 또는 기타 움직임 경험(혹은 환경 또는 상황)에 대한 우리의 반응은 개인마다 특별하다.

신경계의 조직

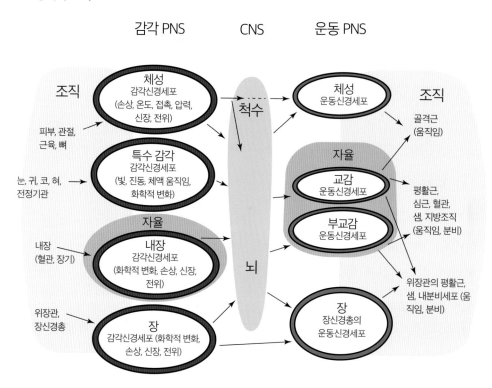

그림 4-5. 신경계의 층화된 지도들

움직임

이전 장들에서는 뼈와 근육이 움직임에서 하는 역할을 살펴봤다. 골격계는 뼈와 관절을 통해 다양한 경로로 힘을 전달하며, 근육계는 움직임의 힘을 생성한다. 신경계는 골격계 및 근육계와 함께 참여해 전신으로부터 감각 정보를 받고, 그러한 감각을 해석하고 처리하며, 움직임의 반응을 계획하고, 조화된 메시지를 신체를 통해 보내 그런 움직임을 집행한다. 근육에 관한 장에서 지적하였듯이, 이와 같은 움직임은 항상 여러 근육의 협동을 요하며, 근방추(muscle spindle)의 고유수용감각 피드백이 전반적인 패턴에 맞게 각 근육의 긴장도를 조정한다. 신경계는 골격근에서 이러한 패턴의 계획과 집행에 필수적이다.

신경계에서 처리의 운동 계획 부분, 즉 많은 서로 다른 근육의 동원과 미세 조정된 보정을 요하는 부분은 우리에게 개별 근육을 의식적으로 통제하도록 조직화되어 있지 않다. 우리에게는 단일 근육에 메시지를 보내 동원하거나 놓아주는 능력이 없다. 대신 우리의 운동 계획은 반응의 패턴을 생성하고 이들 패턴이 우리가 기대하는 감각 피드백을 생성한다. 그러한 감각 피드백은 체중을 이동시키는 것, 컵을 집어 드는 것, 혹은 페이지를 넘기는 것과 같은 과제의 수행을 일으킬 수도 있다. 우리의 일상 활동이 근육의 기능적 편안함 범위 내에 있을 때, 우리의 감각 피드백에는 근육으로부터의 감각(작용이나 스트레칭 감각)이 전혀 포함되지 않을 수 있다. 근육은 우리의 의식적인 주의 없이 우리 몸에서 일어나는 수많은 활동들의 일부로서, 그 작용이 감지될 만한 감각 없이도 효과적으로 작용할 수 있다.

결론

모두가 동일한 아사나를 하는 일단의 사람들에서 각자는 서로 다른 경험을 할 것이다. 이러한 상황에서 요가 지도자의 역할은 무엇인가? 모두가 동일한 경험을 하는 것이 중요한가? 서로 다른 사람들이 예를 들면, 안전성 혹은 즐거움을 찾기 위해 서로 다른 움직임을 필요로 한다면 어떨까?

우리 몸의 모든 소통 체계가 가진 놀라운 반응성과 적응성은 우리가 요가 매트 위에서나 일상생활에서 새로운 상황들을 계속 마주치면서 어떻게 반응할지에 대해 지속적으로 학습하고, 조정하며, 새로운 선택을 할 수 있게 해준다.

5 요가와 척추   YOGA AND THE SPINE

이전 장들에서 말하였듯이 이 책은 해부학의 지도(map)를 통해 보는 요가의 수행을 내용으로 한다. 또한 이 책은 요가 수행의 지도를 통해 보는 해부학을 내용으로 한다. 우리는 이 책이 두 주제가 그들의 뿌리에서 공유하는 것, 즉 생명이 어떻게 작용하는지에 대한 탐구를 다룬다고 말할 수 있다.

이러한 두 지도(요가와 해부학)는 우리가 육체적, 정신적 및 영적 행복의 향상에 노력을 기울이면 매우 상호보완적이고 아주 강력할 수 있다. 요가 철학은 보편적 진리의 본질과 개인의 해탈을 추구한다. 인체 해부학은 신체를 연구하여 우리가 모두 공유하는 구조와 기능을 발견하지만 특유의 개별적인 방식으로 표현한다.

어느 두 사람도(일란성 쌍둥이조차) 똑같지 않으므로, 각 개인이 자신의 진리를 향해 밟는 여정은 정의상 개인의 신체, 상황, 욕구 및 가치관에 따라 독특할 것이다. 요가와 해부학의 토대로 생명의 보편적 및 개별적 진리에 초점을 둠으로써, 우리는 생명의 가장 기본적인 구성요소, 즉 세포로 회귀한다. 미세한 세포로 해부학과 요가에 대한 검토를 시작하면 우리는 형태와 기능에 모두 연결된다. 전성기에 치료적 요가의 선도적인 주창자였던 데시카차르(T.K.V. Desikachar)는 구조 공학자이기도 했다. 그는 우리에게 "수행의 형태는 그 기능에 기여한다"고 상기시킬 때마다 두 가지 능력을 다 웅변했다.

세포에서 출발하는 요가 수업

요가에서 가장 본질적인 개념은 세포의 형태와 기능을 관찰하는 것에서 올 수 있다. 해부학적으로, 우리가 단일 세포에 관한 기본 지식을 이해하면 인체처럼 세포들로 구성되어 있는 어느 유기체에 관한 기본 지식도 이해할 수 있다.

세포는 생명의 기본적인 구성요소로 단세포 유기체가 있는가 하면 수조 개의 세포로 되어 있는 동물도 있다. 수십조 개의 세포로 구성된 인체는 또한 최소한 동등한 수의 세균과 공존하고 있다.[1]

이처럼 놀라울 정도로 많은 세포는 모두 복잡성과 다양성을 보임에도 동일한 필수 기능을 공유한다. 이들 세포는 외부에서 내부 환경으로 영양분을 끌어들이고 그러한 원료를 생명에 필요한 에너지와 물질로 대사하며 대사 과정에서 생긴 노폐물을 내부에서 외부 환경으로 배출한다.

세포는 세포막, 핵, 세포질 등 세 부분으로 구성되어 있다(그림 5-1). 세포가 형태와 모양을 이루게 해 주는 세포막은 세포의 내부 환경을 외부 환경으로부터 분리하는데, 내부 환

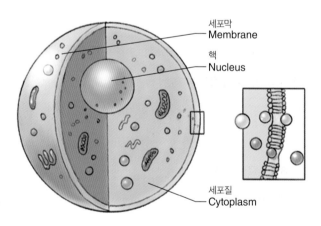

그림 5-1. 세포막에서는 봉쇄(안정)와 투과 사이에 균형이 이루어져야 한다.

---

1) "인체에는 얼마나 많은 세포가 있는가?"라고 묻는 것은 그리 간단한 질문이 아니다. 그 답이 약 60조 개라면 그중 대략 절반에만 인간 DNA가 포함되어 있을 것이다. 그러나 인간 게놈은 단지 2만 5,000개 정도의 유전자로 이루어져 있고 인체에 있는 모든 종의 세균의 합친 게놈은 약 500배 더 크기 때문에, 정확히 말하자면 인체에 있는 비인간 유전물질의 다양성(그 양이 아닐지라도)은 우리 자신의 것보다 수적으로 훨씬 우세하다고 할 수 있다.

경은 세포질과 핵으로 이루어져 있고 외부 환경에는 세포가 필요로 하는 영양분이 포함되어 있다. 세포는 무엇을 들여오고 들이지 않아야 하며 무엇을 간직하고 내보내야 하는지를 알아야 한다. 이 때문에 세포막은 '반투과성'이라고 표현되는데, 다시 말해 세포막은 안정된 경계이자 개방된 공간이어야 한다.

요가의 용어로 안정된 경계는 스티라(sthira)이고 개방된 공간은 수카(sukha)이다. 산스크리트어로 스티라는 '딱딱한' '단단한' '견고한' '조밀한' '강한' '변동 없는' '오래가는' '지속적인' 또는 '영구적인'을 의미할 수 있다. 수카는 2개의 어근으로 이루어져 있는데, 수(su)는 '좋은'을, 카(kha)는 '공간'을 의미한다. 수카는 '편안한' '유쾌한' '기분 좋은' '부드러운' 또는 '온화한'을 의미하며, 아울러 장애물이 없는 행복한 상태를 말한다.

모든 생명체는 생존하기 위해 봉쇄성과 투과성, 경직성과 유연성, 지속성과 적응성, 경계와 공간 사이에 균형을 취해야 한다. 또한 인간이 만든 성공적인 구조물도 스티라와 수카의 균형을 보여준다. 예를 들어 현수교는 바람과 지진에 견딜 정도로 유연하지만 하중을 받는 표면을 지지할 정도로 안정적이다. 이러한 이미지는 척추의 구조물에 내재하는 인장(tension)과 압축(compression)의 원리를 연상시키기도 한다.

아울러 수카는 '축에 좋은 구멍이 있는'을 의미하기도 하는데, 원활한 기능을 하게 하는 중심 공간을 암시한다. 축의 중심에 구멍이 있는 바퀴처럼, 사람도 자신의 중심에 좋은 공간이 있어야 하며, 그렇지 않으면 기능적인 연결은 불가능해진다.

다음 2개 장에 걸쳐 설명하듯이, 이와 같은 용어들은 온갖 정보의 홍수 속에서 우리가 해부학과 요가의 핵심 요소에 초점을 맞출 수 있는 강력한 시각을 제공하게 된다. 스티라와 수카란 용어를 창안한 고대 사람들은 세포에 대해 몰랐으나, 세포들로 만들어지는 생체에 대해 숙련된 관찰자이었다. 개별 세포를 번성하도록 한 것은 세포들로부터 구축된 기능을 번성하도록 한 것인데, 소화, 대사 및 배설이 그것이다. 그러한 활동에 폭넓은 개념을 부여하는 것은 타당하며, 고대인들은 우리에게 프라나(prana), 아그니(agni)와 아파나(apana)란 용어를 전해줬다. 모든 생명이 공유하는 기능적 활동과 관련이 있는 이들 요가 개념은 호흡에 초점을 두는 다음 장에서 보다 깊이 있게 살펴볼 것이다.

소우주는 대우주를 반영한다

소우주는 대우주의 특성을 반영할 수 있다(as below, so above: 소우주에서 일어나는 모든 것이 대우주에서 일어난다; 그리고 그 반대로도)는 생각은 새로운 개념이 아니다. 이러한 탐구에서 우리는 보다 감지할 수 있는 범위에 초점을 두어 세포 구성요소의 작은 끝부분에서 시작한 다음 관찰 가능한 개인 및 사회 구조물로 넓혀간다. 요가 수행은 우리가 어떻게 우리의 생활 관계를 균형 상태로 가져갈 수 있는지에 관한 관점을 제공하며, 이 장은 스티라와 수카의 상반된 공학적 요구에 대해 자연이 내놓은 가장 우아한 해결방안의 하나인 인간 척추를 살펴본다.

계통발생: 척추의 간략한 역사

척추는 무엇인가? 우리는 왜 척추가 필요한가? 요가의 아사나와 호흡 수행은 왜 그리도 척추에 초점을 두는가? 이와 같은 질문에 답하기 위해서는 중추신경계와 그 복잡한 생리, 감각 및 운동 기능이 어떻게 수백만 년에 걸쳐 진화해 생존에 필수적인 것이 되었는지와 관련해 기본 지식을 이해해야 한다.

원시 바다에서 떠다니는 세포가 그 막을 가로질러 동화될 준비가 되어 있는 영양분으로 둘러싸인 모습을 상상해보라(그림 5-1). 이제 영양분이 일부 장소에는 덜 집중되고 다른 일부에는 더 집중되어 있다고 생각해보라. 생존에 더 성공하는 생물은 자신의 형태를 변화시켜 영양분에 도달하는 능력을 개발하는 생물일 것이다. 이는 아마도 첫 유형의 이동이었을 것이며, 그림 5-2에서 보듯이 위족(僞足)을 가진 원생생물(pseudopod)이 그러한 능력을 지닌 단순한 세포의 예로 형태의 변화가 어떻게 생존 방법이 되었는지를 보여준다.

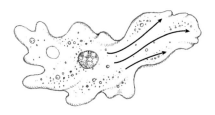

그림 5-2. 세포가 형태를 변화시키고 위족을 뻗는다.

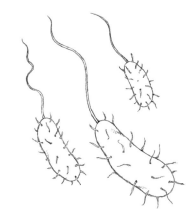

그림 5-3. 편모가 있는 박테리아

돌아다니는 것이 이들 생물에게 점점 더 소중해졌다는 점은 이해하기 어렵지 않으므로, 위족 원생생물은 결국 스스로 개량해 그림 5-3의 박테리아에서 보듯이 편모와 같은 특수한 기관을 발달시켰다.

그 점에서 이들 원시형 생물은 자신의 환경에서 수동적으로 떠다니기보다는 자신의 생존에 필요한 영양분을 능동적으로 구할 수 있었다. 가동성이 준 하나의 혜택은 먹이를 구할 수 있는 외에 기타 생물의 먹이가 되는 것을 피할 수 있다는 점이다. 여기서 우리는 라가(raga, 집착)와 드베샤(dvesha, 혐오)란 요가 원리의 생물학적 기반을 이해할 수 있다. 바람직한 것을 찾고 바람직하지 않은 것을 피하는 것은 모든 생명체의 기본적인 활동이며, 진화하는 생물은 한층 더 복잡한 적응을 통해 이러한 지상 과제에 대응했다. 자신의 환경에 대한 민감성과 반응이 더욱 복잡해지면서 생물은 이들 활동에 중앙에 의한 조직화 및 지도가 요구되는 단계에까지 이르렀다.

그림 5-4는 몸이 납작한 편형동물(platyhelminth)이란 기생충을 보여주며, 여기서 가장 기본적인 중추신경계의 발달을 보게 된다. 몸의 맨 위에 원시적인 신경세포의 무리가 있고 2개의 신경삭(nerve cord)이 종으로 내려간다. 충류는 무척추동물이나, 그 후세들에서 가장 기본적인 이들 신경세포가 뇌, 척수, 그리고 나머지 신경계로 진화했다. 이 모든 기관은 자유로운 움직임을 허용하되 중요하지만 섬세한 중추신경계 조직을 보호할 정도로 안정적인 구조물, 즉 골격인 척추의 상응하는 발달을 요했다.

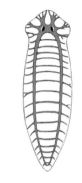

그림 5-4. 가장 기본적인 중추신경계를 가진 편형동물

어류(그림 5-5)와 같은 바다 생물에서 척추의 형태는 그 환경과 일치하며, 물론 그 환경은 사방에서 둘러싸서 상하좌우로 동등한 양의 물리적 압력을 가하는 물이다. 어류가 머리, 꼬리와 지느러미를 이용하여 물속에서 추진할 때 척추의 움직임은 측면으로(좌우로) 이루어진다.

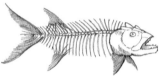

그림 5-5. 곧은 척추를 가진 어류

이와 같이 좌우로 물결치는 척추의 측면 파동(lateral undulation)은 수중 생물이 진화상 대단한 도약을 이루어 지상 생물이 되었을 때에도 보존됐다. 그림 5-6은 양서류 도롱뇽에서 그러한 패턴을 보여준다. 그 사지(지느러미에서 진화함)는 이동을 보조하지만 척추의 하중을 지면에서 지지하지는 않는다. 아마도 한층 더 멀리 있는 먹이나 위협으로 눈을 돌릴 필요에 따라 나타났을 그러한 진전은 척추 구조물들의 현저한 방

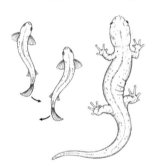

그림 5-6. 수중 생물 및 양서류 척추에서 모두 관찰되는 측면 움직임

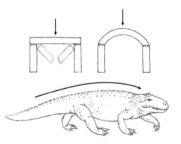

그림 5-7. 척추가 지지를 받으면서 아치를 이루면 직선인 경우보다 더 안정적이다.

향 재설정을 요했다.

어류의 경우처럼 곧은 척추가 사지의 지지를 받는다면, 가장 약한 지점, 즉 지지 받는 양 끝 사이의 중앙이 불안정하게 하는 중력의 힘을 최대로 받을 것이다(그림 5-7). 사지의 지지를 받고 자랐다면, 새로운 지상 생물 가운데 가장 성공적인 종은 중력에 의한 응력(gravitational stress)을 지지받지 못하는 중앙이 아니라 지지받는 양 끝으로 돌리기 위해 그러한 응력에 반응해 척추가 아치를 이루도록 한 종일 것이다. 그리스 및 로마 건축물 사이에 차이점을 생각해보라. 로마인들의 건물이 훨씬 더 많이 아직도 건재한데, 건물이 나중에 지어져서라기보다는 그들이 보다 광범위하게 아치를 이루게 건물을 지었기 때문이다.

인간 판 아치 건축물은 지상 생물의 척추에서 1차 만곡(primary curve), 즉 흉추 만곡의 발생이다. 이를 1차라고 하는 것은 처음으로 나타난 전후방 만곡이자 인간 척추가 태아 적에 보이는 첫 만곡이기 때문이다.

다음으로 이루어진 진화는 목의 만곡이었다. 우리의 어류 조상에서는 목이라고 할 만한 것이 없었으며, 그들의 머리와 몸은 뇌 바로 뒤에 있는 아가미와 함께 일체로 움직였다. 지상 형 호흡 구조물들이 진화하면서 점차 머리에서 떨어져 이동함에 따라 고도로 가동적인 목의 발달이 가능하였으며, 그러한 목은 머리와 감각기관을 신속하고 정확하게 독립적으로 움직일 수 있어 그 환경을 한층 더 멀리 살펴보게 해

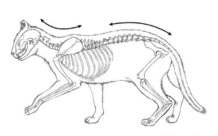

그림 5-8. 1차 및 2차 만곡을 보여주는 고양이의 척주

서 생존 상 대단한 이점을 제공했다. 경추부에서 일어난 이러한 방향 설정은 척추에서 2차 만곡, 즉 전만(secondary or lordotic curve)의 첫 발생을 암시하였으며, 이는 고양이에서 볼 수 있다(그림 5-8).

생물이 앞다리를 사용하여 자신의 환경과 상호작용하기 시작하였을 때 뒷다리로

체중을 지지하는 능력이 더 필요하게 되
었으며, 이는 인간에게 독보적인 요추부
2차 전만의 시작을 암시했다. 먼저 척추
의 맨 아래에서 단순히 1차 만곡이 펴졌
는데, 그림 5-9에서 보듯이 배가 노란 마
멋(marmot)과 같은 동물들이 무게중심을
지지기반 위로 더 오랜 시간 지지할 수 있
도록 하기 위함이었다.

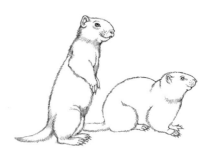

그림 5-9. 마멋이 앞다리를 지면에서 떼기
위해 1차 만곡을 편다.

또한 꼬리의 존재도 균형에 도움이 되었으나, 인간은 꼬리가 점차 사라지면서 무
게중심을 완전히 지지기반 위로 두기 위해 척추의 형태가 변화하지 않으면 안 됐
다. 인간 진화에서 엉덩이, 천골 및 다리 구조물은 지면과의 네 발로 걷는 관계 면
에서 변화가 없었고 몸통이 위와 뒤로 밀려 요추 만곡이 형성됐다.

그림 5-10a는 침팬지 척추와 인간 척추 사이에 형태상 차이점을 보여주는데, 침
팬지에는 요추 만곡이 없다는 점에 주목한다. 이는 나무를 기어오르거나 탈 때는
문제가 되지 않지만 지면을 가로질러 움직일 때는 무게중심이 높아 이들은 주먹으
로 보행해야 하며(knuckle-walking, 그림 5-10b), 뒷다리로 잠시 달릴 때는 긴 팔
을 뒤로 내쳐야 한다. 요추 만곡이 없으니 그것이 이들이 체중을 발 위로 둘 수 있
는 유일한 방법이다.

인간 척추는 1차(흉추와 천추) 만곡과 2차(경추와 요추) 만곡이 완전한 보완을 보
인다는 점에서 포유동물 중에서도 독보적이다(그림 5-11). 오직 진정한 두 발 동물
(두 다리로 이동하는 것을 간혹가다가 하는 보행이 아니라 주요 수단으로 삼는 생
물)만이 두 쌍의 만곡을 요한다. 나무를 타고 주먹으로 보행하는 우리의 영장류 사
촌은 약간의 경추 만곡은 있지만 요추 만곡은 없으며, 이 때문에 그들은 진정한 두
발 동물로 여겨지지 않는다.

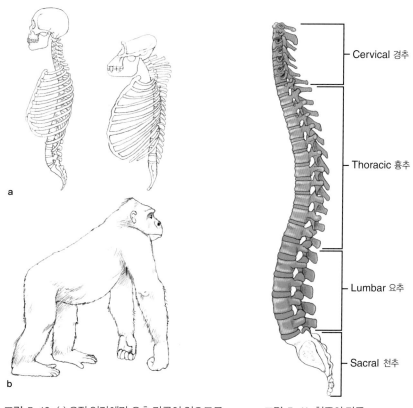

그림 5-10. (a) 오직 인간에만 요추 만곡이 있으므로, (b) 우리의 영장류 사촌은 진정한 두발 동물이라고 생각할 수 없다.

그림 5-11. 척주의 만곡

우리가 네발 동물에서 두발 동물로 진화한 것을 요가 용어로 본다면, 하체는 체중 지지와 보행을 위해 스티라(안정성)를 더 많이 발달시켰고 상체는 숨 쉬고 뻗치며 붙잡기 위해 수카(가동성)를 더 많이 발달시켰다고 말할 수 있다. 이러한 분화를 설명하는 또 다른 방식은 하체가 우리를 환경으로 내보내는 반면 상체는 환경을 우리에게 들여온다는 것이다.

개체발생: 한층 더 간략한 우리 척추의 역사

우리 종의 진화(계통발생)를 이해한 후, 각각의 개별 인간이 경험하는 발달 단계(개체발생)를 살펴보면 유용하다. 발육하는 태아는 아가미와 꼬리처럼 우리가 우리의 고대 조상과 공유하는 일부 특성을 보이지만(그런 다음 소실한다), 개체발생이 계통발생을 요약한다는 이론은 오래전부터 신뢰를 얻지 못했다. 그러나 적어도 한 가지 의미에 있어서 이는 사실이다. 즉 우리 척추의 계통발생적 및 개체발생적 발달 간의 유사성이다.

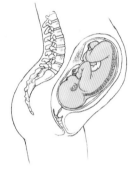

그림 5-12. 자궁에서는 척추 전체가 1차 만곡을 이룬다.

태아의 척추는 태아가 자궁 내에 있는 동안 대부분 전체 길이에 걸쳐 오직 1차 만곡만 보인다는 점을 생각해보라(그림 5-12). 아기의 척추가 처음으로 그러한 1차 만곡에서 벗어나는 시점은 출산 시 머리가 산도(産道, birth canal)의 90도 커브를 지나가면서 목이 처음으로 2차 만곡(전만)을 경험하는 때이다(그림 5-13).

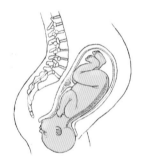

그림 5-13. 출산 시 2차 만곡이 처음으로 나타난다. 즉 자궁경부에서 질로 들어가면서 머리가 90도 회전을 이룬다.

아기가 자연분만으로 태어나지 않을지라도 자세 발달은 머리에서 아래로 진행되며, 경추 만곡은 아기가 생후 6개월 사이 머리 무게를 지지하는 법을 배운 후에도 계속 진행되다가 아기가 똑바로 앉는 법을 배우는 9개월경에 완전히 형성된다.

이어 우리의 네발 달린 조상처럼 기어 다닌 후, 체중을 발 위로 옮기기 위해서는 아기에게 요추 만곡이 생겨야 한다. 대략 12~18개월에 아기가 막 걷기 시작하면서 요추는 1차 만곡, 즉 후만(kyphotic curve) 상태에서 펴진다. 3세쯤이면 요추가 앞으로 오목해지기(전만을 그리기) 시작하지만, 이러한 전만은 6~8세가 되어야 겉으로 확연해진다. 요추 만곡이 대개 성인 모양이 되는 것은 약 10세 이후이지만(그림 5-14), 척추의 뼈들은 20대와 30대에 걸쳐 계속해서 골화가 이루어진다.

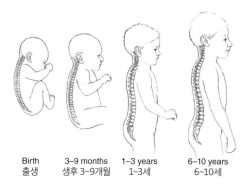

| Birth | 3–9 months | 1–3 years | 6–10 years |
| 출생 | 생후 3~9개월 | 1~3세 | 6~10세 |

그림 5-14. 1차 및 2차 만곡의 발달

안정성은 중력으로 시작된다

상반된 요구를 조화시키는 자연의 능력은 인간 척추에서 매우 뚜렷이 나타나는데, 지구상에서 유일의 진정한 두 발 동물인 인간은 지구에서 역학적으로 가장 덜 안정된 생물인 듯도 하기 때문이다. 공학적인 관점에서 인간은 포유동물 중에서도 가장 작은 지지기반, 가장 높은 무게중심과 가장 지적인 머리[2]를 갖고 있다. 다행히도 몸의 꼭대기에서 균형을 잡는 볼링공만큼이나 무거운 머리(4.5~5kg)를 갖고 있다는 단점은 그만큼 큰 뇌를 가지고 있다는 장점으로 상쇄된다. 뇌는 그 모두가 효율적

---

2) 뇌화 지수(encephalization quotient, EQ)는 단순한 뇌 중량 대 체중 비율보다 개선된 지수로 동일한 유형 (예로 포유류)의 여러 종에서 체중과 관련해 예측되는 뇌 중량에서 실제(측정) 뇌 중량이 차지하는 비율을 말한다. EQ가 1이라는 것은 뇌 중량이 한 종에 대해 예측된 수치와 같다는 의미이다. 현생인류(호모 사피엔스)는 EQ가 7~8 사이인데, 우리의 뇌 중량이 전형적인 포유류의 경우보다 보통 7배 정도 크다는 것을 의미한다. 포유류 중 EQ가 최고인 인간 다음으로는 돌고래(5.3), 큰까마귀(2.5), 침팬지(2.2~2.5), 개(1.2) 등의 순으로 나타난다.

으로 작용하게 하는 방법을 알아낼 수 있으며, 요가 수행은 척추와 호흡이 머리를 완전히 지지하는 때를 감지하도록 도울 수 있다. 왜 이것이 그리도 중요한가? 머리의 중량이 우리의 무게중심선에서 앞으로 2.5cm 나아갈 때마다 약 4.5kg의 힘이 추가로 그것을 받쳐야 하는 근육에 가해지는 것으로 추산되고 있다.

인간 형태, 특히 척추는 경직성과 유연성이란 상충된 요구 사이에 절묘한 해결 방안이란 것을 보여준다. 인체에서 스티라 및 수카 힘의 구조적 균형은 '고유 평형 (intrinsic equilibrium)'이란 원리와 관련이 있다. 고유 평형은 깊이 내재하는 지지의 근원으로 요가 수행을 통해 발견할 수 있다.

척추는 중립을 찾는 기둥이다

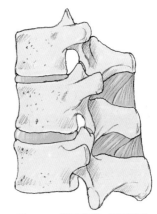

그림 5-15. 척주에서는 경조직과 연조직이 교대한다.

전체로 통일되어 작용하는 척주의 구성요소들은 중력과 움직임에 의해 끊임없이 가해지는 힘들을 서로 중화하도록 진화해왔다. 24개의 추골은 서로 결합되어 있고 추골들 사이에는 연골성 디스크(추간판), 관절과 척추 인대가 있다(그림 5-15에서 파란색으로 보이는 부분). 이렇게 골조직과 연조직(연부 조직)이 교대하는 구조는 안정적 요소와 활동적 요소의 결합을 나타낸다. 즉 추골은 안정적 요소(스티라)인 반면, 활동적 요소(수카)는 추간판, 후관절(facet joint)과 인접 추골들의 척추궁(vertebral arch)을 연결하는 인대망이다(그림 5-16). 척주의 고유 평형은 이러한

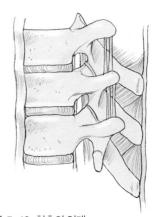

그림 5-16. 척추의 인대

안정적 요소와 활동적 요소의 통합 및 상
호작용에서 발견할 수 있으며, 이들 요소는
그들에게 가해지는 중력 및 움직임 부하에
반응해 에너지를 저장하고 방출할 수 있다.

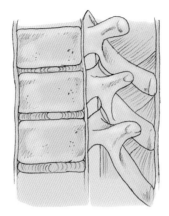

척추의 전반적인 구조를 이해하기 위해
서는 척추를 두 개의 분리된 기둥으로 보면
도움이 된다. 그림 5-17의 측면 도해에서
척추를 대강 앞뒤 절반으로 나누어보면 전
방에는 척추체(vertebral body)들로 이루어

그림 5-17. 척추를 측면에서 보면 척추체 및
추간판들로 이루어진 전방 기둥과 척추궁 및
돌기들로 이루어진 후방 기둥으로 나뉜다.

진 기둥이, 후방에는 척추궁들로 이루어진 기둥이 있다.

전방 기둥은 체중 부하의 압축력(compressive force)을 다루는 반면, 후방 기둥은
움직임에 의해 생성되는 인장력(tensile force)을 다룬다. 각각의 기둥 내에서 골조직
과 연조직의 역동적인 관계는 스티라와 수카의 균형을 보여준다. 척추체는 압축력
을 추간판으로 전달하고, 추간판은 되밀어 압박에 저항한다. 척추궁들의 기둥은

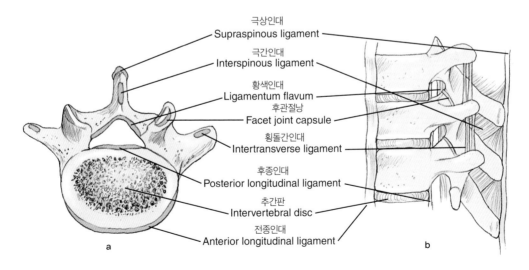

그림 5-18. (a) 척추 인대를 위에서 본 그림과 (b) 척추 인대를 옆에서 본 그림.

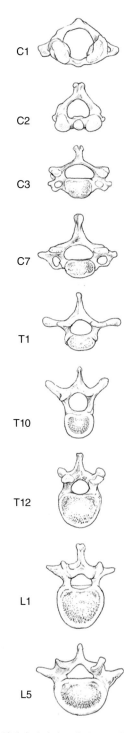

C1

C2

C3

C7

T1

T10

T12

L1

L5

그림 5-19. 기능에 따라 형태가 나타나는데, 추골들의 변화하는 형태를 보여준다.

인장력을 붙어 있는 모든 인대로 전달하고(그림 5-18), 인대는 반동해 인장에 저항한다. 요컨대 척주의 구성요소들은 인장력과 압축력을 중화해 중추신경계를 보호하는 복잡한 작용에 관여한다.

경추의 꼭대기에서 요추의 바닥까지 각각의 추골은 척추의 다양한 부위에서 제기되는 기능적인 요구에 따라 형태가 현저히 다르다(그림 5-19). 그러나 그림 5-20에서 보듯이 모든 추골의 구조에는 공통 요소가 있다.

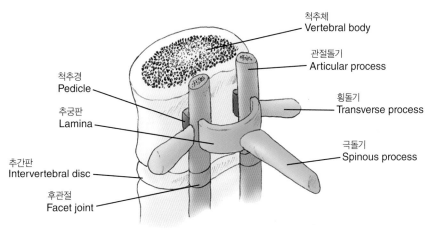

그림 5-20. 추골 구조의 공통 요소

추간판과 인대

더 깊이 들여다보면 스티라와 수카가 어떻게 추간판의 구성요소들에서도 나타나는지를 알 수 있다. 즉 질긴 섬유층인 섬유륜(annulus fibrosus)이 부드러우면서 구형인 수핵(nucleus pulposus)[3]을 견고하게 감싸고 있다. 건강한 추간판에서 수핵은 섬유륜과 추골로 완전히 둘러싸여 있다(그림 5-21). 섬유륜 자체는 전방과 후방이 전종인대와 후종인대로 둘러싸여 있고 이들 인대에 밀착되어 있다(그림 5-18 참조).

이렇게 단단히 둘러싸인 배열로 인해 수핵은 신체가 움직여 어느 쪽으로 쏠리든 간에 항상 추간판의 중심으로 되돌아가려는 경향이 강하다.

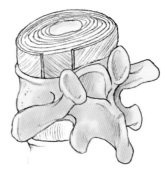

그림 5-21. 수핵은 섬유륜으로 견고하게 둘러싸여 있다. 섬유륜은 방향이 엇갈리는 사근 섬유(oblique fiber)로 된 동심원들로 이루어져, 내복사근과 외복사근이 이루는 모양과 비슷하다.

밀기와 되밀기

일반적인 체중 부하 활동과 아울러 축성 회전(axial rotation, 비트는 동작)은 축성으로 압축력을 생성해 수핵을 납작하게 하여 섬유륜으로 밀며, 그러면 섬유륜은 수핵을 되밀어 감압 반응(decompressive reaction)을 일으킨다(그림 5-22 참조).

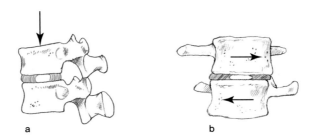

그림 5-22. (a) 체중 부하의 힘과 (b) 비틀기는 수핵에 대칭적인 압박(납작해짐)을 일으키며, 그러면 수핵은 섬유륜으로부터 압력을 받아 원래의 구형 모양으로 되돌아가므로 추골간 공간의 감압이 일어난다.

---

3) 수핵은 척추가 기원하는 초기 배아 구조물의 하나인 척삭((脊索, notochord)의 잔류물이다. 척삭은 임신 3주째의 배아에서 중배엽으로부터 유래한 세포들로 만들어지는 작고 유연한 막대 형태로 나타난다. 중배엽은 배아 발생의 초기 단계에서 형성되는 주요 세포층 3개 중 하나로, 나머지 2개 층은 내배엽과 외배엽이다.

압축력이 수핵을 파열시키지 않을 정도로 높으면 수핵은 일부 수분을 척추체의 다공성(多孔性, porous) 뼈로 빼앗긴다. 하중이 척추에서 벗어나면 친수성 수핵은 수분을 다시 끌어들여 추간판이 원래의 두께로 되돌아간다. 이 때문에 인간은 잠을 자고 일어난 직후 키가 약간 더 커진다.

굴곡, 신전 및 측면 굴곡 동작은 수핵의 비대칭적인 움직임을 일으키나, 그 결과는 동일하다. 즉 척추체들의 가장자리가 어디서 상대 쪽으로 움직이든지 수핵은 반대 방향의 열린 측면으로 밀리며, 거기서 수핵은 섬유륜의 되밀기(counterpush)에 직면하고 이로 인해 수핵은 추간판의 중심으로 쏠려 척추체들을 다시 중립 위치로 되돌린다(그림 5-23 참조).

이와 같은 되밀기를 돕는 것이 전방과 후방에서 척추 전체를 주행하는 긴 인대이다. 전종인대는 천골의 전방에서 후두(後頭, occiput)의 전방까지 줄곧 주행하며, 각 추간판의 전면에 단단히 고정되어 있다. 전종인대는 후방 굴곡 시 인장될 경우에 신체를 중립 위치로 반동하게 하는 경향이 있을 뿐만 아니라 각각의 추간판에 부착된 부위에서 인장력의 증가는 수핵을 다시 후방으로 추진하는 데 도움이 된다. 후종인대가 전방 굴곡에서 인장될 경우에는 이 인대에서 반대의 작용이 일어난다. 후종인대는 천골의 후방에서 후두의 후방까지 주행한다.

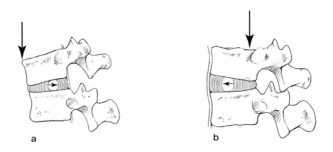

그림 5-23. (a) 굴곡 및 (b) 신전 동작은 수핵의 비대칭적인 움직임을 일으키며, 그러면 수핵은 섬유륜으로부터 입력을 받아 원래의 중심 위치로 되돌아가므로 척추가 중립 위치로 되돌아가도록 돕는다.

척추의 전방 기둥에서 압박을 일으키는 모든 동작은 반드시 후방 기둥에 부착된 상응하는 인대의 인장력을 증가시킨다. 인장된 상태에서 원래대로 되돌아가려는 이들 인대의 반동력은 고유 평형의 기타 힘에 보태지며, 이 모든 힘이 결합되어 척추를 중립 위치로 되돌린다.

이와 같은 모든 작용은 순환계, 근육계 및 수의신경계와 관계없이 작용하는 조직에서 일어난다는 점에 주목한다. 다시 말해 위와 같은 작용은 이들 기타 계통에 에너지를 요구하지 않고 의식적 의지가 작용하도록 요구하지 않는다. 그러나 이러한 자연 발생적이고 타고난 지지 기전을 습관적으로 방해하는 모든 방식을 발견하려면 집중된 의지가 요구된다. 이는 아사나 수행의 주요 목적(우리의 자연 발생적인 상태에 대한 장애물을 발견해 제거하는 것)을 바라보는 강력한 해부학적 관점이다.

변성 디스크

손상된 또는 밀려난 추간판으로 인해 상당한 통증을 겪는 사람들이 많기 때문에, 여기서 디스크의 구조가 손상되면 일어나는 현상을 명확히 하는 것이 좋겠다. '밀려난 디스크'란 말이 흔히 사용되고 있지만 그와 같은 현상은 없다. 섬유륜은 척추체의 종판에 확고히 고정되어 있으므로 두 척추체 사이에서 미끄러지는 현상은 가능하지 않다. 실제로 디스크 변성(disc degeneration)은 25세쯤 이후 섬유륜의 섬유에서 탄력성이 떨어지고 이것이 섬유륜의 파열과 수핵의 봉쇄 상실을 일으켜 초래되는데, 이를 대개 디스크 탈출(disc herniation or prolapse)이라고 한다. 전방 탈출도 가능하지만, 훨씬 더 흔한 후방 탈출이 그림 5-24에 나와 있다.

그림 5-24a는 정상 디스크를 위에서 본 모습인데, 수핵이 섬유륜의 온전한 고리들 내에 완전히 봉쇄되어 있다. 그림 5-24b는 섬유연골의 고리들이 파열되어 수핵이 디스크의 후방 주변부를 향해 누출되지만 그 부위로 넘어가지는 않는 상태를 보

여주며, 이를 대개 디스크 팽창이라고 한다. 그림 5-24c는 수핵 물질이 디스크의 경계를 넘어 밀려 나오지만 여전히 후종인대에 의해 봉쇄되어 있는 상태를 나타내는데, 이는 디스크 돌출로 분류된다. 그림 5-24d에서처럼 일단 후종인대가 수핵에 의해 파열되었으면, 그것은 디스크 탈출이 된다. 그림 5-24e는 디스크 변성의 가장 심한 유형으로 여겨지는 디스크 분리를 보여주는데, 수핵의 파편이 떨어져나와 중요한 신경이 지나가는 척추관으로 돌아다니는 상태이다.

이해할 수 있듯이 디스크 분리는 심한 통증, 감각운동 결손 또는 배변 및 배뇨 장애와 같은 우려스러운 신경학적 증상을 동반할 수 있다. 이러한 증상이 지속되고 악화하면 잠재적인 신경 손상을 방지하기 위해 흔히 즉각적인 수술이 권장된다. 연구들에 따르면 이러한 가장 심한 유형의 디스크 변성조차도 일부 사람들에서는 통증을 유발하지 않으며, 통증을 일으키는 사람들에서도 흔히 증상이 결국 수술적 중재 없이 저절로 해소되고 그 후 MRI 상에서 분리된 파편의 증거가 거의 또는 전혀 발견되지 않는 것으로 밝혀졌다. 이러한 연구들과 함

STAGES OF DISC DEGENERATION
디스크 변성의 단계

a) unaltered ("normal") disc
정상(비변성) 디스크

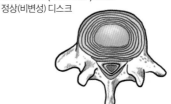

b) disc bulge
디스크 팽창

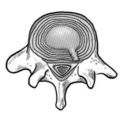

c) disc protrusion
디스크 돌출

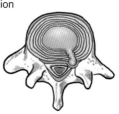

d) disc extrusion
디스크 탈출

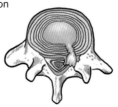

e) disc sequestration
디스크 분리

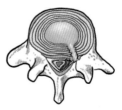

그림 5-24. 디스크 변성의 분류: (a) 정상 디스크, (b) 디스크 팽창, (c) 디스크 돌출, (d) 디스크 탈출 및 (e) 디스크 분리.

께 발표된 연구들에서는 추간판 탈출이 더 심할수록(그림 5-24d 및 e) 신체의 자연 치유 기전이 제어하기 힘든 수핵을 재흡수할 가능성이 더 큰 것으로 나타났다 (Weber, 1982).

이와 같은 현상을 설명하기 위해 여러 이론들이 제안되었으며(Geiss 등, 2007; Marshall, Trethewie와 Curtain, 1977; Gertzbein 등, 1975), 이들 이론은 대부분 수핵의 화학적 특성과 수핵이 떨어져나갈 때 인체 면역계가 반응하는 방식에 초점을 둔다. 이와 관련해 수핵은 배아 척삭(脊索, notochord)의 잔류물이고 척삭 이후에 발달한 신체 순환 및 면역계가 도달할 수 없는 디스크 중심의 완전한 무혈관 환경에 존재한다는 점을 상기할 수도 있다. 그러므로 인체 면역계는 수핵을 만날 때 그것을 '비아(非我, not self)'로 인식하고 염증성 공격을 가하여 그 위협을 제거한다. 이러한 반응은 많은 통증 및 염증 관련 화학물질을 생성한다.[4] 신경근에 대한 수핵의 물리적 압력과 함께, 봉쇄되지 않은 탈출로 인한 통증의 상당한 부분이 '침입자'를 재흡수하기 위해 최선을 다하는 면역계의 염증 반응에 의해 유발된다는 점이 분명하다.

덜 심한 유형의 디스크 변성(그림 5-24b, c 및 d)은 어떤가? 이들 상태를 발병 과정이라기보다는 인간 척추의 정상적인 소모라고 여기는 연구자와 임상의가 증가하고 있다. 그들 중 많은 사람이 '질환'이란 말을 변성 디스크에 대한 또는 척추 통증의 원인에 대한 논의와 반드시 연결해야 하는지에 의문을 제기한다(Goel, 2019).

많은 연구(Jensen 등, 1994; Boden 등, 1990; Weishaupt 등, 1998; Boos 등, 1995 및 2000; Powell 등, 1986; Borenstein 등, 2001; Wiesel 등, 1984; Wood 등, 1995; Jarvik 등, 2001)에서 척추 통증의 병력이 없는 중년의 사람들이 MRI 촬영을 받으면

---

4) 프로스타글란딘, 류코트리엔, 트롬복세인, 아산화질소, 사이토킨(IL-1, IL-6, TNFa 및 IFNy) 등 염증 개시 생화학물질과 아울러 백혈구(대식세포와 림프구)가 모두 손상된 디스크 수핵에서 발견되고 있다.

그들 중 최소한 절반이 디스크 팽창, 돌출 및 탈출을 보이는 것으로 밝혀지리라는 연구 결과가 재현되었다. 이들은 무증상 피험자이기 때문에 의학적 소견을 구할 정도의 통증이 있는 사람들과 달리 MRI 촬영을 받을 이유가 없었다. 대부분의 척추 통증과 디스크 변성의 증거 간의 관계는 그저 상관관계의 하나인 듯하다. 즉 척추 통증이 있는 사람들이 MRI 촬영을 받지만 상관관계는 인과관계가 아니다. 이러한 이유로 대부분의 사람에서 무엇이 척추 통증을 유발하는지 그리고 요가 수행이 왜 그들에게 그렇게 많은 도움을 주는 듯한지에 대해 다른 이야기를 하면 유용할 것이다. 우리는 호흡을 다루는 다음 장에서 이러한 논의를 다시 시작할 것이다.

척추 동작의 유형

척추 동작으로는 보통 4가지가 가능하다고 생각된다. 즉 굴곡, 신전, 축성 회전(비틀기)과 측면 굴곡(옆으로 구부리기)이다. 이 4가지 동작은 일상생활 중에 거의 자연적으로 일어난다. 예를 들어 신발 끈을 매려고 몸통을 구부리거나(굴곡, 그림 5-25), 높은 선반 위에 있는 물건으로 팔을 뻗거나(신전, 그림 5-25), 운전석에서 뒷좌석에 있는 가방을 붙잡으려고 하거나(축성 회전, 그림 5-26), 혹은 팔을 뻗어 외투의 소매로 넣으려고 하는(측면 굴곡, 그림 5-27 및 5-28) 경우이다. 물론 이러한 동작을 강조하는 요가 자세도 있다.

이들 그림과 표 5-1 ~ 5-3은 이와 같은 동작의 가동범위를 자세히 분석한 내용이다. 이러한 범위는 아주 다양한 사람들을 측정해 산출한 평균치라는 점에 유의한다. 특정한 개인은 유연성 범위의 양 극단 사이에서 그리고 척추의 서로 다른 부위에서 현저한 변이를 보일 것이다. 가동범위의 각도로 주어진 수치는 그림에서의 각도와 마찬가지로 근사치이고 각 방향으로 최대 5도의 변이가 있다. 아울러 척추의 부위들 또는 가동범위들을 서로 완전히 분리하는 것은 사실상 불가능한데, 우리의 척추는(그리고 실제로 전신은) 이어지고 통합된 전체로 움직이기 때문이다.

아사나의 수행자와 지도자가 이와 같은 수치들을 접하면서 깨닫는 한 가지 유용한 점은 척추의 움직임이 얼마나 불균등하게 분포되어 있는지를 분명히 알게 된다는 것인데, 이는 통합 차트(표 5-4)에서 추골 당 평균 가동범위를 살펴보면 명백하다. 예를 들어 흉추 줄(T1~T12)에서 왼쪽으로부터 오른쪽으로 줄곧 읽어가 보면 차트에서 추골 당 평균 수치가 가장 낮은 5개 중 4개(짙게 표시한 수치들)가 이 줄에 있다는 점을 알게 된다. 이러한 수치들이 말해주는 이야기를 요약하자면, 우리의 척추가 12개의 흉추를 통해 굴곡, 신전, 축성 회전, 또는 측면 굴곡을 일으키는 것(추골 당 평균 1.7~3.8도)보다 덜 좋아하는 유일한 것이 5개의 요추를 통해 축성 회전을 일으키는 것(추골 당 평균 1.0도)이라는 사실이다.

표 5-1. 척추 굴곡과 신전

	굴곡		신전		합계
	각도	추골 당 평균	각도	추골 당 평균	각도
경추 (C1~C7)	40°	5.7°	75°	10.7°	115°
흉추 (T1~T12)	45°	3.8°	25°	2.0°	70°
요추 (L1~L5)	60°	12.0°	35°	7.0°	95°
총계	145°		135°		280°

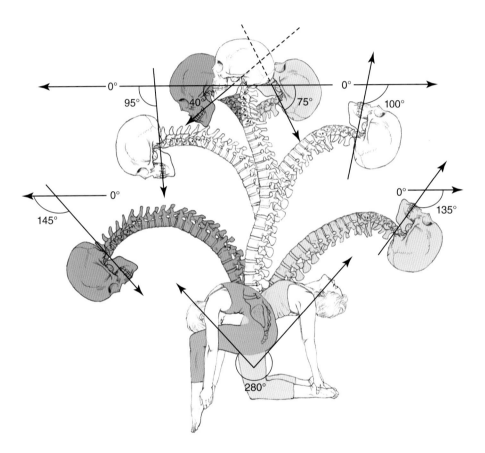

그림 5-25. 척추에서 굴곡과 신전의 평균 가동범위. 표 5-1은 추골 당 평균 가동범위(ROM)를 보여주는데, 이는 해당 부위의 총 가동범위를 그 부위의 추골 수로 나누어 얻는다. 추골 당 평균 가동범위는 각 부위의 매 추골 높이에서 존재하는 가동범위의 변이를 고려하지 않고 있다는 점에 유의한다.

— Based on A.J. Kapandji, *Physiology of the Joints*, Vol. 3: The Vertebral Column, Pelvic Girdle and Head, 6th ed. (Elsevier, 2008)

표 5-2. 축성 회전

	각도	추골 당 평균
경추 (C1~C7)	75°	10.7°
흉추 (T1~T12)	35°	2.9°
요추 (L1~L5)	5°	1.0°
총계	115°	

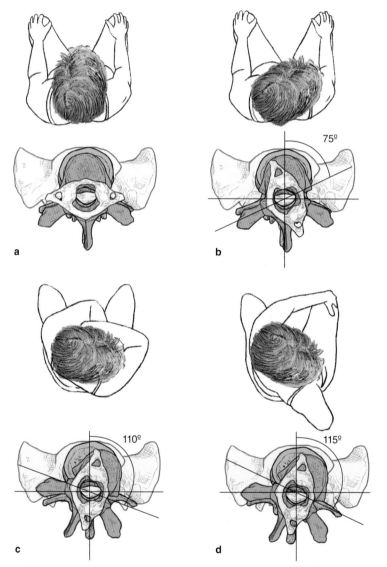

그림 5-26. (a) 중립으로 0도의 축성 회전; (b) 경추만으로 75도의 축성 회전; (c) 경추와 흉추로 110도의 축성 회전; (d) 경추, 흉추와 요추로 115도의 축성 회전.

표 5-3. 측면 굴곡

	각도	추골 당 평균
경추 (C1~C7)	35°	5.0°
흉추 (T1~T12)	20°	1.7°
요추 (L1~L5)	20°	4.0°
총계	75°	

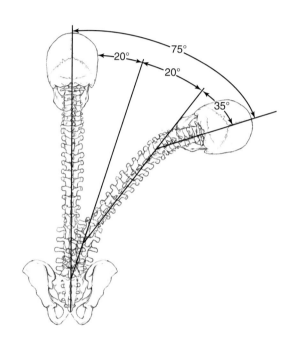

그림 5-27. 척추에서 측면 굴곡의 가동범위. 75도의 측면 굴곡이 척추 전체에 가장 고르게 분포되는 동작이라는 점에 주목한다.

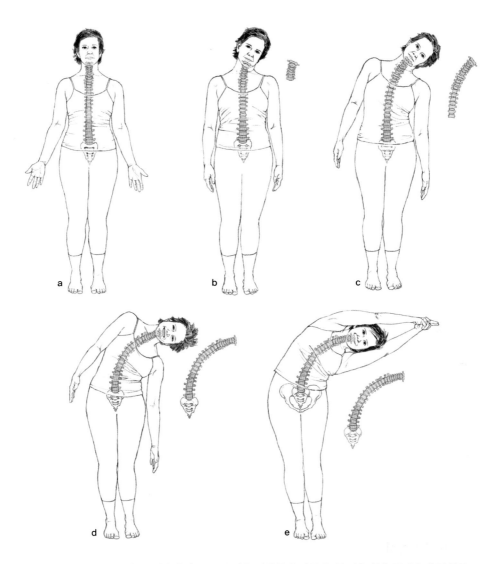

그림 5-28. (a) 척추 중립; (b) 경추 측면 굴곡; (c) 경추 및 흉추 측면 굴곡; (d) 경추, 흉추 및 요추 측면 굴곡; (e) 측면 굴곡과 골반 측면 이동.

표 5-4. 경추, 흉추 및 요추 부위별 굴곡, 신전, 축성 회전과 측면 굴곡의 분포

	굴곡		신전		합계	축성 회전		측면 굴곡	
	각도	추골 당 평균	각도	추골 당 평균		각도	추골 당 평균	각도	추골 당 평균
경추 (C1~C7)	40°	5.7°	75°	10.7°	115°	75°	7.1°	35°	5.0°
흉추 (T1~T12)	45°	3.8°	25°	2.0°	70°	35°	2.9°	20°	1.7°
요추 (L1~L5)	60°	12.0°	35°	7.0°	95°	5°	1.0°	20°	4.0°
총계	145°		135°		280°	115°		75°	

굴곡과 신전 그리고 1차 및 2차 만곡

척추에서 1차 만곡을 강조하는 동작은 굴곡이다. 앞서 설명하였듯이 1차 만곡은 거의 흉추에 존재하나, 천골의 형태에서도 분명히 드러난다. 척추 굴곡을 가장 흔히 예로 보여주는 요가 아사나

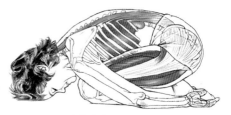

그림 5-29. 아기 자세는 태아의 1차 만곡을 재현한다.

가 아기 자세(child's pose)로 불리는 것은 우연이 아니다(그림 5-29 참조). 이 자세는 태아의 1차 만곡을 재현하기 때문이다.

어떤 관점에서 보면 신체에서 뒤로 볼록한 모든 만곡은 1차 만곡을 반영한다고 볼 수 있다. 모든 1차 만곡을 확인하는 간단한 방법은 사바아사나(savasana), 즉 송장 자세(corpse pose)에서 바닥에 닿는 신체의 모든 만곡 부위에 주목하는 것이다(그림 5-30 참조). 그러한 부위는 뒤통수, 등 상부 및 견갑골, 손등, 천골, 대퇴부 뒤, 종아리와 발뒤꿈치이다. 그러므로 2차 만곡은 이 자세에서 바닥으로부터 떨어져 만곡을 이루는 모든 신체 부위에 존재한다. 그러한 부위는 경추, 요추, 무릎 뒤와 아킬레스건 뒤의 공간이다.

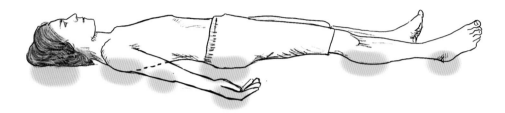

그림 5-30. 바로 누운 송장 자세에서 신체의 1차 만곡(채색 부위)은 바닥에 닿는다.

척추 굴곡은 척추에서 1차 만곡의 증가와 2차 만곡의 감소로 정의할 수 있다. 척추 신전은 이러한 정의의 반대, 즉 2차 만곡의 증가와 1차 만곡의 감소로 정의된다. 천추 및 흉추 만곡을 1차 만곡이라 말하고 요추 및 경추 만곡을 2차 만곡이라 말하는 것은 후만(kyphotic)과 전만(lordotic)이란 용어에 비해 덜 임상적인 대체어이다. 이들 두 임상 용어는 흔히 구분 없이 kyphosis 및 lordosis와 대체되어 사용되고 있어 문제가 있는데, 후자의 두 용어는 척추후만증 및 척추전만증을 의미해 척추가 보이는 정상적인 특징의 표현을 비정상적이거나 과도한 만곡을 뜻하는 진단 용어로 바꾸기 때문이다.

동작에 관한 한 1차 만곡과 2차 만곡 간의 관계는 상호적인 것으로 볼 수 있다. 즉 하나의 만곡을 더 증가시킬수록 다른 만곡은 더 감소하는 경향이 있고 그 반대의 경우도 마찬가지이다. 예를 들어 흉추 만곡이 증가하면 경추 및 요추 만곡이 감소하는 경향이 있다. 이러한 1차 만곡과 2차 만곡 간의 상호관계를 살펴보는 전형적인 요가 운동이 차크라바카아사나(chakravakasana), 즉 고양이-소 자세이다(그림 5-31 참조).

팔과 대퇴부에 의해 양 끝이 지지를 받는 척추 만곡들은 양 방향으로 자유로이 움직일 수 있어, 굴곡과 신전의 형태 변화가 일어난다. 수련생에게 척추 굴곡 시에 숨을 내쉬고 신전 시에 들이쉬라고 말해 강사가 이러한 동작을 가르치는 경우가 흔하지만, 호흡 지시와 척추 동작에 관한 기타 관점을 다음 장에서 살펴볼 것이다.

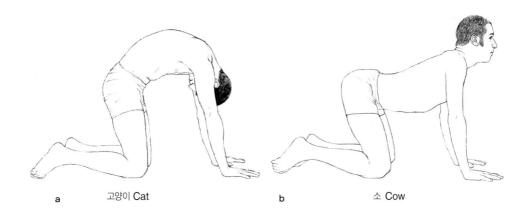

a   고양이 Cat   b   소 Cow

그림 5-31. 고양이-소 운동은 (a) 1차 만곡과 (b) 2차 만곡의 상호관계를 강조한다.

움직이고 호흡해보기

편안히 앉은 자세에서 흉추 만곡을 증가시키도록 한다. 목과 허리가 펴지는지에 주목한다. 이제 동일한 동작을 하되 머리로부터 굴곡을 시작한다. 머리를 앞으로 내리면 가슴 또는 허리가 따라갈 것이다. 허리로부터 굴곡을 시작해도 비슷한 현상이 일어날 것이다. 이러한 척추 굴곡 동작들이 일반적으로 날숨 또는 들숨을 일으키는 경향이 있는지에 주목한다.

반대 방향으로 움직이면서 흉추 만곡을 감소시키도록 한다. 목과 허리의 만곡이 증가하는지에 주목한다. 머리 또는 허리로 신전을 시작해도 결과가 동일할 것이다. 이러한 척추 신전 동작들이 들숨 또는 날숨을 일으키는 경향이 있다는 점을 알았는가?

이제 실험을 뒤집어 여러 번 호흡하면서 날숨의 길이와 깊이를 천천히 증가시킨 다음 들숨도 마찬가지로 해본다. 척추가 굴곡 또는 신전으로 움직이려는지를 알았는가? 그렇다면 어느 호흡이 어느 동작을 촉진하는가?

전방 및 후방 굴곡 자세에서 공간적 관점 대 척추적 관점

척추 굴곡이 반드시 전방 굴곡과 동일한 것은 아니며, 아울러 척추 신전이 꼭 후방 굴곡과 동일한 것은 아니다. 혼동을 피하기 위해서는 이러한 구분을 분명히 해야 한다. 굴곡(flexion)과 신전(extension)은 척추 만곡들 사이의 관계를 말하는 용어인 반면, 전방 굴곡(forward bending)과 후방 굴곡(backward bending)은 공간에서 신체의 움직임을 가리키는 용어이다. 이 용어들은 물론 관련이 있을 수 있지만 서로 바꾸어 쓸 수 있는 것은 아니다.

그림 5-32를 통해, 다음과 같은 대조적인 예를 생각해보면서 표준 요가 동작에서 어떻게 2가지 서로 다른 체형이 나올 수 있는지를 알아보라.

1. 몸이 뻣뻣하고 주로 앉아서 일하는 사무직 근로자는 서서 후방 굴곡(standing back bend) 자세를 취하려는 시도로 엉덩이를 앞으로 움직이고 양팔을 머리 위로 뻗어도 구부정한 자세는 변화하지 않는다. 즉 신체는 공간에서 뒤로 움직이지만 척추는 굴곡 상태로 남아 있다(그림 5-32a).
2. 몸이 유연한 무용수는 서서 양팔을 머리 위로 뻗어 척추 만곡들을 완전히 신전시킨 다음 고관절을 앞으로 굴곡시켜 웃타나아사나(uttanasana, 서서 전방 굴곡[standing forward bend] 자세)를 취해도 척추를 신전된 상태로 유지한다. 신체는 공간에서 앞으로 구부러지지만 척추는 신전 상태로 남아 있다(그림 5-32b).

척추 만곡들 사이의 관계 변화와 공간에서 몸통의 움직임을 구분하는 능력은 유용한 기량이다. 이 둘은 종종 동시에 일어나기 때문에 그러한 능력을 갖추려면 연습을 요할 수 있다.

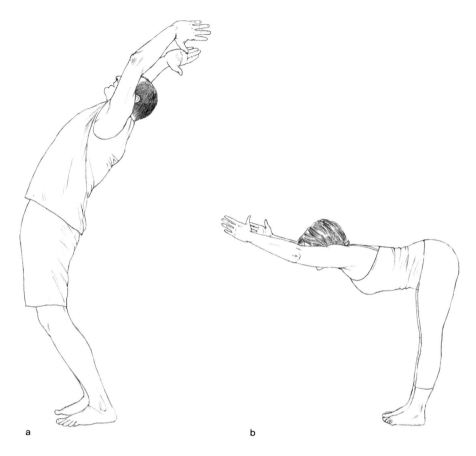

그림 5-32. ⓐ 공간에서 뒤로 움직이는 굴곡과 ⓑ 공간에서 앞으로 움직이는 신전.

그림 5-33은 서서 후방 굴곡을 지향하는 다른 자세를 보여준다. 여기서 2차 만곡은 제어되어 있으며, 골반은 발 위로 확고히 유지된다. 그 결과 공간에서 뒤로의 움직임이 훨씬 더 적으나, 흉추 신전(1차 만곡의 감소)을 더 크게 강조한다. 앞서 예로 든 사무직 근로자 또는 무용수의 경우에 비해 이는 공간적으로 현저한 움직임이 아닐 수 있으나, 흉추와 늑골에 대해 보다 분산되고 더 안전한 신전 경험을 제공하면서 호흡을 덜 방해할 수 있다.

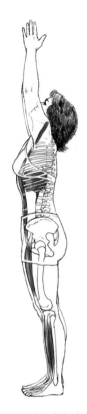

그림 5-33. 공간적으로 뒤로의 움직임이 제한된 서서 척추 신전

측면 및 비트는 동작에서 공간적 관점 대 척추적 관점

측면 및 비트는 동작을 요하는 요가 자세를 살펴볼 경우에도 공간적 관점과 척추적 관점을 구분해야 한다. 트리코나아사나(trikonasana), 즉 삼각형 자세는 흔히 측면 굴곡이라고 말하며, 이러한 말은 이 자세가 신체의 측면을 따라 주행하는 결합조직 경로를 신장시키는 한 사실이다(그림 5-34 참조). 척추에서 뚜렷한 측면 굴곡 없이도 신체의 측면 라인을 신장시키는 것이 가능하므로, 다시 한번 '측면 굴곡(lateral bend)'이란 용어가 정확히 무엇을 의미하는지 명확히 해야 한다.

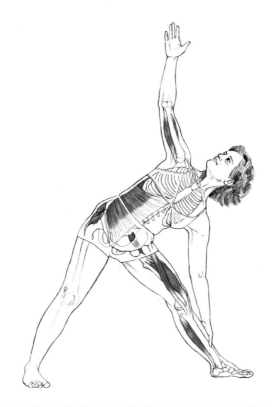

그림 5-34. 척추의 측면 굴곡을 최소화하면서 공간에서 측면으로 움직이는 동작

　트리코나아사나에서는 측면 라인의 더 큰 신장이 양발의 간격을 넓히는 것 그리고 척추를 중립 신전 상태로 유지하면서 주로 골반으로부터 움직임을 시작하려는 것에 기인할 수 있다. 이는 고관절로부터 많은 움직임을 요하며, 이러한 움직임은 일부 수행자들에게 적합할 수도 혹은 그렇지 않을 수도 있다(241페이지 전사 자세 I 참조). 일부 사람들의 경우에 척추의 측면 굴곡은 양발의 간격을 더 좁혀 강조할 수 있다. 그러면 골반과 대퇴부 간의 관계가 안정화되어 움직임이 보다 척추의 측면 굴곡에서 오게 된다.

　위의 자세를 응용한 파리브리타 트리코나아사나(parivrtta trikonasana), 즉 삼각형 자세에서 몸통을 회전시킨 응용자세(그림 5-35a)를 살펴보면, 동일한 관점을 척추를 비트는 동작에도 적용할 수 있다. 요추는 거의 축성 회전을 할 수 없으며(겨우 5도; 그림 5-26 및 5-35b와 표 5-4 참조), 이는 이 자세에서 요추가 어디든지 천골이 이끄는 곳으로 갈 수밖에 없다는 의미이다. 따라서 요추가 이 자세의 방향으로 비틀리기 위해서는 골반이 동일한 방향으로 돌아가야 한다.

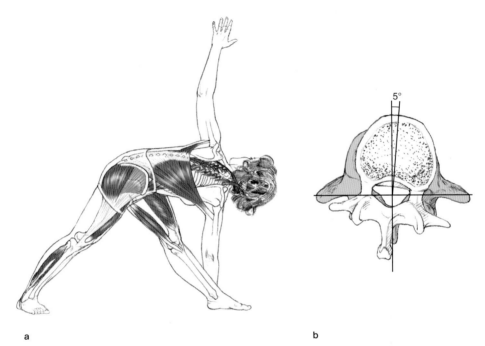

a   b

그림 5-35. (a) 몸통을 회전시킨 삼각형 자세에서 (b) 요추 전체는
그 수직 축을 중심으로 겨우 5도만 회전할 수 있다.

흉요추 이행부(thoracolumbar junction)는 유연한 부위로 다른 부위의 가동성 제한 때문에 흔히 과도하게 가동화된다. 12번 흉추(T12)의 하관절면은 요추 추골들처럼 굽어 있으므로 마치 그 추골이 또 다른 요추 추골인 듯이 1번 요추(L1)의 상관절면에 고정되어 있기 때문에 이 관절에서는 축성 회전이 제한된다. 반면 12번 흉추의 상관절면은 평평하므로 나머지 흉추 추골들처럼 서로 미끄러질 수 있다. 따라서 11번 흉추(T11)와 12번 흉추(T12) 사이의 관절은 천골 위로 자유로이 회전할 수 있는 첫 척추 관절이다. 이러한 비트는 움직임은 부유늑골들 사이에서 일어나는 것과 비슷하다고 생각할 수 있는데, 이들 늑골은 흉곽의 앞쪽에 부착되어 있지 않아 전방 말단부에서 움직임의 여지가 더 크다.

골반이 고관절을 중심으로 자유로이 회전한다면, 이 자세는 11번 및 12번 흉추에 과부하가 걸리는 대신 척추 전체에 비틀림이 보다 고르게 분포되는 움직임을 보여준다. 11번 및 12번 흉추는 천골 위로 서로 자유로이 회전할 수 있는 첫 추골들이다(그림 5-36 참조). 골반과 천골도 돌아가서 요추가 완전히 관여하게 되면, 흉곽, 등 상부, 목과 어깨도 호흡과 함께 더 자유로워진다.

고관절의 움직임이 제한된다면, 요추는 흉곽 및 견갑대의 회전과 반대 방향으로 움직이는 것처럼 보일 수 있다. 이러한 경우에는 비트는 움직임의 대부분이 11번 및 12번 흉추와 그 위에서 온다. 아울러 흉곽을 중심으로 견갑대와 팔을 비틀면

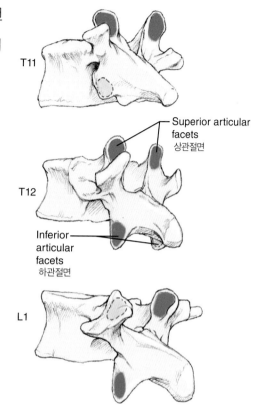

그림 5-36. 12번 흉추(T12)는 흉요추 이행부 추골이다. (하늘색 관절면은 그림에서 안 보이는 부분이다.)

척추가 실제보다 더 비틀린다는 착각이 들 수 있다. 신체는 공간에서 정말로 비틀릴 수 있으나, 척추를 주의해서 관찰해보면 비트는 움직임이 생각하는 곳에서 오지 않는 것으로 드러날 수도 있다.

축성 신전, 반다와 마하무드라

5번째 척추 동작인 축성 신전(axial extension)은 척추의 1차 및 2차 만곡이 모두 동시에 감소하는 것으로 정의된다(그림 5-37 참조). 다시 말해 경추, 흉추 및 요추

만곡이 모두 동시에 평평해지고, 그 결과로 머리와 골반 사이의 거리가 늘기 때문에 일시적으로 키가 좀 더 커진다.

1차 및 2차 만곡은 상호관계를 가지고 이러한 관계는 굴곡과 신전이란 자연스러운 동작으로 표현되기 때문에, 축성 신전은 3가지 만곡을 모두 한꺼번에 감소시킴으로써 이와 같은 상호관계를 회피한다는 의미에서 '부자연스럽다.' 축성 신전은 보통 자연적으로 일어나지 않으며, 어느 근육을 동원하고 어느 근육은 놓아주어야 하는지를 선별하고 필요한 감각 자각(sensory awareness)을 기르기 위해 의식적인 노력과 훈련을 요한다.

축성 신전을 일으키는 작용은 반다(bandha)라는 호흡 구조물의 긴장도와 방향을 변화시킨다. 3가지 격막(골반, 호흡 및 성대 격막)과 이들을 둘러싼 근육조직이 보다 긴장된, 즉 보다 안정적인 상태(스티라)가 된다. 그 결과 축성 신전에서는 흉강과 복강의 형태를 변화시키는 능력이 더 제한된다. 전반적으로 나타나는 결과는 용적이 감소하는 반면 길이와 호흡 지지가 증가할 수 있다는 것이다.

이러한 척추 및 호흡의 상태를 표현하는 요가 용어가 '마하무드라(mahamudra)', 즉 대인(大印, great seal) 자세이다. 이 자세는 항상 축성 신전과 반다를 동반한다. 마하무드라는 앉은 자세, 선 자세, 바로 누운 자세, 팔로 지지한 자세 등 많은 자세에서 경험할 수 있다.

앉은 자세에서 하는 마하무드라(그림 5-38)는 축성 신전에 비트는 동작을 추가하며, 이는 호흡운동을 신체의 중심부로 훨씬 더 깊이 몰아간다.[5] 마하무드라에서 3가지 반다가 모두 올바로 실행되는 상태로 이러한 호흡 수행을 한다는 것은 최고의 성취로 여겨지는데, 그것은 아사나 및 프라나야마 수행의 완벽한 통합을 나타내

---

5) 하타 요가의 관점에서 마하무드라의 이러한 효과는 가장 중요한 중심 나디(nadi), 즉 프라나가 흐르는 통로인 수슘나(sushumna)가 열리는 것과 관련이 있을 수 있다.

고 따라서 요가의 4개 내부 가지[6]로 가는 길의 중요한 발판이 되기 때문이다.

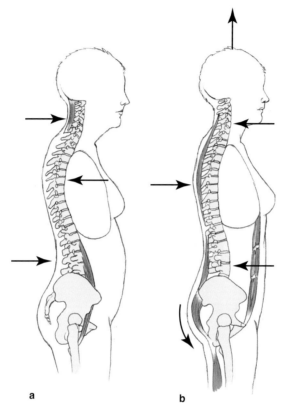

그림 5-37. 축성 신전은 (a) 1차 및 2차 만곡의 동시 감소를 동반하며,
(b) 이에 따라 몸통은 정상적인 높이 이상으로 신장된다.

6) 파탄잘리(Patañjali)가 제시한 아쉬탕가 요가(ashtanga yoga: 8개의 가지로 된[eight-limbed] 요가, 8지요
가, 8단계 요가)의 첫 4개(외부) 가지는 윤리적 계율인 야마(yama: 보편적 도덕률)와 니야마(niyama: 개인
적 수행 규율) 그리고 육체 수련인 아사나(asana: 체위법)와 프라나야마(pranayama: 호흡 조절)이다. 이
들 외부 가지는 프라티아하라(pratyahara: 감각 제어), 다라나(dharana: 집중), 디아나(dhyana: 명상)와 사
마디(samadhi: 삼매)로 이루어지는 내부 가지로 가기 위한 준비를 해준다.

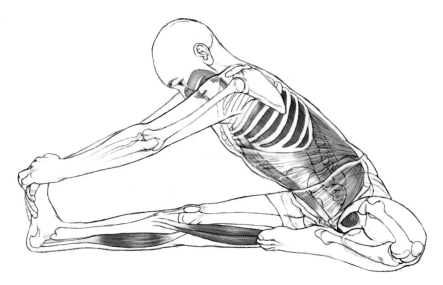

그림 5-38. 마하무드라는 축성 신전, 비트는 움직임과 3가지 반다를 결합한다.

고유 평형: 척추, 흉곽, 골반과 압력 구역

이론적으로, 척추에 부착된 모든 근육을 제거한다고 해도 척추는 무너지지 않을 것이다. 왜일까? 고유 평형(intrinsic equilibrium) 때문이다. 이 개념은 척추가 자기 지지적인 구조물인 이유와 어느 움직임도 척추를 중립 위치로 되돌리도록 돕는 잠재적인 에너지를 생성하는 이유를 설명한다. 이와 동일한 배열이 흉곽과 골반에도 존재하며, 이들은 척추처럼 기계적 장력[7]하에 서로 결합되어 있다. 또한 고유 평형은 골반강, 복강과 흉강 간 압력 구역(pressure zone)의 차이에서도 발현된다(다음 장 참조).

---

7) 외과의사는 흉부 수술을 위해 흉골을 절개할 때 이를 경험하며, 흉부의 고유 에너지가 방출되기 때문에 흉곽의 양측이 서로로부터 튀어 벌어진다.

요가 이론 및 수행의 원리대로 라면, 가장 심오한 변화는 장애물이 감소할 때 일어난다.[8] 고유 평형의 경우에 내재적인 지지가 근육의 작용에 의존하지 않는다. 이와 같은 지지는 비수축성 조직인 연골, 인대 및 뼈 사이의 관계에서 유래한다. 따라서 이러한 지지가 대두되면, 그건 항상 외부적인 근육 작용이 이런 지지의 방해를 중단하였기 때문이다.

중력과 비효율적인 관계를 유지하면 습관적이고 무의식적인 작용에 연료를 공급하기 위해 근육 에너지가 끊임없이 소모되며, 대개 우리는 타격을 입을 때까지 그러한 작용을 인식하지 못한다. 따라서 그런 작용의 감소는 안도감과 에너지가 방출되는 느낌을 상당히 동반할 수 있다. 이에 따라 고유 평형의 발현을 신비적 에너지 공급원의 각성[9]으로 착각하기 쉬운데, 그것의 발견이 종종 신체에서 활력이 증가한, 심오하고도 때로 압도적인 느낌을 동반하기 때문이다. 이렇게 달리 신비적 주제로 여겨졌을 것을 해부학적으로 해석하자면, 요가 수행은 확실히 비효율적인 근육 작용을 식별해 감소시키도록 도우며, 이는 신체에 내재하는 잠재적 에너지 및 지지로 이루어진 엄청난 저장고를 방출할 수 있다.

결론

이 책의 서문에서 지적하였듯이 의지와 복종의 건강한 관계는 요가 수행에서 신체의 진정한 본질을 존중하기 위해 필요하다. 이러한 관점이 없다면 체내에서 심층적

---

8) 파딘잘리의 《요가 수트라(Yoga Sutras)》, Kaivalya Pada (4: 2, 3).

9) 이는 쿤달리니(Kundalini) 이론을 참조한 것이다. 크리쉬나마차리아(T. Krishnamacharya)가 지도한 바 이러한 개념들에 관한 좀 더 완전한 내용은 제6장에 포함되어 있다.

이고 내재적인 지지는 자연이 이미 신체의 중심부에 고안해 놓은 것을 근육 작용을 통해 재현하려는 헛된 시도에 의해 영원히 무색해질 것이다. 다음 장은 호흡의 구조와 기능을 요가 수행의 핵심 요소로 깊이 탐구해봄으로써 이러한 논의를 더욱 진전시킬 것이다.

6 호흡의 역동성 DYNAMICS OF BREATHING

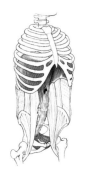

요가의 관점으로부터 호흡의 해부학을 살펴보면 세포로 돌아가 시작하게 된다(그림 5-1). 제5장에서 우리는 요가에서 가장 본질적인 개념이 세포의 형태와 기능을 관찰하는 것에서 올 수 있다고 말했다. 반투과성의 세포막으로부터 줄곧 척추의 복잡하고 내재적인 평형에 이르기까지, 스티라와 수카의 강력한 시각은 요가의 수행과 가장 관련이 깊은 중요한 구조적 정보에 초점을 두도록 돕는다.

이제 우리는 호흡의 역동성을 살펴보면서 모든 생명이 공유하는 기능적 활동인 섭취, 대사와 배설, 그리고 각각 이에 상응하는 요가 개념인 프라나, 아그니와 아파나를 알아본다.

프라나, 아그니와 아파나

산스크리트어인 프라나(prana)는 '전에'라는 의미의 접두사 프라(pra)와 '숨 쉬다' '불다' 또는 '살다'라는 의미의 동사 안(an)에서 유래한다. 프라나는 생명체에 들어오는 영양분을 말할 뿐만 아니라 영양분을 들여오는 작용도 의미하게 되었다. 이 장 내에서는 프라나가 소문자로 표기되어 단일 생명체의 기능적 생명 과정을 나타내게 된다. 대문자로 표기한 프라나(Prana)는 보다 보편적인 용어로, 모든 생성적 생명력의 발현을 가리키는 데 쓰일 수 있다.

생명체에 들어오는 원료는 처리되고 대사되어야 하는데, 그러한 능력은 아그니(agni)[1]의 영역이다. 인체 내에서 아그니는 소화 불(digestive fire)과 관련이 있으며, 일반적으로 어느 수준에서든 인체에 영양분을 공급할 수 있는 어느 것을 대사하고 동화하는 능력과 관련된다. 영어 단어 'ignite(점화하다)'는 아그니에서 유래한다.

불은 재를 남기고 대사는 노폐물을 생성한다. 아파나(apana)는 '떨어져' '멀리' 또는 '아래로'를 의미하는 아파(apa)에서 유래하며, 생명체가 배출하는 노폐물은 물론 이를 배출하는 작용도 가리킨다. 본질적으로, 프라나는 원료를 생명체로 들여오는 것, 아그니는 그러한 원료를 영양분으로 전환하는 것, 그리고 아파나는 무엇이든 불필요한 물질을 배출하는 것을 말한다.

아그니에 대해서는 이 장에서 나중에 보다 깊이 있게 논의할 것이며, 여기서는 프라나와 아파나에 초점을 두어 이들 용어가 어떻게 호흡과 관련되는지를 살펴볼 것이다.

인간에서 프라나와 아파나의 통로: 영양분이 들어오고 노폐물이 나간다

인체에서 영양분과 노폐물이 이동하는 통로는 세포의 경우만큼 단순하지도 않지만, 그렇다고 프라나와 아파나의 측면에서 쉽게 설명할 수 없을 정도로 그리 복잡하지도 않다.

그림 6-1은 영양분과 노폐물의 이동 통로를 단순화해서 보여준다. 그림을 보면

---

1) 또한 아그니는 세계에서 현존하는 가장 오래된 종교 문헌인 리그 베다(Rig Veda)에서 첫 단어로 등장하는 베다 신이다.

인체의 맨 위 및 아래가 외부 환경으로 열려 있다. 사람은 신체의 맨 위에서 고체 및 액체 형태의 영양분인 프라나를 섭취한다. 그러면 영양분은 소화관으로 들어가고, 소화 과정을 거쳐 이동하며, 수많이 구불구불 돌다 노폐물이 되어 아래로 이동해 나간다. 이는 노폐물이 갈 수 있는 유일한 길인데, 출구가 맨 아래에 있기 때문이다. 그러므로 아파나의 힘은 고체 및 액체 노폐물에 작용할 경우에 아래로 이동해야 노폐물을 내보낼 수 있다. 아파나가 아래로 배출하는 힘을 강하게 연상시키는(그리고 그렇게 해석하는) 것은 이러한 뚜렷한 사실에 근거한다.

또한 프라나는 기체 형태, 즉 호흡으로 신체에 들어온다. 고체와 액체처럼 기체도 맨 위에서 들어와 횡격막 위의 폐에 머무르며(그림 6-2 참조), 여기서 폐포의 모세혈관과 가스 교환을 한다. 폐의 기체 노폐물은 배출되어야 하나, 들어올 때와 동일한 통로로 나간다. 그러므로 아파나의 힘은 호흡기의 기체 노폐물에 작용할 경우에는 날숨을 보조하기 위해 위로 이동해야 한다. 이 때문에 우리는 아파(apa)를 주로 '떨어져' '멀리' 또

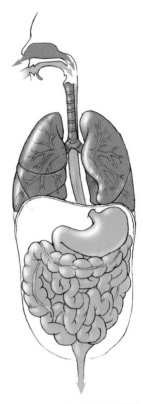

그림 6-1. 고체 및 액체 영양분 (음식과 음료; 파란색) 형태의 프라나는 신체의 맨 위에서 들어와 아래로 이동해 맨 밑에서 노폐물 (아파나)로 나간다. 기체 영양분 (공기; 빨간색) 형태의 프라나는 신체의 맨 위에서 들어와 아래로 이동하지만 기체 노폐물은 위로 이동해 들어온 곳인 맨 위에서 나가야 한다.

는 '밖으로'라고 해석하는 입장을 받아들이게 되는데, 아파나의 힘은 그 작용 대상이 되는 노폐물의 유형에 따라 위아래로 모두 자유롭게 작용할 수 있어야 한다(고체와 액체일 경우에는 아래로 그리고 기체일 경우에는 위로)는 점이 분명하기 때문이다.

아래로 향하는 아파나의 작용을 역전시키는 능력은 요가 수행을 통해 습득할 수

있는 기초적이고 유용한 기술이나, 대부분의 사람이 훈련 없이 할 수 있는 것은 아니다. 사람들은 아래로 밀어 아파나를 작용시키는 데 익숙해 대부분이 뭔가를 체외로 배출해야 할 때에는 언제나 짜내어 밀어내려야 한다고 배워왔다. 이 때문에 요가 초보자들에게 숨을 완전히 내쉬라고 하면 대부분이 마치 소변이나 대변을 보는 것처럼 호흡근을 활성화하는 경향이 있다. 호흡 해부학의 기본 지식을

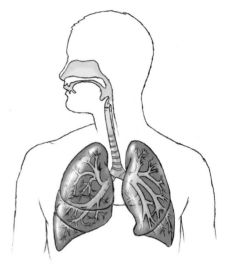

그림 6-2. 공기가 신체로 들어오고 나가는 통로

배우고 나면 상향 아파나의 단련이 어떻게 자세 지지의 향상과 긴밀히 연관되어 있는지를 알게 될 것이다.

두카에서 수카로

일반적으로 '고통'으로 번역되는 두카(dukha)는 '나쁜' '어려운' 또는 '힘든'을 의미하는 두스(dus)와 '공간'을 의미하는 카(kha)에서 유래한다. 고통의 경험이 폐쇄된 공간의 느낌에서 비롯된다고 이해하는 것은, 요가 수행의 목표와 방법을 모두 시사한다.

수카(sukha, 말 그대로 좋은 공간을 의미함)는 '편안한' '유쾌한' '기분 좋은' 또는 '부드러운'을 의미한다. 이전 장에서 말하였듯이 또한 수카는 '축에 좋은 구멍이 있는'을 의미하기도 하는데, 원활한 기능을 하게 하는 중심 공간을 암시한다. 호흡 수행의 관점에서 보면, 인체는 좋은 공간, 중심이 잡힌 공간, 폐쇄되지 않은 공간을

경험해 프라나와 아파나가 건강한 상호관계를 가질 수 있어야 한다.[2]

이와 같은 프라나 모델은 고전 요가 수행의 기본적인 통찰력[3]을 시사하며, 그러한 통찰력에 따르면 봉쇄 또는 폐쇄(klesha[4])를 발견하고 해소하여 두카를 감소시키려 한다. 좋은 공간을 더 많이 만들면 프라나의 힘이 자유로이 흘러 기능을 정상적이고 건강한 상태로 회복시킨다. 날숨은 노폐물을 체외로 배출하는 작용이기 때문에, 위와 같은 통찰력을 적용하는 또 하나의 실용적인 방법은 우리가 날숨만 관리하면 들숨은 스스로 관리된다는 것이다. 우리가 원치 않는 것을 제거하면 필요로 하는 것을 위한 여지를 만드는 셈이다. 이러한 통찰력을 지지해 데시카차르(T.K.V. Desikachar)는 요가 치료는 90%가 노폐물의 배출을 내용으로 한다고 흔히 말하곤 했다. 그는 무언가 중요한 것을 알고 있었던 셈인데, 생리학적으로 전체 노폐물의 70%가 인체에서 이산화탄소 형태로 배출되고 내쉰 공기는 들이쉰 공기보다 이산화탄소를 100배 더 포함하고 있기 때문이다.

태어나 숨쉬기와 중력

태아가 자궁 안에 있을 때 모체는 호흡을 한다. 그러면 모체의 폐는 산소를 자궁과 태반으로 공급한다. 거기로부터 산소는 탯줄로 이동하며, 탯줄은 산소가 공급된 혈액의 절반 정도를 하대정맥(inferior vena cava)으로 보내는 반면 나머지 절반은 간으로 들어간다. 심장의 양측은 폐를 우회해 연결되어 있으며, 폐는 아기가 태어날

---

2) 이는 《요가 야즈나발키아(Yoga Yajñavalkya)》 6:2에 있는 프라나야마의 정의, 즉 '프라나야마는 들숨과 날숨의 균형 잡힌 연결이다(Prana-apana samayogah pranayama iti iritah)'에서 유래한다.

3) 파탄잘리(Patañjali)의 《요가 수트라(Yoga Sutras)》 2.3-2.9.

4) Klestr(klesha의 어근)는 통증 또는 고통(두카)을 유발하는 것을 의미한다.

때까지 휴면 상태로 있다. 물론 인간 태아의 혈액순환은 자궁 밖에서의 혈액순환과 아주 다르다(그림 6-3).

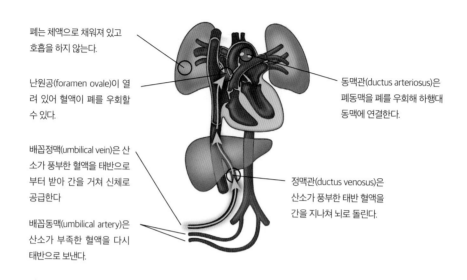

폐는 체액으로 채워져 있고 호흡을 하지 않는다.

난원공(foramen ovale)이 열려 있어 혈액이 폐를 우회할 수 있다.

동맥관(ductus arteriosus)은 폐동맥을 폐를 우회해 하행대동맥에 연결한다.

배꼽정맥(umbilical vein)은 산소가 풍부한 혈액을 태반으로부터 받아 간을 거쳐 신체로 공급한다

정맥관(ductus venosus)은 산소가 풍부한 태반 혈액을 간을 지나쳐 뇌로 돌린다.

배꼽동맥(umbilical artery)은 산소가 부족한 혈액을 다시 태반으로 보낸다.

그림 6-3. 태아의 혈액순환은 폐를 우회한다.

출생은 9개월 동안 태아를 지탱해준 생명선인 탯줄로부터 단절된다는 것을 의미한다. 갑자기 처음으로 신생아는 생존을 지속시켜 줄 행동을 해야 한다. 가장 먼저 하는 행동은 육체적이고 생리적인 독립을 선언하는 것이다. 바로 첫 호흡이며, 이는 한 인간의 생애에서 가장 중요하고 힘찬 들숨이다. 그러한 첫 들숨이 그리도 힘차야 하는 이유는 종전까지 비활성 상태이던 폐 조직의 초기 표면장력을 극복해야 하기 때문이다. 그런 장력을 극복하기 위해 요구되는 힘은 정상적인 들숨의 경우보다 3~4배 더 크다. 신생아 폐의 초기 팽창은 경직된 신생아 폐 조직의 표면장력을 낮추는 계면활성 물질이 존재해 도움을 받는다. 계면활성 물질은 자궁 내 태아기에서 아주 늦게 생성되기 때문에 조산아(임신 28주 이전에 태어난 아이)는 호흡하기가 힘들다.

폐의 초기 팽창은 종전까지 자궁 내에서 태반으로부터 산소가 공급된 혈액을 받도록 맞춰져 있던 순환계 전체에 엄청난 변화를 촉발한다. 그러한 첫 호흡으로 인해 혈액이 폐로 엄청나게 몰리고, 심장은 우심방과 좌심방으로 완전히 분리되며, 태아 순환계의 특수한 혈관들이 닫히고 막혀 복강 장기들을 지지하는 인대가 된다.

출생 순간에 일어나는 또 하나의 급격한 반전은 갑자기 공간에서 체중을 경험하는 것이다. 자궁 내에서 태아는 액체로 채워진 환경에서 완충과 지지를 받는다. 그런데 갑자기 온 세상이 펼쳐지면서 아기는 팔다리와 머리를 자유로이 움직일 수 있고 몸은 중력이 작용하는 가운데 지지되어야 한다.

어른이 아기를 포대기로 감싸 여기저기 데려 다니기 때문에 안정성과 가동성은 갓난아기 때 큰 문제가 될 듯하지 않을 수도 있다. 하지만 실은 영아는 첫 호흡을 한 후 젖을 빨기 시작하면서 즉시 자세를 발달시키기 시작한다. 숨 쉬고 빨며 삼키는 일을 동시에 해야 하는 복잡하면서도 조화가 요구되는 행동을 하다 보면, 결국 영아는 근 긴장력을 얻어 첫 자세 기술, 즉 머리의 무게를 지지하는 기술을 터득한다. 영아의 머리는 신장의 1/4을 차지하는 데 비해 성인의 경우에는 1/8이라는 점을 고려한다면, 이는 영아에게 결코 작은 성과가 아니다.

머리 지지는 많은 근육의 협동을 요하고 하중을 지지하는 모든 기술의 경우처럼 가동성과 안정성 간에 균형을 취하는 행위를 요한다. 자세 발달은 아기가 걷기 시작해(약 1년 후) 요추 만곡의 완성으로 끝날 때까지(약 10세) 머리에서 아래로 계속된다(제5장 참조).

이 세상에서 건강한 삶을 누리려면 호흡과 자세, 프라나와 아파나, 그리고 스티라와 수카 간에 통합적인 관계가 요구된다. 이와 같은 기능들 중 하나가 잘못되면 나머지도 잘못될 것이다. 이러한 견지에서 요가 수행은 우리가 수카의 상태에서 더 많은 시간을 그리고 두카의 상태에서 더 적은 시간을 보내도록 신체 계통들의 통합을 경험하는 방법으로 볼 수 있다.

요약하자면 출생의 순간부터 인간은 자궁에서 존재하지 않았던 2가지 힘, 즉 호흡과 중력에 직면한다. 잘 살기 위해서는 이 세상에서 숨을 쉬는 한 이 두 힘을 조화시켜야 한다.

호흡의 정의: 두 강(腔)의 움직임

호흡은 전통적으로 의학 교과서에서 폐로 공기를 들여오고 그것을 폐에서 내보내는 과정으로 정의된다. 이러한 과정은 특히 신체 강(腔, cavity)들의 움직임이며, 우리는 이를 형태 변화(shape change)라고 말할 것이다. 그래서 이와 같은 탐구의 목적상 우리는 호흡을 다음과 같이 정의한다.

호흡은 신체 강들의 형태 변화이다.

그림 6-4에서 인체를 단순화한 그림을 보면 몸통은 흉강(胸腔)과 복강(腹腔)의 두 강으로 이루어진다. 이들 강은 공통점이 있지만 중요한 차이점도 있다. 두 강에는 중요 장기가 들어 있다. 흉강에는 심장과 폐가 있고 복강에는 위, 간, 담낭, 비장, 췌장, 소장, 대장, 신장과 방광이 있다.

두 강은 한쪽 끝에서 외부 환경과 통하는데, 흉강은 맨 위에서, 복강은 맨 아래에서 열

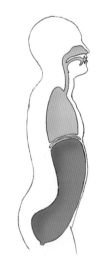

그림 6-4. 흉강(노란색)과 복강(파란색). 이들 강은 각각의 끝에서 외부와 통하고 횡격막의 구멍(열공)에 의해 서로 통한다.

린다. 이들 강은 중요한 공유 구조물, 즉 횡격막
(diaphragm)에 의해 서로 통하고 연결되어 있다
(152페이지 그림 6-12 참조).

또 하나 중요한 공통점은 두 강이 후방에서 척
추와 경계를 이룬다는 것이다(그림 6-5). 또한
두 강은 척추의 가동성이란 특성도 공유한다. 즉
그들은 형태가 변화한다. 이렇게 형태가 변화하
는 특성은 호흡과 가장 관련이 많으며, 이러한
움직임이 없다면 인체는 전혀 호흡할 수 없다.

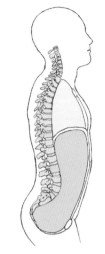

그림 6-5. 척추는 강들의 뒤쪽에 있다.

복강과 흉강은 모두 형태가 변화하지만, 변화
하는 방식 면에서는 중요한 구조적 차이점이 있다.

물풍선과 아코디언

복강은 물풍선과 같이 액체로 채워진 유연한 구조물
처럼 형태가 변화한다. 물풍선의 한쪽 끝을 조이면
다른 쪽 끝이 불룩해진다(그림 6-6). 이는 물은 압
축할 수 없기 때문이다. 손으로 조이면 고정된 양의
물이 유연한 용기의 한쪽에서 다른 쪽으로 이동할
뿐이다. 동일한 원리가 호흡운동이 복강을 압축할
경우에도 적용돼, 한 부위를 조이면 다른 부위가 불
룩해진다. 호흡이란 측면에서 복강은 형태가 변화하

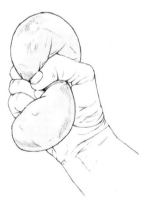

그림 6-6. 물풍선은 형태가 변화
하지 용적이 변화하지는 않는다.

지 용적이 변화하지는 않는다. 호흡 이외의 생명 과정에서는 복강의 용적이 변화한
다. 다량의 액체를 마시거나 식사를 많이 하면 복강 장기(위, 장과 방광)가 확장되

므로 복강의 전체 용적이 증가한다. 복강의 용적이 조금이라도 증가하면 흉강의 용적은 그만큼 감소한다. 이 때문에 식사를 많이 한 후, 많은 배변을 보기 전, 또는 임신 중에는 호흡하기가 더 힘들 수 있다.

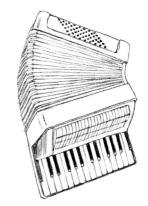

복강과 달리 흉강은 형태와 용적이 모두 변화한다. 흉강은 아코디언 풀무와 비슷하게 기체로 채워진 유연한 용기처럼 움직인다. 아코디언을 조이면 풀무의 용적이 감소하고 공기가 밀려 나간다. 풀무를

그림 6-7. 아코디언은 형태와 용적이 변화한다.

당겨 펼치면 용적이 증가하고 공기가 빨려 들어온다(그림 6-7). 이는 아코디언이 공기처럼 압축되고 팽창될 수 있기 때문이다. 흉강도 마찬가지여서 복강과 달리 흉강은 호흡할 때 형태와 용적이 변화할 수 있다.

이제 흉강과 복강을 물풍선 위에 얹은 아코디언이라고 생각해보자. 이렇게 비유하면 호흡할 때 두 강 사이의 관계에 대해 감을 잡을 수 있다. 즉 하나가 움직이면 반드시 다른 하나가 움직이게 된다. 숨을 들이쉴 때(흉강의 형태가 변화해 지구의 기압에 의해 공기가 폐로 밀려 들어옴)에는 흉강의 용적이 확장된다. 이에 따라 복강이 아래로 눌리고 상부에서의 움직임으로 인해 복강의 형태가 변화한다. 이렇게 호흡을 형태 변화로 정의하면 효과적인 호흡이나 방해받는 호흡이 무엇에 달려 있는지를 이해하기가 쉬워진다. 그건 단지 신체 강들과 경계를 이루고 이들을 둘러싸는 구조물들이 형태 변화를 일으킬 수 있는지 여부이다.

우주가 우리를 숨 쉬게 한다

용적과 압력은 반비례 관계에 있어, 용적이 증가하면 압력은 감소하고 용적이 감소하면 압력은 증가한다. 공기는 항상 압력이 낮은 곳으로 흐르기 때문에, 흉강 내의

용적이 증가하면 압력이 감소해 공기가 흘러 들어온다. 이것이 들숨이다.

숨을 들이쉴 때의 느낌에도 불구하고 사람은 실제로 공기를 체내로 당겨 들이지 않는다는 점을 알아야 한다. 반대로 공기는 항상 사람을 감싸는 해면 기압(1.03kg/cm²)에 의해 체내로 '밀려' 들어온다. 이는 공기를 폐로 들여보내는 실제적인 힘이 신체의 외부에 있다는 의미이다. 호흡할 때 소모하는 에너지는 흉강의 형태를 변화시키고 이는 흉강의 압력을 낮추어 지구 대기가 내리누르는 무게(압력)에 의해 공기가 체내로 밀려 들어오도록 한다. 다시 말해 사람이 공간을 만들고 우주가 그것을 채운다.

잠을 잘 때처럼 이완되고 조용한 호흡을 할 때 날숨은 이러한 과정의 반대이고 수동적으로 일어난다. 들숨 동안 확장되어 있던 흉강과 폐는 원래의 용적으로 수축되어 공기가 밀려 나가고 흉강과 폐가 이전 형태로 되돌아간다. 이를 '수동적 수축(passive recoil; 이는 수축된 호흡근이 이완하는 탄성 반동임)'이라고 한다. 이들 조직의 탄력성이 감소하면 신체가 수동적으로 숨을 내쉬는 능력이 감소해 폐기종, 폐섬유화와 만성폐쇄성폐질환(COPD)[5] 같은 많은 호흡기 질환을 초래하며, 그러면 폐 조직의 탄력성이 크게 저하된다.

촛불 불어 끄기, 말하기, 노래하기와 다양한 요가 운동의 수행처럼 능동적 날숨을 요하는 호흡 패턴에서는 두 강을 둘러싸는 근육조직이 동원되어 복강이 흉강으로 밀려 올라가거나, 흉강이 복강으로 밀려 내려가거나, 혹은 이 둘이 함께 일어난다.

---

5) 만성폐쇄성폐질환(chronic obstructive pulmonary disease, COPD)은 장기적인 호흡 장애와 기류 제한이 특징이다. 이 질환은 흔히 폐기종에 의한 폐 구조물의 파괴를 동반한다. 공기가 폐에 갇혀 호흡의 유입이 차단된다.

호흡의 3차원적 형태 변화

폐는 흉강에서 3차원 공간을 차지하기 때문에, 이 공간의 형태가 변화하여 공기가 움직이면 공간은 3차원적으로 형태가 변화한다. 구체적으로 들숨은 상하, 좌우 및 전후로 흉강의 용적을 증가시키고, 날숨은 이처럼 3차원적으로 용적을 감소시킨다 (그림 6-8 참조).

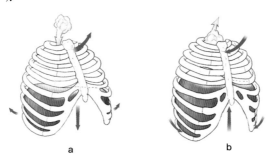

a   b

그림 6-8. (a) 들숨과 (b) 날숨에서 흉강의 3차원적 형태 변화

흉강과 복강의 형태 변화는 불가분의 관계에 있기 때문에, 복강의 형태(용적이 아님)도 3차원적으로 변화한다고 말할 수 있다. 복강은 상하, 좌우, 또는 전후로 조여질 수 있다(그림 6-9 참조).

살아 숨 쉬는 인체에서 흉강의 형태 변화는 복강의 형태 변화 없이 일어날 수 없다. 이 때문에 복부의 상태는 호흡의 질에 상당한 영향을 미치고

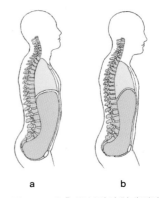

a   b

그림 6-9. 호흡 중 복강의 형태 변화: (a) 들숨과 (b) 날숨.

호흡의 질은 복강 장기의 건강에 강력한 영향을 준다.

호흡의 확장된 정의

지금까지 설명한 내용에 기초해 호흡의 정의를 확장해보면 다음과 같다.

호흡은 폐로 공기를 들여오고 그것을 폐에서 내보내는 과정으로, 흉강과 복강의 3차원적 형태 변화에 의해 일어난다.

이런 식으로 호흡을 정의하면 호흡이 무엇인지와 아울러 호흡이 어떻게 이루어지는지도 설명하게 된다. 머릿속에서 생각으로 진행하는 실험인 사고실험(思考實驗, thought experiment)으로 다음을 시도해보라: 호흡을 논의할 때에는 언제나 '호흡'이란 단어를 '형태 변화'라는 용어로 대체한다. 예를 들어 "난 방금 정말로 좋은 호흡을 했어" 대신 "난 방금 정말로 좋은 형태 변화를 했어"라고 한다. 보다 중요한 점은 "난 호흡에 어려움을 겪고 있어" 대신 "난 내 강들의 형태 변화에 곤란을 겪고 있어"라고 하는 것이다. 이러한 개념은 심오한 실용적 및 치료적 암시를 해준다. 왜냐하면 그건 호흡 및 자세 문제의 근원을 어디에서 찾기 시작해야 하는지를 알려주고, 아울러 결국 신체에서 2개 주요 강의 후방을 차지하고 지지 역할을 하면서 형태가 변화하는 구조물(척추[제5장])을 더 깊이 이해하도록 할 수 있기 때문이다.

요가 수행의 주요 기반은 척추 움직임이 강들의 형태 변화 활동(호흡)에서 본질적인 요소라는 통찰력이다. 이 장에서 나중에 우리는 척추의 움직임을 들숨 및 날숨 과정과 조화시키는 서로 다른 방법의 해부학적 근거를 살펴볼 것이다.

호흡에서 횡격막의 역할: 슬라라(SLARA) 공식

단일 근육인 횡격막(diaphragm)은 두 강에서 호흡의 3차원적 움직임을 홀로 일으킬 수 있다. 이 때문에 거의 모든 해부학 서적이 횡격막을 호흡의 주요 근육이라고 설명한다. 앞서 우리는 호흡을 형태 변화와 관련하여 정의하였는데, 여기에 횡격막을 추가하여 이 놀라운 근육을 살펴보도록 하자.

횡격막은 흉강과 복강에 3차원적 형태 변화를 일으키는 주요 근육이다.

횡격막이 어떻게 이만큼의 형태 변화를 일으키는지 이해하기 위해서는 체내에서 횡격막의 모양(shape)과 위치(location), 횡격막이 부착되는 부위(attachments), 횡격막에 부착되는 장기(관계, relations), 그리고 횡격막의 작용(action)을 살펴보아야 한다. 이와 같은 횡격막 속성의 목록에서 영문 첫 글자를 따서 만든 약어가 슬라라(SLARA) 공식이다.

횡격막의 모양

횡격막은 가파른 돔(dome, 그림 6-10) 모양으로 생겨 많은 이미지를 떠올린다. 가장 흔한 두 가지를 들자면 해파리와 낙하산이다(그림 6-11). 횡격막의 모양은 그것이 둘러싸고 지지하는 장기들에 의해 형성된다(횡격막의 장기 관계 참조). 그러한 장기들과의 관계가 없다면 돔은 벗어놓은 스타킹 캡(stocking cap, 원뿔

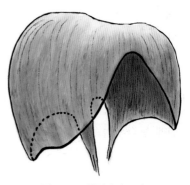

그림 6-10. 횡격막의 모양

꼴 털실 모자)과 흡사하게 주저앉을 것이다. 또한 횡격막은 비대칭의 이중 돔 모양으로 되어 있어, 오른쪽 돔이 왼쪽 돔보다 더 높이 솟아 있다. 이는 간이 오른쪽 돔 밑에서 밀어 올리는 반면, 심장이 왼쪽 돔 위에서 밀어 내리기 때문이다.

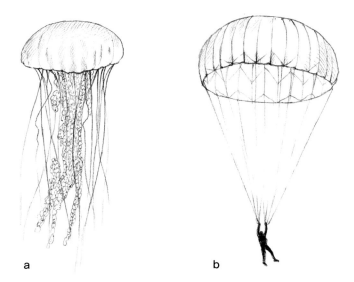

그림 6–11. 횡격막의 모양은 많은 사람에게 (a) 해파리 또는 (b) 낙하산을 연상시킨다.

횡격막의 위치

횡격막은 몸통을 흉강과 복강으로 나누어, 흉강의 바닥이자 복강의 천장이 된다. 이 구조물은 신체의 넓은 부위에 걸쳐 있다. '젖꼭지에서 배꼽까지'가 그 위치를 표현하는 하나의 방법이다. 보다 해부학적으로 말하자면, 횡격막의 제일 윗부분은 3번 및 4번 늑골 사이 공간에 이르고 가장 아래에 있는 섬유는 3번 및 2번 요추 전면에 부착되어 있다.

횡격막의 부착부

횡격막 근섬유의 부착부를 살펴보기 시작
하면서 혼동을 막기 위해 우리는 기시부
(origin)와 정지부(insertion)란 용어의 사용
을 피하고 단순히 횡격막의 하위 및 상위
부착부라고만 말할 것이다. 이와 같은 선
택을 한 근거는 곧 자세히 설명하게 된다.

하위 부착부

횡격막 섬유의 하단은 뚜렷이 구별되는 네
부위에 부착되어 있다(그림 6–12).[6]

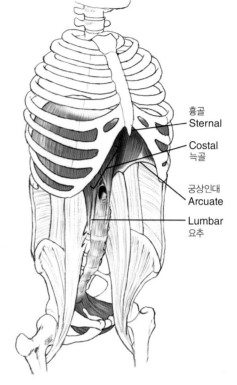

흉골
Sternal

Costal
늑골

궁상인대
Arcuate

Lumbar
요추

그림 6–12. 횡격막의 위치와 하위 부착부

1. **흉골 부착부:** 흉골의 맨 아래에 있는
   검상돌기(xiphoid process)의 후면.

2. **늑골 부착부:** 6번에서 10번 늑골까지의 늑연골 내측면.

3. **궁상인대:** 10번 늑골의 늑연골에서 요추까지 걸쳐 있는 궁상인대(arcuate lig-
   ament)[7]를 통해 그 주행을 따라 부유늑골(floating ribs, 11번 및 12번 늑골)과

---

6) 전통적인 교과서들은 흉골, 늑골, 요추 등 세 부위만 거론한다. 궁상인대의 존재 자체가 횡격막이 늑골 표
   면에서 주행해 나와 10번 늑골 밑으로 부착되는 데 필요하기 때문에, 이 인대를 늑골 부착부에 포함시키
   는 것은 타당성이 거의 없다.

7) 전통적인 교과서들은 궁상인대에 있는 각각의 궁(arc)을 개별적으로 지칭한다. 하지만 이를 언급된 뼈 표
   면들에 부착되어 있는 단일의 긴 인대로 생각하는 것이 훨씬 더 명쾌하다. 절개를 통해 궁상인대를 이들
   부착부에서 떼어보면 분명히 단일의 곧은 인대로 펼쳐진다.

1번 요추의 횡돌기 및 척추체에 부착된다.

4. **요추 부착부:** 우측 3번 요추 및 좌측 2번 요추의 전면에 횡격각(橫膈脚, crura)
   으로 부착된다.

그림 6-13을 보면 중심건, 3개의 횡격막 열공, 궁상인대와 그 부착 지점, 그리고
횡격막이 요추의 전면에 부착되는 횡격각이 있다. 횡격막에 있는 3개의 구멍(열공,
hiatus)은 하체로부터 심장으로의 정맥혈 환류(하대정맥), 식도, 그리고 하체에 대한
동맥혈 공급(대동맥)을 위한 통로이다.

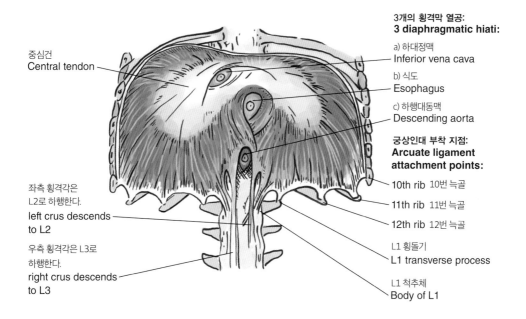

그림 6-13. 흉곽의 앞쪽을 절개해 얻은 횡격막의 후방 모습

상위 부착부

횡격막의 모든 근섬유는 하위 부착부에서
위로 올라간다(그림 6-14). 그들은 결국 근
육의 맨 위 평평하고 수평인 부위, 즉 중심
건에 이르러 합쳐진다. 본질적으로 횡격막
은 비수축성 섬유조직인 자신의 중심건에
연결된다. 횡격막의 작용을 논의할 때 우
리는 중심건이 심장의 섬유 심막에 강하게
연결되어 심막과 불가분하게 연관되어 있

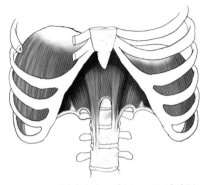

그림 6-14. 횡격막의 근섬유는 모두 하위 부
착부에서 상위 부착 지점인 중심건까지 수직
으로 주행한다.

으므로 체내에서 중심건의 수직 움직임이 제한된다는 점을 알게 된다. 이러한 관찰
은 자연스레 다음 주제로 넘어가게 한다.

횡격막의 장기 관계

지금까지는 횡격막이 부착되는 부위
의 구조물들을 살펴봤다. 그러나 기
타 근육들과 달리 횡격막은 장기들
을 둘러싸는 결합조직을 통해 흉강
및 복강 장기들과 관계를 맺고 있다.
횡격막의 장기 관계는 바로 이를 의
미한다.

흉강과 복강의 움직임을 일으키는
주작용근(prime mover)으로서 횡격
막은 흉강 및 복강 장기들을 둘러싸

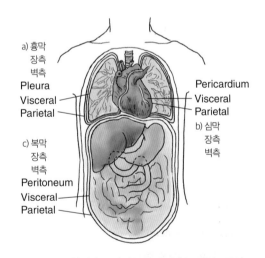

그림 6-15. 횡격막은 장기들을 둘러싸는 결합조직인
흉막, 심막과 복막을 통해 흉강 및 복강 장기들과 관계
를 맺고 있으며, 이들 결합조직은 장측과 벽측의 두 층
으로 되어 있다.

는 결합조직이 고정되는 곳이다. 이 중요한 구조물들의 이름은 3P로 기억하면 쉽다 (그림 6-15).

- 흉막(Pleura): 폐를 둘러싼다.
- 심막(Pericardium): 심장을 둘러싼다.
- 복막(Peritoneum): 대부분의 복강 장기들을 둘러싼다.

그러므로 흉강과 복강의 형태를 변화시키는 활동은 그 안에 들어 있는 장기들의 움직임에 지대한 영향을 미친다는 점이 분명해진다. 횡격막은 이러한 움직임의 주요 근원이나, 내장도 횡격막에 대한 형태 변화, 저항과 안정화의 근원이다. 이와 같은 상호관계를 보면 요가 수행에 의해 촉진되는, 호흡과 신체의 조화로운 움직임이 왜 전반적인 건강과 모든 신체 계통의 기능에 그토록 현저한 향상을 가져올 수 있는지를 알게 된다(다음 '호흡의 생리적 효과' 참조).

호흡의 생리적 효과

들숨에서는 외부 기압에 비해 그리고 또한 복강 내압에 비해 흉강 내압이 내려간다. 이는 횡격막의 아래로부터 심장의 우심방으로 정맥혈 환류의 가속화를 돕는다. 아울러 들숨은 중심건(심막이 고정되어 있는 부위)을 내리므로 심장을 확장시켜 정맥혈을 받도록 한다. 하대정맥 열공(그림 6-13에서 3개의 횡격막 열공 중 하나로 표기됨)은 중심건 내를 통과하므로 횡격막 근섬유가 수축해도 그 열공이 정맥혈의 흐름을 제약하지 않는다. 반면 식도 열공(역시 그림 6-13에 표기됨)은 횡격막의 근섬유로 형성된 통로로, 들숨 중 식도를 조여 닫아 위산의 역류를 막는다. 이와 같은 기전이 저하되면 식도열공탈장(esophageal hiatus hernia)이 일어날 수 있다. 이 경우에 횡격막 위의 압력이 낮아 위장의 꼭대기를 위로 당겨 위산 역류를 초래한다. 이는 위식도역류질환(GERD)이라고도 하며, 심장의 후방으로 식도가 위치하기 때문에 흔히 핫번(heartburn; 속쓰림, 흉부작열감)이라고 말한다.

날숨 동안과 느리고 통제된 호흡(paced breathing) 동안에는 미주신경의 긴장도가 증가하며, 이는 내장에 대해 이완하라는 부교감신경 메시지와 연관이 있다. 미주신경 섬유는 심장과 폐를 지배해 심박수와 기도 크기 및 용적을 조절한다. 또한 미주신경이 면역 기능과 일부 샘(선)의 분비에 영향을 미치고 염증을 억제한다는 증거가 있다(Gerritsen and Band, 2018).

횡격막의 작용

3차원적으로 복잡한 그 모든 모양, 위치, 부착부 및 장기 관계란 측면에서 횡격막의 작용을 충분히 이해하기 위해서는 횡격막의 근섬유가 주행하는 방향이 주로 신체의 수직축을 따라간다는 점을 기억해야 한다(그림 6-14 참조). 횡격막의 작용을 실린더 내에서 미끄러지는 피스톤에 비유하는 것은 호흡을 매우 형편없이 1차원적으로 바라보는 관점이다.

횡격막의 작용은 호흡에서 흉강과 복강이 3차원적으로 형태가 변화하는 근본 원인이다. 모든 근육이 그렇듯이 횡격막의 근섬유가 수축하면 두 곳의 부착 지점(중심건과 흉곽의 하단)을 당기므로 서로를 향해 당기는 셈이다. 그러한 수축으로 움직임이 나타나는 모습은 어느 부착부가 안정적이고 어느 부착부가 가동적이냐에 달려 있다.

이를 다른 근육의 작용으로 설명하자면, 대요근(psoas major)은 고관절 굴곡을 일으킬 때 다리를 척추의 전면 쪽으로 움직이거나(바로 누워 다리를 올리는 것처럼) 척추의 전면을 다리 쪽으로 움직인다(다리가 지지받는 상태에서 윗몸일으키기를 하는 것처럼). 두 경우에서 모두 대요근은 수축해 고관절을 굴곡시킨다. 차이가 나는 점은 근육의 어느 쪽 말단부가 안정적이고 어느 쪽 말단부가 가동적이냐는 것이다(제3장 64페이지의 '기시부와 정지부에 대한 오해' 참조). 동일한 근육이 작용하여 움직임을 일으킴에도 몸통이 안정적인 상태에서 다리를 움직이는 것은 다리가 안정적인 상태에서 몸통을 움직이는 것과 다른 모습이다. (물론 요근은 홀로 이를 하지는 않는다. 많은 기타 근육이 다리 올리기에서 척추의 안정화와 다리의 가동화에 도움을 주며, 윗몸일으키기의 경우도 마찬가지이다.)

비슷한 방식으로, 횡격막의 주요 작용은 흉강의 용적을 증가시키는 것이다. 그러한 형태 변화가 나타나는 모습은 흉곽이 안정화되고 복벽이 이완되는지 혹은 복벽이 안정적으로 유지되면서 흉곽이 자유로이 움직이는지에 따라 다르다.

대요근을 다리를 움직이는 근육과 몸통을 움직이는 근육으로 모두 생각할 수 있는 것처럼, 횡격막도 배를 불룩하게 하는 근육과 흉곽을 들어 올리는 근육으로 모두 생각할 수 있다(그림 6-16 참조). 그렇지만 횡격막의 작용은 거의 일반적으로 상복부를 불룩하게 하는 움직임과 연관되어 있다. 이는 흔히 복식호흡(belly breath 또는 abdominal breath)이라고 하나, 횡격막호흡(diaphragmatic breath)이라고도 해서 혼동을 일으킨다. 이러한 횡격막 호흡을 요가 호흡, 적절한 호흡, 또는 올바른 호흡이라고 지칭함으로써 혼동은 가중된다.

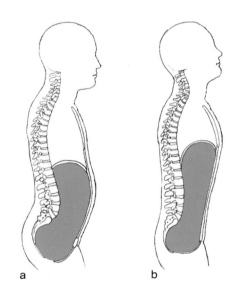

a　　　　　　　　b

그림 6-16. 횡격막은 (a) 복식호흡에서 배를 불룩하게 하는 근육이 되거나 (b) 흉식호흡에서 흉곽을 들어 올리는 근육이 될 수 있다.

횡격막 호흡의 오해

복식호흡은 횡격막 호흡의 한 유형에 불과하다는 점을 분명히 해둔다. 즉 흉곽의 하단(하위 부착부)이 안정적이고 복벽이 이완되며 돔(상위 부착부)이 가동적인 유형의 호흡이다(그림 6-17a 참조).

흉곽을 이완시키면서 복벽을 안정화함으로써 위와 같은 상황을 반전시키면, 횡격막의 수축은 그 하위 부착부를 들어 올리는 작용과 흉곽의 확장을 일으킨다(그림 6-17b 참조). 이를 대개 흉식호흡(chest breath)이라고 하는데, 이러한 호흡이 횡격막 이외의 근육이 작용해 일어난다고 생각하는 사람들이 많다.

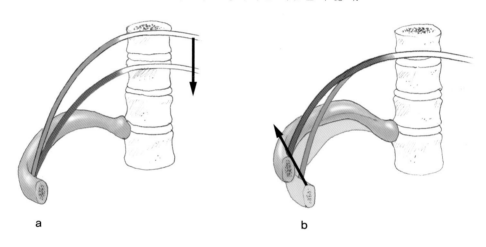

a   b

그림 6-17. (a) 흉곽이 안정적이고 복근이 이완된 상태에서 횡격막이 수축하면 상위 부착부가 내려간다. (b) 흉곽이 이완되고 상위 부착부가 복근의 작용에 의해 안정화된 상태에서 횡격막이 수축하면 흉곽이 위쪽으로 들린다.

흉식호흡은 스트레스 반응과 연관이 있기 때문에 나쁜 평판을 받아온 반면, 복식호흡은 신체에 대한 진정 효과로 인해 칭찬받고 있다. 이는 많은 사람에게 사실일 수 있지만 일반적으로 사실이 아니다. 긴장되고 긴박한 복식호흡을 하는 만큼이나 느긋하고 효율적인 흉식호흡을 하는 것이 가능하다. 요컨대 체내에서 호흡의 형태 변화의 위치는 그 호흡이 얼마나 효율적인지를 나타내는 신뢰할 만한 지표가 아니므로, 형태 변화의 한 위치는 건강에 유익하고 다른 위치는 건강에 해롭다고 지칭하는 것은 타당하지 않다. (제7장에서 지도지침 '날숨이 항상 진정시키는 것은 아니다'라는 글을 참조한다.)

이와 같은 오해는 횡격막 호흡과 소위 비횡격막 호흡이란 잘못된 이분법을 초래한다. 마비의 경우를 제외하면 횡격막은 '항상' 호흡에 사용되므로 '비횡격막 호흡'이란 용어는 이러한 이분법을 강화하는 불필요한 말이다.[8]

보행이 우리가 발로 하는 일인 만큼이나 틀림없이 호흡은 우리가 횡격막으로 하는 일이다.[9] 우리는 수련생들에게 그들이 부적절하게 걸어왔으니 곧 발로 걷기를 배우게 된다고 말함으로써 보행 훈련 수업을 시작하지는 않는다. 그렇지만 호흡하는 수련생들은 그들이 횡격막 호흡에서 배를 불룩하게 하는 올바른 방법을 배울 때까지 횡격막을 사용해오지 않았다는 말을 흔히 듣는다.

정작 문제는 횡격막이 효율적으로 작용할 수 있느냐이며, 이는 횡격막이 형태 변화에 영향을 미치는 기타 모든 근육과 얼마나 잘 조화할 수 있느냐를 의미한다. 요가 수행자들은 혼동을 일으키는 용어로 오해하지 않는다면 이를 보다 쉽게 성취할 수 있다.

---

8) 요가 기법에는 비횡격막 호흡이라고 할 만한 호흡법(kapalabhati, 정뇌[淨腦] 호흡)이 있는데, 이 호흡법은 횡격막을 이완시키라고 요구해 하부 복벽의 율동적인 수축에 의해 추진되는 복강 장기가 횡격막을 움직일 수 있도록 한다.

9) 이는 일반적인 사실이다. 횡격막이 마비되거나 발이 없는 사람들이, 기술의 도움을 받아 여전히 어떻게든 호흡하거나 걷는 사례가 있다면 그것은 오히려 이러한 사실을 입증하는 예외일 것이다.

3차원적 형태 변화의 엔진 조종

만일 흉강과 복강을 둘러싼 근육의 모든 작용을 이완시킬 수 있다면,[10] 횡격막의 작용으로 하부 및 상부 부착부가 상대방 쪽으로 자유로이 움직이고 흉부와 복부가 모두 동시에 움직일 수 있을 것이다. 이러한 다차원적 잠재력을 막는 경향이 있는 것은 중력 속에서 인체의 질량을 지지하고 움직일 필요성이며, 이로 인해 많은 호흡 안정근(자세근이기도 함)이 호흡의 모든 단계에서, 심지어 바로 누워 있는 동안에도 활성화된 상태를 유지한다. 이와 같은 관점에서 우리의 자세 습관은 호흡 습관과 같은 의미의 말이다.

요가의 아사나 또는 호흡 수행(프라나야마)에서 접하는 특정한 패턴은 흉강과 복강의 형태를 변화시킬 수 있는 보조근육(accessory muscles, 횡격막 이외의 근육)의 작용으로 인해 일어난다. 보조근육과 횡격막 간의 관계는 자동차에 비유하자면 조향 장치와 엔진 간의 관계와 동일하다. 엔진은 자동차를 움직이는 주요 장치이다. 자동차의 기능과 관련이 있는 모든 기계적 및 전기적 움직임은 엔진에 의해 일어난다. 마찬가지로 호흡에서 흉강과 복강의 3차원적 형태 변화도 주로 횡격막에 의해 일어난다.

운전할 때 운전자가 엔진에 대해 직접적으로 제어할 수 있는 기능은 회전 속도뿐이다. 엔진은 가속페달을 밟으면 더 빨리 회전하고 페달에서 힘을 빼면 더 느리게 회전한다. 마찬가지로 호흡할 때 사람이 횡격막에 대해 의지로 직접 제어할 수 있는 것은 그것의 타이밍뿐이다. 생리적 한도 내에서 사람은 횡격막이 작용하는 시점

---

10) 이를 경험할 수 있는 가장 비근한 예(궤도에서의 경우를 제외하고)가 엡섬 소금(Epsom salt) 0.5톤이 물 속에 녹아 있는 부유 탱크에서 무중력 상태처럼 소금물의 지지를 받거나 사해에서 떠 있는 것이다. 근육의 뿌리 깊은 습관적 자세 작용을 이완시키는 데에는 시간이 좀 걸리지만 그것은 가능하다.

을 제어할 수 있으나, 횡격막이 수축을 멈추면 흉강의 수동적 수축이 발생해 날숨이 일어난다. 마치 운전할 때 발에서 힘을 빼자마자 가속페달이 튀어 올라 감속이 일어나듯이 말이다.

운전자가 가속페달로 자동차를 조종하지 않는다는 점은 모두가 안다. 엔진의 힘을 특정한 방향으로 돌리기 위해서는 트랜스미션, 브레이크, 조향 및 서스펜션 장치가 필요하다. 마찬가지로 사람은 호흡을 횡격막으로 '조종하지' 않는다. 호흡의 파워를 제어하고 특정한 방향으로 조종하기 위해서는 보조근육의 도움이 필요하다.

이렇게 엔진에 비유해보면 횡격막의 훈련 또는 강화로 호흡 기능을 개선한다는 생각은 잘못된 것이다. 결국 가속페달만 작동시키는 방법을 배운다고 운전이 개선되지는 않는다. 운전 연수에서 습득하는 기술은 대부분 차의 가속을 조향, 제동 및 주변 인식과 조화시키는 것과 관련이 있다. 마찬가지로 호흡 훈련은 보조근육 훈련이다. 신체의 모든 근육조직이 횡격막의 작용과 조화되고 통합될 경우에만 호흡이 효율적이고 효과적일 수 있다.

횡격막의 작용이 복부를 불룩하게 하는 것(복식호흡)으로 국한된다는 생각은 엔진이 자동차를 전진하게만 할 수 있고 후진에는 엔진 이외의 어떤 장치가 관여한다고 주장하는 것만큼 부정확하다. 이러한 오해가 자동차의 엔진과 트랜스미션 간의 관계를 이해하지 못하는 데 기인하는 것처럼, 이에 상응하는 호흡의 오해는 횡격막과 흉곽 움직임 및 보조근육 간의 관계를 이해하지 못해 생긴다.

전통적인 기시부 및 정지부 구분에 대한 이견

횡격막의 작용에 대한 혼동은 해부학 교과서에서 그 기시부(orgin) 및 정지부(insertion)를 잘못 구분한 데 기인할 수 있으며, 이는 횡격막의 근섬유가 수축할 때[11] 근육의 어느 쪽 말단부가 안정적이고 어느 쪽 말단부가 가동적이냐에 대해 운동학적 혼동을 초래했다.

전통적인 교과서는 횡격막의 하위 부착부를 이 근육의 기시부, 중심건을 정지부라고 말한다. 좀 더 면밀히 검토해보면 이러한 구분은 타당하지 않다. 횡격막의 하위 부착부(그림 6-12 참조)를 찾기 위해 흉골의 맨 아래에 손가락 끝을 대면 대개 검상돌기의 끝이 만져질 수 있다. 그런 다음 손가락으로 늑연골의 경계를 따라 훑어가면 거기서부터 등을 돌아 부유늑골 부위에, 그런 다음 요추의 꼭대기에 이르게 된다.

이렇게 몸을 막 더듬어간 매 접촉 지점에서 손가락 끝은 횡격막의 흉골, 늑골, 궁상인대, 또는 요추 부착부로부터 불과 0.6cm, 길어야 3.8cm 떨어져 있다. 손가락은 신체의 '표면'에 있고 그 중심부에 가깝지 않으며 막 더듬어간 그 어느 것도 부착부가 아니다.

그러면 손가락이 중심건에 있는 횡격막의 상위 부착부에 가까워질 수 있을까? 실제로 그렇지는 않다. 그건 신체의 중심부에 있기 때문이다. 이러한 사실은 이 구조물을 '중심(건)'이라고 표현하는 것이 적절한 이유이자, 중심건에 대해 대개 원위 구조물에 할애되는 용어(정지부)를 사용하는 것이 혼동을 일으키는 이유이다. 횡격막의 하위 부착부가 상위 부착부보다 더 원위인 것은 분명하지 않은가.

하위 섬유에는 가동적인 부착부가 있다

횡격막의 하위(원위) 근섬유는 모두 유연한 연골 및 인대에 부착되어 있으며, 흉곽이 지나치게 안정화되지 않는다는 가정하에 상당한 움직임의 잠재력이 있다. 검상돌기는 탄력 있고 유연한 늑연골과 이어져 있으며, 이는 늑골을 흉골에 부착하는 많은 관절을 형성하고 이들 관절은 흉곽 관절을 이루는 100개 이상의 관절에 속한다. 궁상인대는 밧줄 같은 긴 띠로 부유늑골의 끝에 부착되어 있다. 요추의 전면은 전종인대로 덮여 있으며, 이 인대는

---

11) 횡격막의 작용을 언급할 때 '수축한다'라는 말을 사용하기가 늘 까다롭다. 왜냐하면 이 말은 '더 작아진다'는 의미도 있으며, 이는 횡격막의 수축이 흉곽을 더 크게 만든다(그 내부 용적을 증가시킨다)는 사실로 인해 인지 부조화를 일으킬 수 있기 때문이다.

연골성 추간판의 전방면과 아울러 요추의 전방면에 고정되어 있다.

상위 섬유: 중심건과 돔

횡격막의 중심과 심장은 결코 떨어져 있지 않으며, 둘 다 배아 발생기에 흉강의 바깥에서 기원한다. 이러한 초기 단계에서 미래의 중심건은 횡중격(transverse septum)이라고 하며, 임신 4주째에 자궁 내에서 배아의 구조물이 안쪽으로 접히면서 횡중격은 심장과 함께 흉강으로 이동한다. 일단 제자리를 잡으면, 횡격막의 근육조직은 복벽의 내면으로부터 중심건 쪽으로 성장하며, 이는 중심건을 횡격막의 기시부로 구분하는 것이 더욱 타당함을 보여준다.

심막과 순환계의 나머지 부위에 단단히 고정되어 있기 때문에, 중심건은 흉강 내에서 수직으로 움직이는 능력이 제한된다(1.2~2.5cm). 그러나 중심건의 양측에서 위로 올라가는 돔 부분은 보다 가동적이다(평균 3~5cm, 혹은 잘 단련된 운동선수 및 요가 수행자에서 7~8cm). 이들 돔은 복강 내장을 강하게 밀어 내리는 능력이 있으며, 이는 상복부를 불룩하게 하는 것으로 나타나 흔히 복식호흡이라고 말하는 것을 대부분 설명한다.

결론

전통적인 교과서는 역사적으로 횡격막과 관련해 원위 구조물(하위 부착부)을 기시부로 그리고 근위 구조물(중심건에 있는 상위 부착부)을 정지부로 표현함으로써 그 기시부와 정지부의 구조적 구분을 반대로 하였기 때문에, 또 근육의 정지부는 가동적이고 근육의 기시부는 안정적이라는 가정 때문에, 횡격막이 배를 불룩하게 하는 작용이 '횡격막' 호흡이란 용어로 표현되어 왔다.

호흡 보조근육

횡격막이 호흡의 주요 근육이라는 데에는 일반적인 합의가 존재하지만, 호흡에 관여하는 기타 근육을 분류하는 방법은 다양하고 때로 상반된다. 예를 들어 늑간근에 관한 많은 근운동기록 연구에서 상충하는 결과가 나오며, 이는 아마도 해부구조와 호흡 습관의 변동이 원인일 것이다. 호흡의 정의를 다시 기술함으로써 우리는 보조근육(accessory muscles)을 '횡격막 이외에' 흉강과 복강의 형태 변화를 일으킬 수 있는 근육이라고 정의할 수 있다. 일부 상황 하에서 이러한 정의는 신체에서 거의 어느 근육에도 적용될 수 있으며,[12] 이는 그것만으로 호흡의 전신적 복잡성을 드러내지만 아울러 좀 더 구체적인 정의를 요한다.

명확히 하기 위해 우리는 보조근육을 들숨근이나 날숨근[13]으로 분류하는 것이 아니라, 흉강 용적의 증가나 감소를 일으킬 수 있는 부착부와 작용 방향을 지닌 근육으로 분류할 것이다(그림 6–18 및 6–19 참조). 이는 많은 날숨근이 들숨 작용 중 매우 활성화할 수 있고 그 반대의 경우도 마찬가지라는 관찰에 의해 필요성이 인정된 해부학적 대(對) 운동학적 구분이다. 이러한 용적 변화를 직접 이룰 수 있는 보조근육이 있는가 하면, 기타 근육의 안정화 작용을 요구하여 호흡을 보조하게 되는 근육이 있다. 이는 호흡 패턴의 분석이란 섹션에서 분명해질 것이다.

---

12) 우리의 팔과 다리가 외부 표면 및 저항에 대항해 밀고 당기는 다양한 작용을 통해 흉강과 복강의 형태 변화를 유도할 수 있다는 사실을 고려해본다.

13) 이들은 흔히 사용되지만 그리 정확한 용어가 아니라는 점을 시사하기 위해, 인용한 내용에서는 '들숨근'과 '날숨근'을 사용하여 그들 근육이 '그렇게 불리고' 있다는 점을 나타낼 것이다.

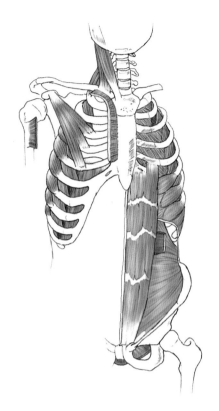

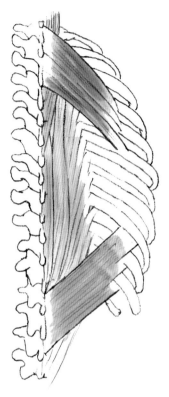

그림 6-18. 일부 호흡 보조근육. 파란색 근육은 흉강 용적을 감소시키는 작용을 하는 반면, 빨간색 근육은 흉강 용적을 증가시키도록 돕는다.

그림 6-19. 후거근(serratus posterior). 상후거근(빨간색)은 흉강 용적의 증가를 보조하고 하후거근(파란색)은 흉강 용적의 감소를 보조한다.

복강 및 흉강 보조근육

복강과 그 근육조직은 사방으로 주행하는 탄력 섬유로 모든 측면이 둘러싸인 물풍선으로 생각할 수 있다(그림 6-20). 여기에는 물풍선의 꼭대기에 있는 근육조직, 즉 횡격막(보조근육은 아님)이 포함된다.

횡격막의 수축과 함께 이들 근섬유의 단축과 신장은 무한히 다양한 호흡 관련 형태 변화를 일으킨다. 들숨에서 횡격막의 긴장도가 증가하면서 일부 복근의 긴장

도는 감소해야 횡격막이 움직일 수 있다. 모든 복근을 동
시에 수축시키면, 수직(상하) 차원으로 형태가 변화하
는 복강의 능력에 저항을 일으키기 때문에 숨을 들이쉬
기가 아주 어렵다. 아울러 복근의 상위 부착부는 흉곽
의 하부 경계에 직접 붙어 있기 때문에, 복근의 동원은
흉강이 좌우 및 전후로 확장하는 능력(그림 6-8 참조)에
직접 영향을 미친다.

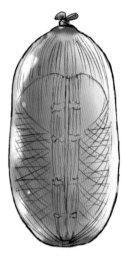

그림 6-20. 물풍선과 비슷
한 복강의 형태 변화는 사방
으로 주행하는 많은 층의 근
육에 의해 조절된다.

　호흡에 가장 직접적인 영향을 미치는 복근은 횡격막과
동일한 곳에 부착되어 있는 근육인 복횡근(transversus
abdominis)이다. 상복벽의 가장 깊은 층을 형성하는 이
근육은 흉곽 내면의 하부에 있는 늑연골 등에서 기시한

다. 수평으로 주행하는 복횡근의 근섬유는 수직으로 상승하는 횡격막의 근섬유
와 직각으로 맞물려(엮여) 있다(그림 6-21 참조). 이에 따라 복횡근은 흉곽을 확장
시키는 횡격막의 작용에 대해 직접 길항근(direct antagonist)이 된다. 복횡근과 동
일한 층에서 전흉벽의 내면으로 이어지는 수평 근섬유는 늑골 내림근인 흉횡근
(transversus thoracis)인데, 위와 같이 흉곽을 축소시키는 복횡근의 작용을 위로 전
흉벽까지 연장한다.

　마찬가지로 복벽의 나머지 층을 형성하는 근육도 흉강에 상응하는 근육이 있다.
외복사근(external oblique)은 외늑간근(external intercostal)으로 바뀌고 내복사근
(internal oblique)은 내늑간근(internal intercostal)으로 바뀐다(그림 6-22 참조). 흉
벽 및 복벽 층을 형성하는 이 모든 근육 가운데 오직 외늑간근만이 흉강 용적을
증가시킬 수 있다. 나머지 모든 근육은 흉곽을 하강시키거나 횡격막의 하향 움직임
에 저항해 흉강 용적을 감소시킨다.

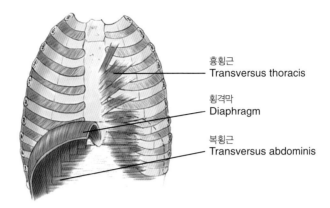

그림 6-21. 흉벽을 뒤에서 보면 횡격막과 복횡근이 맞물려 서로 완전히 직각을 이룬다는 점을 알 수 있다. 이는 주동근-길항근, 들숨근-날숨근이 짝을 이룬다는 사실을 분명히 보여주며, 이러한 사실은 프라나와 아파나란 요가 개념의 구조적 바탕이 된다.

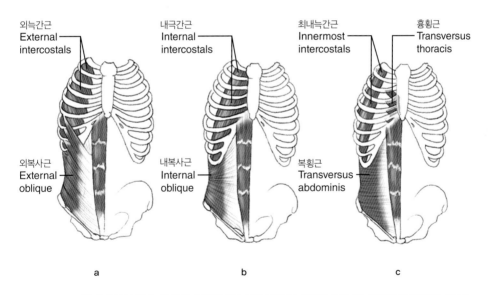

그림 6-22. 그림에서 복부 및 늑간 근육 층들의 연속성을 보면 (a) 외복사근은 외늑간근으로 바뀌고, (b) 내복사근은 내늑간근으로 바뀌며, (c) 복횡근은 앞쪽에서 흉횡근으로 그리고 뒤쪽에서 최내늑간근으로 바뀐다는 것을 알 수 있나.

흉곽의 움직임과 늑간근의 작용

흉곽이 어떻게 움직이는지를 명확히 알고 있지 않으면 늑간근의 작용을 이해할 수 없다. 이미 말하였듯이 흉곽은 상하, 좌우 및 전후 등 3개 차원으로 모두 용적을 증가시키고 감소시킨다. 이는 자주 양동이 손잡이(그림 6-23a)와 펌프 손잡이(그림 6-23b)의 움직임에 비유된다. 그림 6-7에서는 아코디언 그림으로 흉강의 용적 변화를 설명했다. 이러한 그림들은 유용하지만 한계가 있는데, 아코디언의 주름처럼 늑골이 호흡 중 서로를 향해 그리고 서로에게서 떨어져 움직인다는 잘못된 가정을 초래할 수 있기 때문이다.

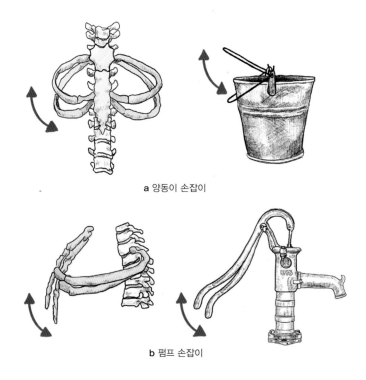

a 양동이 손잡이

b 펌프 손잡이

그림 6-23. (a) 양동이 손잡이로 나타낸 상하 및 좌우 차원에서와 (b) 펌프 손잡이로 나타낸 전후 및 상하 차원에서의 늑골 움직임.

이는 사실이 아닌데, 늑간 공간은 호흡의 모든 단계를 통해 일정한 상태를 유지하기 때문이다. 대신 늑골은 상호 간의 거리를 유지하면서 서로 간에 미끄러진다. 늑간근의 비스듬한(경사진) 방향이 한쪽이나 다른 쪽 방향으로의 이러한 미끄러지는 움직임을 보조할 수 있다(그림 6-24). 빨간색 점선을 보면 중립 자세(그림 6-24b)에서는 곧게 정렬되어 있으나, 흉강 용적이 감소하거나(그림 6-24a) 증가하면(그림 6-24c) 늑골이 서로 간에 미끄러지기 때문에 정렬이 어긋난다. 각각의 단계에서 단축되는 늑간근은 빨간색으로, 신장되어야 하는 늑간근은 연보라색으로 표시되어 있다.

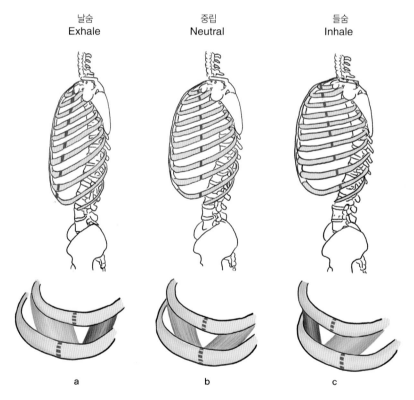

그림 6-24. 늑간근이 늑골의 미끄러지는 작용을 보조한다는 점은 빨간색 점선의 정렬이 어긋난 것을 보면 알 수 있다. (a) 날숨에서 내늑간근의 보조를 받아 이루어지는 흉강 용적의 감소, (b) 중립 자세에서의 흉강 용적, 그리고 (c) 들숨에서 외늑간근의 보조를 받아 이루어지는 흉강 용적의 증가.

이는 호흡(형태 변화)의 어려움을 촉진할 수 있는 주요 요인에 대한 통찰력을 제공하는데, 들숨근이 흉강 용적을 증가시키기 위해 해야 하는 작용의 양은 흉강 용적을 감소시키는 근육이 호흡 작용에 가하는 자신의 저항을 풀어주는 능력에 직접적으로 의존한다. 이는 데시카차르의 또 다른 심오한 관찰, 즉 "당신이 날숨만 관리하면 들숨은 스스로 관리된다"는 말과 연관이 있다.

기타 보조근육

일부 목, 가슴 및 견갑대 근육이 흉곽을 위로부터 들어올려 흉곽의 용적을 증가시킬 수 있으나(그림 6-25 참조), 이러한 작용의 효과는 횡격막과 외늑간근보다 훨씬 더 떨어진다. 횡격막은 아래로부터 흉곽을 올리고 외늑간근은 늑간 공간 내로부터 흉곽을 들어 올린다.

이들 근육의 통상적인 역할은 호흡이 아니며, 그 위치와 부착부로 인해 흉곽에 들어 올리는 영향력을 발휘하지 못한다(특히 흉쇄유돌근과

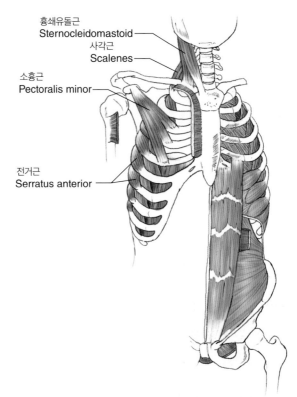

흉쇄유돌근
Sternocleidomastoid

사각근
Scalenes

소흉근
Pectoralis minor

전거근
Serratus anterior

그림 6-25. 호흡의 보조근육으로 작용할 수 있는 목, 가슴 및 어깨 근육. 흉쇄유돌근은 쇄골과 흉골, 사각근은 1번 및 2번 늑골, 소흉근은 3번에서 5번까지의 늑골, 그리고 전거근은 1번에서 8번 또는 9번까지의 늑골을 들어 올릴 수 있다.

사각근은 쇄골, 흉골과 첫 두 늑골만 들어 올릴 수 있다). 머리, 목과 견갑대를 움

직이는 이 근육들은 대개 근위부(몸의 중심부 쪽)가 안정적이고 원위부(몸의 주변부 쪽)가 가동적이다. 이들 근육이 흉곽을 확장하기 위해서는 이러한 관계가 반대로 되어야 한다. 근위 기시부를 가동화하려면 한층 더 많은 근육(특히 무엇보다도 후방 목 근육, 견갑거근, 능형근과 승모근)이 먼저 원위 정지부를 안정화해야 하는데, 그러한 근육들은 호흡 장애가 있는 사람들에서 눈에 띄게 긴장되어 있을 수 있다.[14]

이와 같은 모든 요인으로 인해 이들 근육은 보조근육 가운데 효율성이 가장 떨어지며, 이들 근육으로 숨을 들이쉴 때 요구되는 근육 안정화의 정도를 고려한다면 산소공급의 순이익이 낮아 그러한 호흡은 형편없는 에너지 투자가 될 수 있다. 그 때문에 호흡 개선은 보조근육의 긴장 감소로 관찰할 수 있으며, 이는 형태를 변화시키는 능력이 대단히 효율적인 횡격막이 방해를 받지 않은 채 작동할 수 있을 때 일어난다.

호흡 패턴의 분석

호흡 기전에 이용할 수 있는 무한한 변형의 복잡성과 미묘함을 담아낼 수 있는 간단한 공식은 없다. 단순화하기 위해 우리는 뚜렷이 서로 다른 3가지 호흡 패턴을 일으키는 근육 작용을 분석하되, 이들 패턴이 각각의 개인마다 다르게 표현되리라는 점에 유념할 것이다.

'복식호흡'은 특정한 유형의 들숨을 형성할 때 날숨근이 어떻게 활성화될 수 있는

---

14) 폐기종이 있고 호흡이 절박한 사람들은 흔히 견갑대를 상승시켜 보조 호흡 작용에 더 영향력을 기울일 것이다.

지를 보여주는 예이다. 횡격막은 흉곽을 들어 올리는 근육이자 배를 불룩하게 하는 근육이기 때문에, 횡격막의 작용이 주로 복부에서 나타나기 위해서는 흉곽을 아래로 당기는 근육(내늑간근, 흉횡근과 기타 근육)이 늑골(하위) 부착부를 안정화해야 한다(그림 6-18, 6-20 및 6-23 참조). 아울러 복벽이 횡격막 돔의 하강에 의해 일어나는 장기의 전방 및 하방 움직임을 따를 수 있어야 한다. 요컨대 복식호흡은 횡격막의 하위 부착부를 안정화하면서 복벽을 이완시킴으로써 횡격막의 상위 부착부를 가동화한다.

'흉식호흡'은 횡격막의 상위 부착부를 안정화하면서 복벽을 동원함으로써 횡격막의 하위 부착부를 가동화한다. 이는 특정한 유형의 들숨이 어떻게 날숨근으로 형성될 수 있는지를 보여주는 또 다른 예이나, 복식호흡과 반대의 패턴이다. 흉식호흡에서는 하부 복근과 아마도 골반저근(pelvic floor muscles)이 횡격막의 중심건(상위 부착부)을 안정화한다.

지도지침

복식호흡을 지도할 때 흔한 지시는 "배를 확장시켜라"이지만, 호흡이 복강의 형태 변화로 나타날 때 용적의 변화는 동반되지 않는다. 보다 정확한(덜 매력적이긴 하지만) 말은 '배를 불룩하게 하라'는 것이다. "배로 호흡하라"는 틀린 말은 아니나, "배를 부풀리라"는 말은 공기가 복부로 들어가는 것을 암시해 틀린 말이다. 또한 '배'와 '복부'는 '위(胃)'로 대체되어서는 안 된다.

흉식호흡과 복식호흡에서 모두 횡격막(엔진)은 자신이 어떻게 해야 하는지 알고 있는 한 가지 일, 즉 자신의 한쪽 부착부를 상대 부착부 쪽으로 당겨 흉강 용적을 증가시키는 일만 한다는 점에 주목한다. 보조근육(조종 장치)은 한 부위는 안정화하고 다른 부위는 이완시켜 그러한 형태 변화의 방향을 잡는다.

뇌를 정화하는 정뇌 호흡법인 카팔라바티(kapalabhati; kapala는 '두개골', bhati는 '빛' 또는 '광채'를 의미함)는 아파나의 상향 움직임을 강하게 활성화한다. 이러한 작용은 깊은 하부 복근과 골반저근의 율동적인 수축에 의해 일어나며(그림 6-26), 이는 부분적인 능동적 날숨에 이어 부분적인 수동적 들숨을 일으킨다.

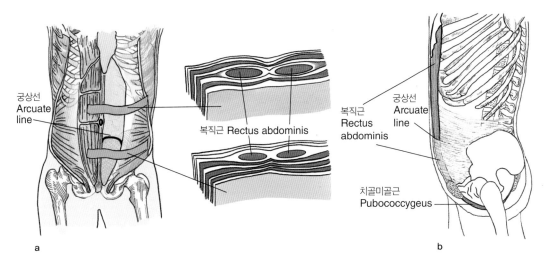

궁상선
Arcuate line

복근 Rectus abdominis

복직근 Rectus abdominis

궁상선 Arcuate line

치골미골근 Pubococcygeus

a   b

그림 6-26. 깊은 하부 복근과 골반저: (a) 복직근을 감싸는 복직근초(rectus sheath)는 외복사근, 내복사근과 복횡근의 건막으로 형성된다; 궁상선(활꼴선, arcuate line; 배꼽 높이에 있음) 위로는 복직근초의 전면 층이 외복사근과 내복사근의 건막으로, 후면 층은 내복사근과 복횡근의 건막으로 형성된다; 그러나 궁상선 아래로는 복직근이 내/외복사근과 복횡근의 건막으로 형성되는 전면 층 아래로 내려가 복부에서 가장 심층으로 위치하며, 치골에서는 치골미골근의 깊이로 있다; (b) 복직근에서 가장 낮고도 깊이 위치한 섬유와 치골미골근의 치골 부착부 사이에는 근막적 및 기능적 연속성이 있다(골반 격막).

복식호흡과 흉식호흡은 모두 특정한 유형의 들숨을 형성할 때 '날숨근'이 어떻게 활성화될 수 있는지를 보여주는 예이지만, 카팔라바티는 그 반대라서 '들숨근'을 동원해 날숨 작용을 촉진한다. 하부 복근의 수축이 내장을 위로 자유로이 움직이기 위해서는 흉곽의 하단이 외늑간근, 후거근과 늑골거근(levatores costarum) 같은 들숨근에 의해 들려야 하고 열려 있어야 하는데, 이러한 들숨근은 호흡 내내 활성화를 유지하게 된다. 복벽이 이완되고 횡격막이 활성화되는 복식호흡에서와 달리, 카팔라바티에서는 그 반대가 요구돼 복벽이 활성화되고 횡격막이 이완된다. 이는 비횡격막 호흡의 한 유형이라고 말하는 사람도 있을 수 있는데, 횡격막이 움직이긴 하지만 다른 근육에 의해 움직이기 때문이다.

기타 격막

호흡 격막(respiratory diaphragm)과 함께, 호흡운동은 기타 근육 격막의 작용을 요한다. 요가 수행자들이 관심을 가지는 작용은 골반 및 성대 격막(pelvic and vocal diaphragms)의 조화로운 작용이다.

골반 격막

물라 반다(mula bandha; mula는 '단단히 고정된' 또는 '뿌리', bandha는 '결합' '유대' 또는 '묶음'을 의미함), 즉 '뿌리 잠금'은 골반저근(pelvic floor muscles, 그림 6-27)에서 일어나는 들어 올리는 작용으로, 여기에는 복벽 심층의 하부 근섬유(그림 6-26b)도 포함된다. 물라 반다는 아파나를 위로 이동시키고 횡격막의 상위 부착부를 안정화하는 작용이다. 이러한 반다의 활성화는 복강 장기를 위로 이동시키고 이는 흉곽의 바닥으로 하여금 '위로 날아올라' 공간을 만들도록 요

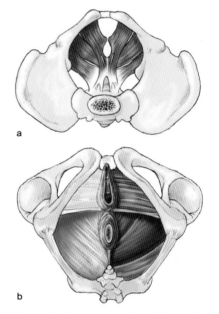

그림 6-27. (a) 위에서 본 그림으로 골반 격막에서 가장 깊이 있는 근육들이며, (b) 아래에서 본 골반저 그림으로 천층 및 보다 심층에 있는 근섬유들의 방향을 보여준다. 층이 더 얕을수록 보다 좌우로(좌골에서 좌골로) 주행하고 층이 더 깊을수록 보다 전후로(치골결합에서 미골로) 주행한다.

구한다. 이러한 들어 올리는 작용을 웃디야나 반다(uddiyana bandha), 즉 '위로 날아오르는 잠금'이라고 한다. 물라 반다와 웃디야나 반다는 사실 단일의 동일한 몸짓에서 바닥과 꼭대기이다. 웃디야나는 물라가 향해 오르는 공간이며, 물라는 웃디야나가 뿌리를 내리고 오르는 지지대이다.[15]

보다 천층에 있는 회음부 근섬유는 골반저를 들어 올리는 데 효율적인 근육이 아니므로 물라 반다에 동원할 필요가 없다. 또한 거기에는 항문 및 요도 괄약근이 포함되어 있으며(그림 6-28), 이러한 괄약근은 그림 6-1에서 보듯이 아파나의 하향 움직임(고체 및 액체 노폐물의 배출)과 관련이 있다. 호흡 수행에서 외항문괄약근을 의도적으로 동원하는 것은 물라 반다의 일부가 아니라 아쉬비니 무드라(ashwini mudra)[16]라고 하는 별개의 작용이다.

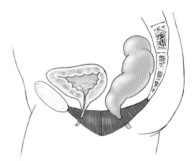

그림 6-28. 보다 천층에 있는 회음부 근섬유의 작용은 항문 및 비뇨생식기 괄약근과 관련이 있다.

성대 격막

그림 6-29에서 보듯이 호흡 통로로 가는 관문은 성문(聲門, glottis)이며, 이는 구조물이 아니라 성대(vocal cords) 사이

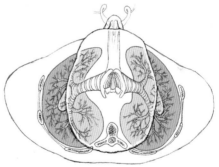

그림 6-29. 공기가 폐로 들어오고 나가는 통로로, 성대의 위치를 보여준다.

---

15) "뿌리를 내리고 오르라"란 암시적 지시는 원래 1981년에 출간된 아이린 다우드(Irene Dowd)의 가장 영향력 있는 저서 《뿌리를 내리고 날아라: 기능 해부학에 관한 7개 논문(Taking Root to Fly: Seven Articles on Functional Anatomy)》에서 영감을 받았을 가능성이 가장 높다.

16) 아쉬빈(ashwin)은 '말(horse)'을 의미한다. 아쉬비니 무드라는 '말의 몸짓'이란 뜻으로 말이 걸어 다니면서 항문을 조였다 풀었다 반복하며 배변하는 인상적인 모습에서 유래하며, 항문 조이기를 의미한다.

의 공간이다. 호흡, 음성과 자세로 수행하는 것이 무엇이냐에 따라 이 공간을 다양한 방식으로 조절하는 것은 인간 발달의 자연스러운 부분이다. 요가 훈련은 기도를 의도적으로 조절해(그리고 조절하지 않아) 이러한 습관을 의식하도록 도울 수 있다.

휴식 중일 때 성대를 조절하는 근육은 이완되어 성문은 좁아지지도 넓어지지도 않을 수 있다(그림 6-30a 참조). 이는 수면 중 그리고 요가에서 휴식과 회복에 더 중점을 두는 수행을 할 때 일어난다.

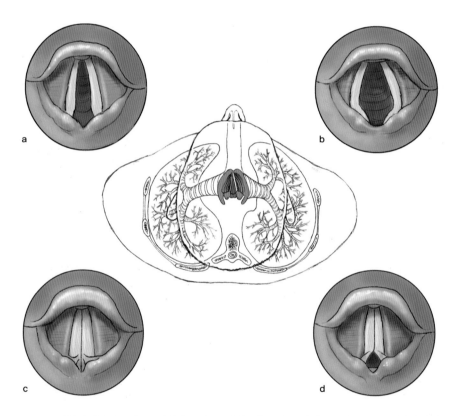

그림 6-30. 성대의 위치와 모양: (a) 이완된 모양, (b) 강제 호흡을 위해 최대로 열린 모양, (c) 말하기(발성)를 위해 닫힌 모양, (d) 속삭이는 대화를 위해 약간 열린 모양(또는 우자이).

말하거나 노래하는 단계들 사이에 신속히 숨을 들이쉴 때, 혹은 카팔라바티 또는 바스트리카(bhastrika, 풀무호흡; bhastra는 '풀무'를 의미함)처럼 깊고 빠른 호흡 운동을 요하는 호흡을 할 때에는 대량의 공기가 이동하도록 성대를 벌리는(외전) 근육이 수축하여 통로를 넓힌다(그림 6-30b 참조).

암송하거나, 노래하거나, 혹은 말할 때에는 성대가 모아지며(내전), 이에 따라 바깥으로 나가는 공기가 성대를 통해 밀려 나가면서 성대가 진동한다. 이러한 진동을 '발성(phonation)'이라고 한다(그림 6-30c 참조).

길고 깊으며 느린 호흡을 요하는 경우에는 성문이 부분적으로 닫혀 성대의 뒤쪽에서만 조금 열릴 수 있다(그림 6-30d 참조). 이는 속삭이는 대화를 하는 경우와 동일한 작용이며, 요가에서는 부드럽고 조용한 우자이(Ujjayi; ud는 '흘러나간다', jaya는 '승리'를 의미함), 즉 '승리의 호흡'을 일으키는 하나의 방법이다. 우자이를 더 강하게 보다 큰 소리로 변형한 호흡은 신체의 자세를 더 지지할 수 있으며, 다음 섹션에서 살펴보듯이 성문 위의 일부 인두 근육을 동원하게 된다.

비강호흡 대 구강호흡

비강호흡이 구강호흡보다 건강에 더 유익하다고 흔히 일컬어지는 데에는 설득력 있는 해부학적 이유가 있다. 다양한 연구가 비강 및 구강호흡에 관한 서로 다른 정의를 사용한다. 일부 연구자들은 들숨이 어디에서 일어나느냐에 근거해 호흡을 지칭한다(즉 코로 숨을 들이쉬고 입으로 숨을 내쉬는 것은 여전히 비강호흡으로 여겨지는 반면, 그 반대는 구강호흡이라고 한다). 대부분의 요가 자료는 코로 둘 다 숨을 들이쉬고 내쉬는 것을 비강호흡으로 받아들인다.

비강 내에는 코선반(turbinate)이라 하고 비갑개(鼻甲介, nasal concha)라고도 하는 뼈, 혈관과 조직으로 이루어진 조개껍데기 모양의 기관이 있으며, 이들 기관은 비강의 표면적을 늘려 코로 들이쉰 공기를 빠르게 덥히고 거르며 촉촉하게 하고 일관된 소용돌이로 만든다. 또한 코선반은 팽이 또는 뒤집힌 원뿔 모양을 가리키기도 한다(그림 6-31). 아래 그림은 이들 구조물을 대칭적인 것으로 묘사하고 있지만, 이는 실제의 신체에서 거의 사실이 아니다. 척추가 그렇듯이 대부분의 사람은 이들 구조물에서 어느 정도의 비대칭을 보이며, 가장 흔한 경우는 비중격의 편차이고 이에 따라 한쪽 콧구멍이 다른 쪽보다 구조적으로 더 열려 있다.

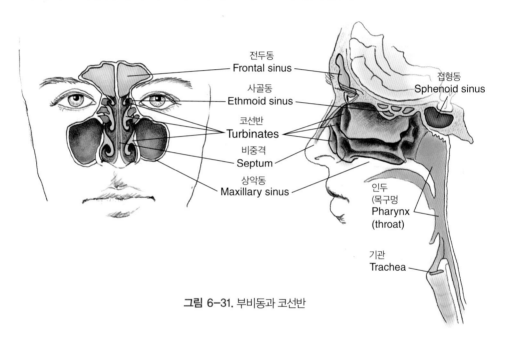

그림 6-31. 부비동과 코선반

비강 내에서는 중요한 혈관확장물질인 산화질소(nitric oxide)가 분비되며, 이 물질은 혈관의 평활근을 이완시켜 혈관을 확장한다.[17] 이는 혈류를 증가시키고 혈압을 낮춘다. 구강호흡에 비해 비강호흡은 더 많은 산화질소(그리고 그 혜택)를 폐와

---

17) 심혈관계의 신호전달 분자로 산화질소의 발견은 아주 중요한 업적이라 1998년 노벨 생리의학상을 로버트 퍼치고트(Robert F. Furchgott), 루이스 이그나로(Louis J. Ignarro)와 페리드 뮤라드(Ferid Murad)에게 안겼다.

혈류로 운반한다(Lundberg 등, 1996). 구강호흡은 더 많은 양의 공기를 폐로 공급하는 데 비해 비강호흡은 더 나은 질의 공기를 전달한다.

반다

들숨 및 날숨과 조화를 이루는 요가 움직임에서 세 가지 격막(골반, 호흡 및 성대격막) 모두가 우자이와 함께 작용한다. 호흡에 길이와 결(texture)을 더해주는 외에, 우자이의 성문 밸브는 복강과 흉강에 걸쳐 일종의 배압(back pressure, 압력 작용면의 반대쪽에 작용하는 압력)을 생성한다. 이 압력은 태양경배(sun salutation)에서처럼 빈야사(vinyasa, 배열 또는 배치) 요가에서 호흡과 동조화된 흐름을 수행할때 일어나는 길고 느린 굴곡 및 신전 움직임 중 척추를 보호할 수 있다. 요가 용어로 표현하자면 격막(반다)들의 이러한 조화로운 작용은 체내에서 스티라(안정성)를증가시켜, 기계적 응력(mechanical stress, 물체에 기계적 외력을 가할 때 물체 내부에 생기는 저항력)을 재분배함으로써 손상을 방지한다.

그림 6-32는 전방 굴곡으로 들어가는 신체에 대한 역학적 분석을 두 가지 관점에서 보여준다. 그림 6-32a에서는 몸통이 호흡의 지지를 받지 않은 채 움직인다. 흉강과 복강을 둘러싸는 호흡 근육조직이 동원되지 않기 때문에, 자세에 단일의 무게중심이 없다. 부분적 무게중심(B)이 긴 지레팔(C)에 작용하고 있는데, 그 받침점(A)이 취약한 요천추 이행부 내에 있다. 몸통의 하중이 후방 근육조직에 의해 제어되고 있으며, 그러한 근육조직은 짧은 지레팔의 말단(D)을 압박한다. 신체는 본능적으로 이러한 매우 형편없는 지레작용을 참지 못하며, 그 때문에 우리는 이와 같은 상황에서 척추 구조물을 자극하지 않기 위해 숨을 멈추거나 성문 밸브를 닫는 경향이 있다.

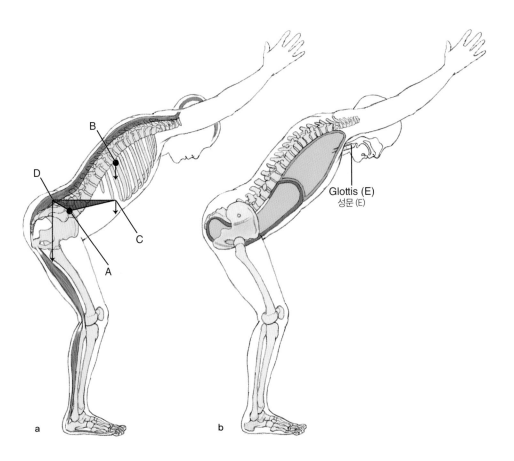

그림 6-32. (a) 호흡을 이용하지 않은 채 그리고 (b) 호흡을 이용한 채 척추를 지지하는 움직임.

그림 6-32b는 동일한 움직임을 나타내지만 우자이의 성문 밸브(E)를 이용하므로 자동적으로 호흡 근육조직을 동원한다. 이에 따라 척추는 안정화된 흉강 및 복강에 얹히기 때문에 척추의 전방면 전체가 지지를 받는다. 이제 신체에는 단일의 무게중심이 있으며, 이를 골반과 다리가 안전하게 지지하고 있다. 이를 흔히 전방 지지라고 한다.

이와 같은 종류의 저항을 통해 신체를 움직이고 지지할 경우에 추가 효과는 신체에서 열의 생성이다. 이러한 수행은 브라마나(brhmana)[18]라고 하며, 이는 열과 팽창을 의미하고 아울러 파워 및 힘의 증진과 응력을 견디는 능력을 의미한다. 또한 브라마나는 들숨, 영양분, 프라나 및 흥분와도 관련이 있다.

신체를 이완시켜 보다 수평적이고 회복적인 수행을 할 때에는 수직적인 자세 지지와 관련이 있는 반다와 성문 수축을 풀어줄 수 있느냐에 주목하는 것이 중요하다. 요가에서 이러한 이완 측면은 랑가나(langhana)[19]의 특성을 구체화한다. 랑가나는 냉기, 압축, 이완과 방출을 의미하고 아울러 민감성 및 내면 집중의 증진과 연관이 있다. 또한 랑가나는 날숨, 배출, 아파나 및 복부와 관련이 있다. (제7장 '지도 지침: 브라마나와 랑가나는 수행이 아니라 경험을 표현한다'를 참조한다.) 프라나야마 수행에서 반다의 역할은 이 장의 끝에서 다룬다.

호흡 지시와 척추 움직임: 3차원적 관점

그림 6-8, 6-23 및 6-24는 들숨과 날숨을 일으키는 일부 3차원적 흉강 형태 변화를 보여줬다. 그림 6-33은 날숨과 들숨이 어떻게 전후방 차원으로 흉강을 감소시키고 증가시키는지를 나타낸다. 그림 6-33b에서 위쪽 화살표는 들숨이 펌프 손잡이 작용을 통해 흉골 그리고 늑골의 앞쪽 부착부를 들어 올리는 것을 보여준다. 아래쪽 두 화살표가 나타내듯이, 들숨은 흉골을 척추의 앞쪽으로부터 더 멀리 움직

---

18) 여기서 brh는 '크게, 두툼하게, 혹은 강하게 하다' '증가시키다' 또는 '확장시키다'를 의미한다. 인도의 고대 의학인 아유르베다(ayurveda)에서 브라마나 치료는 영양분을 공급하고 열을 생성하며 신체의 덩치를 키운다.

19) 이와 관련해 laghu 또는 laghaya는 '가볍게 하다' '줄이다' 또는 '감소시키다'를 의미한다. 감소시키고 배출을 촉진하며 정화하고 신체를 가볍게 하려는 아유르베다 치료를 랑가나라고 한다.

이지만 또한 흉추를 흉골로부터 멀리 움직인다. 다시 말해 들숨은 척추의 가벼운 '굴곡'을 동반하여 흉강의 용적을 증가시킨다. 날숨에서는 반대로 흉강의 용적이 감소하고 척추의 1차 만곡이 감소해 '신전'을 향한 움직임이 일어난다(그림 6-33a).

이와 같은 관찰은 척추 '신전'을 하면서는 들숨을 그리고 척추 '굴곡'을 하면서는 날숨을 늘 지시하도록 훈련받아 온 요가 수행자 및 지도자에게 도전적인 탐구가 된다.

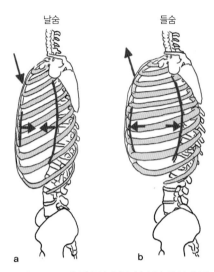

그림 6-33. 측면 모습으로 (a) 날숨에서 흉강의 형태 변화와 흉추 굴곡의 감소 그리고 (b) 들숨에서 흉강의 형태 변화와 흉추 굴곡의 증가를 보여준다.

고양이-소 자세(차크라바카아사나, chakravakasana; 그림 6-34)의 예로 되돌아가 보면, 이러한 지시는 해부학적 근거가 없고 그저 신체의 뒤쪽에 비해 앞쪽의 호흡 역학을 우대한 결과라는 점을 알 수 있다. 호흡을 포함해 신체의 모든 것은 3차원적이다. 신체의 앞쪽을 여는 움직임이 들숨의 일부인 것은 사실이지만(그림 6-34a), 그러한 움직임에 척추 신전을 추가하는 것은 실은 신체의 뒤쪽을 '닫는다.' 반면 날숨을 쉬면서 척추 굴곡을 수행하면 신체의 앞쪽에서 닫고 압축하는 작용을 일으키나, 또한 신체의 뒤쪽을 '연다.'

그림 6-34b는 반대의 경우로 호흡 지시가 신체 뒤쪽의 호흡 역학을 우대한 결과를 나타낸다. 많은 초보 수련생은 '올바른' 패턴을 선호해 이와 반대로 호흡하도록 지시받지 않는다면 자연스럽게 이런 패턴을 선호할 것이며, 아마도 그들이 들숨 작용을 폐활량의 60%가 자리하는 부위(뒤쪽)와 관련짓거나 그림 6-33a에 나타나 있듯이 날숨 작용을 흉추가 선호하는 움직임(신전)과 연결하기 때문일 것이다.

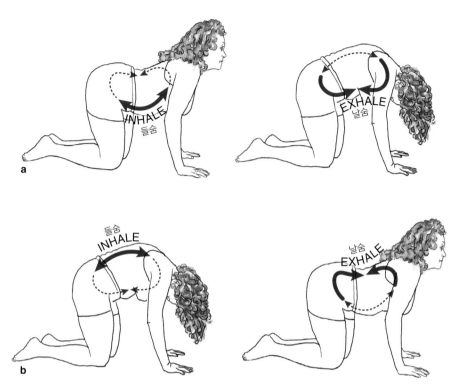

그림 6-34. 고양이-소 자세의 굴곡 및 신전 움직임에서 호흡의 초점: (a) 신체 앞쪽 호흡과 (b) 신체 뒤쪽 호흡.

호흡하고 움직이기: 습관에 대한 탐구

그림 6-34에서 보여준 두 가지 호흡 패턴을 사용해 고양이-소 자세의 움직임을 시도해보고 당신이 무엇을 인식하게 되는지에 주목한다. 하나의 패턴이 나머지 패턴보다 현저히 더쉽거나 어렵다고 생각되는가? 그렇다면 왜인가? 어떤 신체 구조물이 그러한 생각의 원인으로 여겨지는가? 아니면 그것은 당신이 받은 훈련에 기초해 확립된 습관적 호흡 및 척추움직임 패턴이 또는 당신의 몸에 대한 일부 견해가 원인인가?

호흡과 척추 움직임이 대개 호흡하거나 움직이지 않는 부위로 들어갔다면, 그건 어떠한느낌이 들었는가? 그건 유쾌하거나 불쾌하였는가, 혼란스럽거나 명확하였는가, 흥분시키거나 진정시켰는가? 차이를 인식하기가 어려웠는가? 이와 같은 질문에 대해 틀린 대답은없으며, 당신의 반응이 대혼란일지라도 그렇다. 데시카차르는 "혼란의 인식은 그 자체로 명확성의 한 유형이다"라는 유명한 말을 했다.

　　반면 혼란을 인식하지 못하는 것(당신이 무엇을 모르는지 모르는 경우)은 항상 발생이 예고되는 문제이다. 파탄잘리(Patañjali)의 《요가 수트라(Yoga Sutras)》에서는 이러한 상태를 아비드야(avidya, 무지)라고 하며, 이는 우리가 요가 수행을 통해 극복하려 하는 모든 장애(klesha[번뇌])의 근원으로 알려져 있다.

다시 논의하는 고유 평형: 압력 구역

고유 평형(intrinsic equilibrium)은 서로 결합되어 인간 몸통을 자기 지지적인 구조물로 만드는 여러 중요한 메커니즘을 말하며, 이러한 구조물은 내재적으로 상향 지지를 일으키는 경향이 있다. 몸통의 뼈 구성요소로서 척추가 고유 평형에서 중립을 찾는 작용에 대해서는 제5장에서 논의하였는데, 추간판은 앞, 뒤 및 옆 어디에서 압박을 받아 밀리든 섬유륜의 되밀기와 이를 돕는 전/후종인대에 의해 원래대로 되돌아가 척추체들을 다시 중립 위치로 되돌린다. 이처럼 밀고 되미는 힘들이 결합되어 척추 전체가 탄력 있는 구조물이 되고 그 조직이 끊임없이 에너지를 저장하고 방출한다.

　　또한 몸통의 기타 뼈 구성요소(흉곽과 골반)가 척추와 함께 이러한 특성을 공유한다고 지적했다. 이들 부위도 탄력밴드로 묶여 있는 코일 스프링처럼 기계적 장력 하에 서로 결합되어 있다. 흉부 수술을 위해 흉골을 절개하면 휘어진, 스프링 같은 늑골들이 다소 펴지면서 흉곽의 양측이 튀어 벌어진다. 이들 양측을 다시 봉합하기 위해서는 되밀어 합쳐야 한다. 골반의 앞쪽에서는 양쪽 치골지(pubic ramus)가 치골결합(pubic symphysis)으로 이어져 있는데, 치골결합은 압력을 받는 관절로 만

약 분리된다면 또한 튀어 벌어질 것이다.[20]

이와 같은 지지 메커니즘 가운데 아마도 가장 중요한 것이 몸통에서 형태가 변화하는 내장 구성요소일 수 있다. 몸통의 내장 구성요소인 골반강, 복강과 흉강 사이에는 압력차가 존재해 차례로 최고압, 중간압과 최저압을 보인다. 에너지는 항상 압력이 더 높은 곳에서 압력이 더 낮은 곳으로 이동하기 때문에, 골반강 및 복강 장기는 끊임없이 위로 흉강을 향해 이동한다(그림 6-35).

횡격막의 많은 기능 중 하나는 복강 장기가 흉강으로 들어가지 않도록 하는 것이다.[21] 신체의 이 모든 특성은 근육 수축과 관계없이 작동하며, 사실 고유 평형의 경험을 방해하는 것은

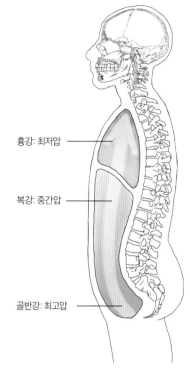

흉강: 최저압

복강: 중간압

골반강: 최고압

그림 6-35. 몸통의 압력 구역

바로 자세 및 호흡 근육조직의 무의식적이고 습관적인 작용이다. 그래서 가장 심오한 의미에서 중력과의 직립 관계를 확립하려면 근육을 올바로 작용시키기보다는 신체가 안으로부터 내재적으로 지지받는 자연적인 경향을 방해하는 습관적인 근육 작용을 찾아 풀어줘야 한다.

---

20) 임신 중에 존재하는 호르몬인 릴랙신(relaxin)은 골반의 뼈들을 서로 결합시키는 인대들을 유연하게 해서 뼈들이 출산을 위해 열릴 수 있다. 이들 뼈는 대개 그 후로 다시 결합된다.

21) 폐엽을 제거하면(폐엽 절제술) 흉강 내 압력이 낮아져 횡격막과 복강 장기가 위로 당겨져 여분의 공간을 채운다.

아그니: 요가의 기원에 관한 이야기?

이 장을 시작하면서 소화와 동화의 과정은 아그니의 영역이라고 말하였는데, 아그니는 고대에 신으로 숭배된 불을 의미하는 용어이다. 우리의 조상들에게 불이 대단히 중요하였던 것은 요가의 선사시대 기원에 대한 중요한 실마리를 제공한다.

여가 활동과 정확히 동일한 의미는 아니지만, 요가는 분업이 존재하는 사회 내에서 어느 정도의 자유 시간, 즉 여가의 추구를 요한다. 그렇다면 무엇으로부터 자유로운 시간이란 말인가? 깨어 있는 시간과 신체 에너지의 전부를 먹이를 추적하고, 채집하며, 씹고, 소화하는 데 바치거나, 아니면 자신보다 더 빠르고 더 크며 더 강하고 자신을 먹이로 삼고자 하는 배고픈 생물로부터 달아나는 데 바치는[22] 세계에서 생존하는 것으로부터, 자유로운 시간 말이다.

통증, 감정과 호흡

제5장에서 디스크 변성이 가장 흔한 유형의 척추 통증을 일으킨다는 견해에 의문을 제기했다. 그리도 만연한 고통과 장애의 근원을 설명하는 대체 이론이 있을까? 척추 통증으로 수백만 명의 사람이 진단, MRI, 투약, 수술과 재활을 받으며, 세계 경제는 치료와 임금 손실 형태로 해마다 수백억 달러의 비용을 치른다(Gaskin and Richard, 2011).

현저한 양의 임상 및 연구 증거(Sarno, 1977)가 지지하는 하나의 견해는 많은 유형의 만성 통증이 이렇든 저렇든 손상되거나 '고장 난' 신체 구조물에 의해 유발되는 것이 아니라, 무의식적인 정신적 스트레스와 감정에 대한 마음의 방어 기제에 뿌리를 둘 가능성이 더 높을 수도 있다고 시사한다(Rashbaum and Sarno, 2003).

이 이론은 감정을 억제하면 자율신경계의 작용을 통해 육체적 통증과 기타 증상을 유발하는 과정을 동반하며, 이는 근육, 신경과 건으로 가는 혈류를 감소시킬 수 있다고 제

---

22) 이는 제5장의 세포에서 지적한 라가(raga, 집착)와 드베샤(dvesha, 혐오) 활동과 동일한 것이다.

시한다. 이에 따라 산소 박탈(허혈)과 영향을 받는 조직에서 대사성 노폐물 축적이 일어나며, 이는 매우 고통스러울 수 있다.

허혈을 그림으로 설명하기 위해 앞서 해본 고양이-소 자세의 움직임 및 호흡에 대한 탐구를 고려해보자. 그러한 탐구를 시도해보았다면 신체 조직의 일부가 단축되는 것에 익숙할 때 신장되고, 대개 이완되어 있을 때 동원되고, 혹은 습관적으로 단축 상태로 유지되는 부위에서 더 길게 밀리도록 요구받을 가능성이 있다. 근육, 신경, 건과 결합조직이 움직임과 호흡에 반응해 자유로이 신장되거나, 동원되거나, 밀릴 수 없으면, 그들은 산소가 박탈될 수 있으며(허혈), 그 결과는 통증, 때로 아주 중증이고 아마도 만성인 통증일 수 있다.

많은 사람이 통증을 경험하면 요가 수행으로 이끌리는데, 그러한 수행에서 보다 통증이 없는 육체로 가는 길은 움직이고 호흡하는 방법을 배우고 현재에 관심을 집중시켜 자신이 느끼고 있는 것을 안전하게 인식할 수 있도록 하는 방법을 배우는 것만큼 간단할 수도 있다. 그러한 명확한 순간에는 감정상 평정심을 유지하는 것과 속 깊은 데서 올라오는 지지의 근원(소위 고유 평형)에 의해 떠받쳐지는 것 간의 차이를 깨달을 수 있다.

그 기원에 있어 요가는 주로 조용히 앉아 있는 것을 요구하였는데, 이는 상당히 힘써 수렵하고 채집한 먹이의 일부를 공유하기 위해 부족(部族)이 충분히 소중히 여길 필요가 있었다. 이는 분업을 필요로 했다. 이런 식으로 추론하면 선행인류가 불을 사용하기 시작하여 낮에 음식을 요리하고 밤에 포식자를 쫓아버리기까지, 그들은 큰 배를 작게 하고, 뇌를 크게 키우며, 숲에서 나오고, 불 주위에 조용히 앉아 보다 사교적인 생활을 배우지 못하였을 것이라는 결론에 이른다. 초기의 베다 경전이 달리 입증하지 못하는 것이 있다면, 그것은 전환을 위한 최초의 기술이 무수한 세대가 공동체의 불 주위에 앉아 보낸 무한한 시간에 의해 형성되었다는 것이며,

그러한 불은 그들을 상당히 인간답게 만들었다.[23]

불의 사용과 인간다움 사이에 이러한 불가분의 연계를 고려한다면, 최초의 베다 숭배가 아그니를 신으로 삼는 데 집중한 것, 그리고 최초인 것으로 알려진 호흡 수행이 프라나와 아파나의 내적 상호 바침(offering)과 이 둘의 아그니에 대한 바침을 기술하고 있는 것은 놀랍지 않다.

프라나야마, 프라나, 아파나, 슈슘나와 쿤달리니

복합어로 된 산스크리트어 용어는 나누어 어근을 번역하면 이해되며, 해석의 여지가 많은 과정이다. 프라나야마가 좋은 예인데, 요가 수련생들에게 익숙한 두 용어, 즉 프라나(prana; 호흡, 생명력)와 야마(yama; 제한하고 억제하며 저지하는 행위)로 흔히 나누어지기 때문이다. 이러한 해석으로 프라나야마는 흔히 '호흡 조절'이라고 번역된다. 그러나 프라나야마에는 긴 음절 '아(a)'가 있어 프라나에 이어 두 번째 어근이 아야마(ayama; 신장, 확장)가 된다. 더 나아가 접두어 '아(a)'를 뒤따르는 것의 부정 또는 반대를 의미하게 하는 음절로 보는 것도 불합리하지 않으며, 예를 들면 아비드야(avidya; 무지) 또는 야마의 5가지 덕목 중 첫째인 아힘사(ahimsa; 비폭력)가 있다. 따라서 프라나를 방해하지 않는 것을 프라나야마의 정의이자 목표로 보는 것은 설득력이 없지 않고 수행에 차원을 더한다. 호흡은 서로 다른 시기에 수의적 및 자율적 조절 하에 놓일 수 있기 때문에, 이 주제를 완전히 이해하려면 호

---

23) 리처드 랭엄(Richard Wrangham)의 명저 《Catching Fire: How Cooking Made Us Human》(2009)는 인간에서 불의 사용이 이전에 생각하였던 것처럼 40만 년 전의 호모 에렉투스와 호모 사피엔스 간 이행기가 아니라 대략 200만 년 전의 호모 하빌리스와 호모 에렉투스 간 이행기로 줄곧 거슬러 올라간다는 온갖 증거를 자세히 제시한다.

흡의 조절뿐만 아니라 우리가 호흡에 의해 조절되는 시기도 수용해야 한다.

고대 문헌에서 프라나야마 수행과 관련된 언급을 살펴보면《요가 야즈나발키아 (Yoga Yajñavalkya)》와《바가바드 기타(Bhagavad Gita)》에서 찾을 수 있다. 야즈나발키아는 프라나야마를 '들숨과 날숨(프라나-아파나)의 균형 잡힌 연결(사마요가)'이라고 정의한다.[24) 프라나야마의 관련 기법에서 이는 들숨의 행위를 코로부터 태양신경총(solar plexus; 명치) 쪽으로 하행하는 형태 변화로 경험하는 방식으로 호흡의 보조근육을 조작해 이루어진다.[25)

날숨을 위해서는 복부 및 골반저 근육조직이 태양신경총 부위 쪽으로 상행하는 움직임의 감각을 일으킨다 (그림 6-36). 이러한 맥락에서 반다의 수행은 하향 프라나와 상향 아파나의 통합을 돕기 때문에 타당하다.

아울러 프라나야마 수행에서 반다가 활용되면 강들의 형태 변화 움직임에 안정성을 부여해 신체에서 보다

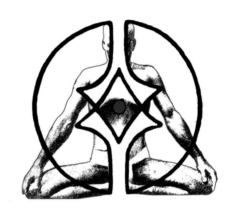

그림 6-36. 프라나(위쪽 화살표)와 아파나(아래쪽 화살표)의 상호 바침과 이 둘의 아그니(빨간색 원)에 대한 바침.

깊고 더 미묘한 공간들을 선호하게 되어 호흡의 보다 과도한 발현이 감소한다. 호흡 수행에서 '깊은'이란 말은 흔히 '매우 격렬한 또는 극심한'이란 의미로 이해되고 최대의 형태 변화 및 공기 운반을 격려하기 위해 사용된다. 그러나 '깊은'에 관해 제일 먼저 나오는 사전 정의는 '외측 가장자리나 표면으로부터 멀리 뻗어 있거나 위치

24) 'Prana-apana samayogah pranayama iti iritah.'

25) 이는 디르가 스와삼(dirga swasam)으로도 알려져 있고 대다수의 요가 전통이 가르치는 보편적, 3개 부위, 아래에서 위로의, 완전한 요가 호흡법과 반대이다. 데시카차르가 먼저 위에서 아래로의 기법을 보다 널리 가르치기 시작하였을 때, 그는 '거꾸로 호흡하는 요가 수행자'란 별명을 얻었다.

한이란 의미이다. 그러므로 깊은 호흡은 '속 깊은, 미묘한, 표면으로부터 가려진' 것이란 의미일 수 있다. 요가의 에너지 해부학에서 프라나가 움직일 수 있는 가장 깊은 공간(중심 통로)은 수슘나(sushumna)라고 한다.

《바가바드 기타》에 있는 글은 프라나와 아파나의 연결을 숨쉬기의 바침 또는 희생(juhvati)이라고 보다 명백히 말한다: "숨쉬기를 희생으로 바쳐 일부 사람들은 날숨을 들숨에 바치는 반면 다른 일부는 들숨을 날숨에 바친다. 일부 사람들은 프라나야마를 힘써 수행하고 들숨과 날숨을 (들이쉬고 내쉰 후 잠시) 멈추며, 순전히 생명 에너지의 조절에 몰두한다."[26] 그 다음에 나오는 글은 "일부 사람들은 음식을 억제하고 숨을 숨에 바친다. 이들은 모두 희생을 아는 사람들이고 그로써 불순물이 정화된다"고 말한다. 이들 가르침을 원숙하게 통합하고 무지(avidya)가 번뇌(klesha)의 근원이라는 파탄잘리(Patañjali)의 통찰력을 추가해, 데시카차르의 아버지이자 교수인 크리쉬나마차리아(T. Krishnamacharya)는 하타 요가 형상의 핵심 요소를 다음과 같이 재맥락화(recontextualization) 하였다: 해탈의 통로(수슘나)로 들어가는 입구에서 또아리를 틀고 잠을 자는 뱀(kundalini).

크리쉬나마차리아처럼 논리학 분야에서 고도의 훈련을 받은 학자에게 에너지가 휴면 상태일 수 있다는 관념은 모순적인 것으로 거부될 것이다.[27] 더욱이 이러한 휴면 에너지는 자신의 완전한 잠재력을 깨닫기 위해 각성 되어야 하는 두 번째의 보다 '영적' 유형의 프라나가 된다고 하는 주장도 기각될 것이다.

그렇지만 크리쉬나마차리아는 태곳적부터 요가 수행자들이 보고하는 경험으로 중심 통로로 분출하는 격렬한 상행 에너지는 부인할 수 없는 사실이라고 주장했다.

---

26) 바가바드 기타, 제5장, 제29절. 여기서 날숨을 들숨에 바친다는 것은 숨을 들이쉰 다음 내쉬기를 그치는 것이고, 들숨을 날숨에 바친다는 것은 숨을 내쉰 다음 들이쉬기를 그치는 것이다.

27) 논리학은 비모순 확인의 기술이라고 설명되고 있다. 크리쉬나마차리아는 니야야(Nyaya) 인도 논리학 분야에서 상위 학위 2개를 보유한 것으로 알려져 있다.

이는 그가 지적하곤 하듯이 무지(쿤달리니로 상징됨)에의 구속(무지로 번뇌하는 마음의 무기력을 나타냄)에서 해방되는 프라나 자체에 불과하다. 이러한 견해로 보면, 쿤달리니는 각성 되어야 하는 휴면 상태의 영적 에너지가 아니라 해탈의 통로인 수슘나로 가는 입구를 차단하기 때문에 제거되어야 하는 장애물이다(그림 6-37).

무지의 불순물이 정화되려면 무겁고 어두운 쿤달리니가 아그니의 열과 빛을 향해 위로 들려야 한다. 타파스(tapas; '타다' '연소하다' 등을 의미하는 tap에서 유래하며 니야마의 5가지 규율 중 셋째로 고행 및 타는듯한 열정적인 노력을 의미함)로 알려진 열을 통한 정화는 파탄잘리의 요가 수행 체계에서 또 다른 핵심 요소이다.[28] 호흡 역학으로 표현하자면 이러한 수행은 날숨(아파나)의 상향 작용을 사용하여 아그니가 타고 있는 곳인 태양신경총 쪽으로 쿤달리니를 들어 올리는 것이다. 들숨(프라나)의 하향 작용은 아그니의 열을 쿤달리니로 향하게 하

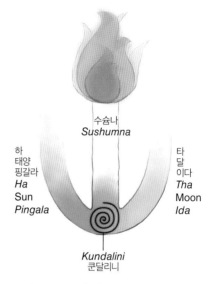

그림 6-37. 수슘나로 가는 입구를 차단하는 쿤달리니

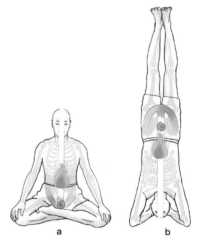

그림 6-38. 쿤달리니를 아그니에 내적으로 바치는 호흡: (a) 앉은 자세와 (b) 중력의 보조를 받는 전도 자세.

---

28) 파탄잘리의 《요가 수트라》, Sadhana Pada 2.1.

여 그것을 연소한다(그림 6-38a). 또한 이는 전도 자세(viparita karani, 358페이지)에서 전도 작용이 호흡의 관점에서 그렇게 높이 평가되는 이유를 밝혀주는데, 중력의 작용이 전도되면 쿤달리니가 이제 아그니의 타는 열 쪽으로 떨어진다(그림 6-38b).

이와 같은 견지에서 호흡 수행의 궁극적인 목적은 프라나와 아파나가 서로에게 바쳐지고 이 둘이 아그니의 화염에 바쳐지는 숨쉬기의 내적 희생을 이루는 것이다. 이는 우리의 번뇌를 일으키는 장애물이 바쳐질 수 있는 제단을 만들어 낸다.[29]

결론

인체에서 가장 깊고 가장 효율적인 해부학적 지지는 고유 평형에서 유래한다는 견해는 크리쉬나마차리아 및 파탄잘리가 제시한 요가 수행에 관한 관점과 일관되게 조화를 이룬다. 즉 우리의 건강, 자유 및 명확성에 본질적인 것은 없어지지 아니하며, 그 대신 차단될 수 있다. 그러므로 요가는 신체에서 클레샤(klesha, 번뇌)를 식별해 제거함으로써 이루어진다. 서문에서 소개한 파탄잘리의 크리야 요가(kriya yoga)에 대한 정의(우리가 변화시킬 수 있는 일[tapas, 고행]과 우리가 변화시킬 수 없는 일[isvara pranidhana, 복종]을 구분하는 분별[swadhyaya])에 다시 귀를 기울이면, 우리는 이제 이들 가르침이, 호흡(수의적인 것과 자율적인 것 모두)이 요가의 가장 심오한 원리들을 가르쳐주는 최고이자 가장 친밀하게 다가가기 쉬운 선생님이라는 생각과 어떻게 절묘하게 연관되어 있느냐를 알 수 있다.

---

29) 많은 요가 수련생은 이러한 견해를 《Brihadaranyaka Upanishad》 1.2.28에서 가져온 유명한 샨티 만트라(Shanti Mantra)를 연상시키는 것으로 인식할 것이다. 이는 온갖 종류의 인도 집회에서 기도문으로 널리 사용된다: "무지에서 저를 진리로 인도하소서; 어둠에서 저를 빛으로 인도하소서; 죽음에서 저를 불멸로 인도하소서; 옴(Om) 평화, 평화, 평화."

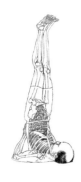

아사나의 한 가지 간단한 정의는 그것이 자세이자 요가 수행의 일부로 신체로 만드는 형태(체위)라는 것이다. 아사나의 보다 전통적인 정의는 그것이 좌법(坐法)이자 명상을 위해 앉는 자세라는 것이다. 일부 요가 전통에는 공식적인 아사나가 몇 안 되지만 일부 전통은 기타 움직임 수행으로부터 체위와 순서를 자유로이 채용한다.[1]

아사나에 관한 에이미의 유용한 설명은 '경험을 담는 그릇'이다. 아사나는 우리가 잠시 거주하는 자세이고, 우리가 들어가고 나오는 체위이며, 계속 흐르는 삶의 움직임에서 우리가 잠시 멈춰 달리 관심을 기울일 수 있는 장소이다. 이러한 관점에서 아사나는 특정한 근육 또는 근육군을 강화하거나 스트레칭 하기 위한 운동이 아니다. 비록 그러한 효과를 보일 수도 있지만 말이다.

각각의 아사나는 전신 수행이고 그러한 수행이 일어나는 동안 우리는 사물이 어떻게 나타나고, 어떻게 지속되며, 어떻게 용해되거나 변형되는지를 목격할 수 있다. 우리는 자세로 들어가고, 자세에 머물며, 자세에서 나오는 경험에 의해 우리가 어떻게 영향을 받는지, 그리고 그것이 우리의 삶에서 우리가 변화에 직면하는 기타 장

---

1) 아사나의 역사에 관한 훌륭한 연구가 이루어지고 있다. 더 자세한 내용에 관심이 있는 사람은 런던대학교 남아시아 섹션의 맬린슨(Mallinson), 싱글턴(Singleton)과 동료들을 살펴볼 수 있다.

소에 어떻게 영향을 미치는지 알 수 있다. 우리는 시간과 공간의 교차 속에 있는 한, 결코 실제로 정적이지 않으며, 끊임없이 움직이고 위와 같은 변화의 장소에 직면한다. 라반(Laban)은 "각각의 신체 움직임은 무한한 행위들의 연쇄 속에 묻혀 있고 거기서 우리는 직전 단계들 및 간혹 바로 뒤따르는 단계들만 구분한다"(1966, p. 54)고 지적했다.

개별 아사나는 단일의 움직임 또는 순간을 넘어서는 요가 수행의 일부이다. 수행은 어떤 패턴의 움직임, 호흡 및 생각의 주의 깊은 반복이라고 말할 수 있다. 일부 수행은 움직임에 더(아사나에서처럼), 일부는 생각에 더(명상에서처럼), 일부는 호흡에 더(프라나야마에서처럼) 초점을 둘 수 있다. 결국 이 모든 측면(움직임, 호흡, 생각)은 우리의 개인별 경험을 검토하는 데 서로 다른 접근법이 된다.

'수행'이란 말은 때로 숙달과 연관이 있으며, 이는 어떻게든 그러한 숙달을 보여줄 정도로 능숙해질 때까지 기술을 연습할 수 있다는 생각이다. 그건 우리가 제시하는 생각이 아니다. 대신 우리는 아사나 수행이 우리가 변화하면서, 변화하고 적응하는 탐색 및 탐구일 수 있다고 제안한다. 우리의 맥락(연령, 성별과 인종; 문화와 언어; 패밀리 패턴과 사회의 기대; 공식 및 비공식 교육 경험)은 모두 우리가 자신의 경험에 의미를 부여하는 방식과 자신의 수행을 경험하는 방식에 영향을 미친다.

아사나의 효과

일부 특성(흥분, 진정, 평온, 정화, 균형)은 종종 아사나에 기인한다. 아사나는 흔히 폭넓은 질환(당뇨병, 고혈압, 변비)에 도움이 된다고 말해지거나 일부 신체 부위(무릎, 천장관절, 목, 척추)에 안전하거나 위험하다고 분류된다. 이 책은 우리(저자들)가 지도하는 방식을 반영하고 있다. 우리는 아사나를 그런 식으로 규정하지 않으며, 어느 아사나가 신체에 어떠한 영향을 미치리라고 말하지 않을 것이다.

우리는 아사나를 포함해 모든 종류의 신체 움직임이 항상 신체 및 심리정서 상태에 영향을 미친다고 믿는다. 또한 우리는 사람의 맥락(개인의 상황, 이전 경험, 가정 및 목표)이 그의 아사나 경험에 영향을 준다고 생각하고 아사나의 효과는 의식적이든 혹은 무의식적이든 사람이 거기에 무엇을 가져오느냐에 달려 있다고 믿는다.

우리가 모든 참여자가 한 아사나에서 하게 될 경험을 구체화할 수 없듯이, 그들이 특정한 아사나, 어떤 요가 수업, 또는 어느 공간에서 안전하거나 불안전하게 느끼리라고 말할 수 없다. 우리는 탐구에 안전한 공간을 만들길 희망하겠지만, 사람들이 안전하고 위험한 모든 종류의 상황에 대처하리라고 믿는다.

아사나의 특정한 효과를 말하는 것은 모든 사람이 해야 하는 경험이 있다는 점을 마찬가지로 시사하고 그러한 경험을 하지 못하는 사람은 아사나를 부정확하게 하고 있을 수 있다는 암시를 던진다. 아사나는 경험을 담는 그릇이라는 생각을 염두에 둔 채, 우리는 대신 탐구하는 자세로 각각의 아사나에 접근하고 어떠한 경험이 자신에게 일어나는지를 알아보라고 제안한다.

위험한 아사나와 같은 것은 없다

위험한 아사나(혹은 안전한 아사나)가 정말로 없듯이, 아사나를 수행하는 위험한(혹은 안전한) 방식도 없다. 어느 아사나든 그것을 어떻게 배우느냐, 그것이 어떻게 변형되느냐, 수련생의 경험과 기술, 그리고 각자의 움직임 잠재력에 따라 안전하게 또는 위험하게 수행될 수 있다.

아사나를 위한 정렬

아사나의 효과와 함께, 일부 접근법들에서 자세를 안전하게 그리고 올바르게 수행하기 위한 정렬의 원칙을 논의하는 경우가 흔하다. 우리는 여러 이유로 이러한 표준화된 정렬 지시를 제시하지 않는다.

- **정렬은 상관적이다.** 정렬은 상대적인 용어이며, 다른 뭔가와 상관없이 존재하는 절대적인 개념이 아니다. 그건 뭔가와의 관계를 말하므로 "무엇과의 정렬인가?"라고 물어야 한다. 사람은 자신을 이념적으로 원리, 정당, 학파, 또는 스승과 정렬하거나, 아니면 육체적으로 물체, 표지물, 혹은 또 다른 사람과 정렬할 수 있다. 우리는 결코 정렬될 수 없는 것이 아니라 뭔가와 정렬되어야 한다. 그래서 "다리의 올바른 정렬을 찾아라"와 같은 말은 우리가 다리를 무엇과 정렬할지를 알 때까지는 불완전한 말이다.
- **정렬에는 많은 종류가 있다.** 움직임의 수행에서는 다양한 해부학적 또는 생리학적 관점에서 정렬을 찾을 수 있다. 사람은 장기가 어떻게 느껴지느냐에 따라, 신경의 경로에 따라, 혈액이 가장 원활하게 움직이는 것이 어떻게 느껴지느냐에 따라, 혹은 근육에서 스트레칭 감각을 추구하기 위해 자신을 정렬할 수 있다. 또한 에너지 또는 감정을 기준으로 자신을 정렬할 수 있다. 즉 무엇이 안전하거나 편안하게 느껴지느냐, 나디 또는 차크라의 어디에서 에너지의 흐름을 느끼냐, 혹은 그저 무엇이 옳다고 느끼냐에 따라 말이다. 사람이 선택하는 관점은 자신이 수행하고 있는 요가의 스타일 또는 당시의 초점에 달려 있다. 올바른 답은 없으며, 그저 그것이 당시에 자신의 요구에 맞는지란 질문이 있을 뿐이다.
- **어느 하나의 정렬 지시가 모든 사람의 신체에 효과적이지는 않을 것이다.** 표준

화된 정렬 지시가 흔히 한 아사나를 안전하게 수행하기 위한 방식으로 제시된다. 하나의 단일 지시가 사람들이 한 아사나로 들어가고 나올 수 있는 모든 방식을 담아낼 수는 없다. 지시가 우리의 신체는 모두 동일하다는 가정에 입각한다면 한 사람에게 도움이 되는 것이 다른 누군가에게는 해가 되는 것일 수도 있다. 우리 신체에서 기본적인 뼈의 형태 및 관절의 방향은 거의 유전과 초기 발달에 의해 결정되고 사춘기 후에는 크게 변화하지 않는다.

예로서 2가지 아사나, 즉 하누마나아사나(hanumanasana; 그림 7-1a)와 우파비스타 코나아사나(upavistha konasana; 그림 7-1b)에서 경험할 수 있는 편안함 또는 어려움에 영향을 미칠 수 있는 요인들을 고려해보자.

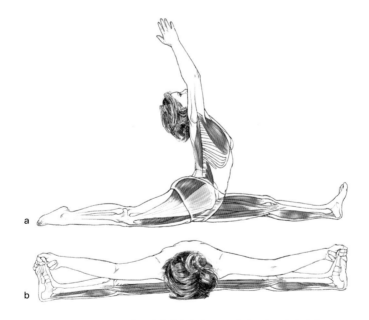

그림 7-1. (a) 하누마나아사나와 (b) 우파비스타 코나아사나

당신이 고관절에서 일어나는 일에 초점을 둔다면 어떻게 당신은 이들 아사나를 경험할까? 엉덩이가 이들 자세로 쉽게 움직인다는 느낌이 드는 가, 아니면 그것이 어려운가? 많은 요

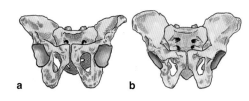

그림 7-2. 고관절 소켓의 방향 비교

인이 이러한 질문에 답을 설명할 수 있으나, 중요한 요인은 그림 7-2에서 볼 수 있다.

골반에서 고관절 소켓(비구, acetabulum)의 방향에 주목하면, 그림 7-2a에서는 소켓이 앞쪽으로 보다 상방을 향하고 있는 반면 그림 7-2b에서는 소켓이 측면으로 보다 하방을 향하고 있다. 뼈의 형태에 있어 이러한 차이는 고관절의 가동범위에 영향을 미치고 그림 7-1과 같은 아사나를 더 쉽게 또는 더 어렵게 느끼도록 할 수 있다.

대퇴골 전방경사(femoral anteversion)의 각도에도 차이가 관찰되며, 이것도 고관절의 기능적 가동범위에 영향을 미친다(그림 7-3). 대퇴골을 위에서 보면 양쪽 대

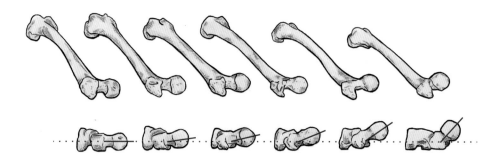

그림 7-3. 대퇴골 전방경사의 각도 및 대퇴경부의 길이 차이. 이들 뼈 가운데 어느 것이 정상인가? 그들 중 어느 것도 정상이 아니기도 하고, 또 전부가 정상이기도 하다.

대퇴과(femoral condyle)를 통과하는 내외 축에 대해 대퇴골두 및 경부를 통과하는

축이 앞쪽으로 나와 있어(전방 회전), 약 15도의 전방경사각(angle of anteversion)을 이룬다. 대퇴경부가 이러한 정상적인 전방경사각보다 크게 전방으로 회전되어 있는 경우를 과도한 전방경사, 정상적인 전방경사각보다 작게 전방으로 회전되어 있는 경우를 대퇴골 후방경사(femoral retroversion)라고 한다.

어느 뼈도 정상이 아니기도 한데, 인간 해부구조의 그림 또는 사진 표현으로부터 배울 수 있는 내용에도 불구하고 단일의 정상적인 구조물이 발견되는 경우는 없기 때문이다. 모든 뼈는 정상이기도 한데, 표현된 구조물로부터의 변이는 그걸 보유한 사람들에게는 정상이기 때문이다. 우리는 모두 이런 식으로 그리고 기타 무수한 방식으로 서로 다르나, 우리가 이론적인 '정상' 해부구조와 다르기 때문이어서는 아니다. 차이가 있음이 정상이다. 이 때문에 레슬리는 "아사나에는 정렬이 없으며, 사람들에는 정렬이 있다"고 말하길 좋아한다.

때로 아사나를 '안전하게' 수행하는 방식으로 해석되는 정렬 지시는 실은 그저 아사나를 '올바로' 수행하기 위한 지침인데, 여기서 올바로 수행한다는 것은 특정한 스타일 또는 접근법의 요가에서 제시하는 규칙에 따라 수행한다는 의미이다. 예를 들어 비라바드라아사나(virabhadrasana, 241페이지)에서 "앞쪽 무릎을 90도로 구부리고 발목 위로 두라"는 지시는 무릎의 안전성을 보장하지 못한다. 슬관절은 잠재적으로 균형 잡힌 관절강을 가지고 그 완전한 가동범위에 걸쳐 체중의 확실한 전달 경로가 될 수 있기도 하다(그리고 잠재적으로 90도 각도에서 그리고 발목 위에서 손상을 입을 수 있기도 하다). 슬관절의 안전성에 영향을 미치는 요인은 그저 무릎의 각도 또는 공간에서의 그 위치가 아니라 발에서 척추까지 전체 경로를 따라 일어나는 일이다. 아사나를 올바로 수행하기 위한 지시는 요가에 대한 특정한 접근법에서 오며, 각각의 접근법은 수행을 위한 나름의 관점과 목표가 있다.

요가 스타일이 다르면 아사나를 위한 지침도 다르다

서로 다른 스타일의 요가를 살펴볼 기회가 있다면 당신은 여러 아사나가 많은 스타일의 요가에 공통적이지만 아주 달라 보이고 매우 다르게 지도된다는 점을 인식하였을지도 모른다. 요가의 학파는 많고 아사나에 대한 그들의 접근법은 다양하며 아사나에서 옳거나 그른 것에 대한 그들의 견해도 폭넓다.

동일한 자세를 사용하여 움직임의 서로 다른 측면을 탐구할 수 있으며, 이는 자세의 모습을 변화시킬 수 있다. 예를 들어 파르스보타나아사나(parsvottanasana, 265페이지)에서 한 가지 스타일의 요가는 척추 굴곡에 초점을 둘 수도 있는 반면(이마를 무릎으로 가져가는 것처럼), 또 다른 스타일은 고관절 굴곡과 긴 척추(그리고 코를 정강이로 가져가는 것)에 초점을 둔다. 해부학적 관점에서는 아사나에 대한 이들 접근법의 어느 것도 더 나은 것 혹은 보다 해부학적으로 안전하거나 무탈한 것이 아니다. 어느 유형에서든 자세는 안정성과 수월성(스티라와 수카)을 지지하는 방식으로 혹은 손상을 초래할 수 있는 방식으로 수행될 수 있다.

그렇다고 자세를 수행하는 잘못된 방식은 없다고 말하는 것은 아니다. 긴 척추를 요구하는 스타일의 요가를 수행하는 경우에는 척추를 구부려 굴곡시키면 그러한 유형의 자세를 수행하는 데 옳지 않을 것이다. 자세를 어떻게 수행하느냐는 차이를 가져오나, 옳거나 그른 판단은 완벽한 아사나란 절대적인 견해가 아니라 각 개인의 신체와 목표를 위해 무엇이 효과적이냐에 근거한다.

지도지침: 브라마나와 랑가나는 수행이 아니라 경험을 표현한다

많은 아사나 및 프라나야마 수행은 전통적으로 브라마나 또는 랑가나로 분류되고 있다. 후방 굴곡과 들숨이 긴 호흡 비율을 요하는 아사나는 대개 브라마나로 불리는 반면, 전방 굴곡과 긴 날숨을 요하는 아사나는 랑가나로 여겨진다. 이와 같은 지나치게 단순한 견해는 한 가지 중요한 사실을 간과한다. 즉 브라마나와 랑가나는 특정한 수행과 관련해 개인이 할 수 있는 '경험의 표현'이지, 수행 자체가 아니라는 것이다. 다시 말해 아사나 및 프라나야마 운동은 그것을 수행하는 개인과 분리되어서는 고유의 효과를 가지지 못한다. 이러한 원리는 흔히 "아사나를 수행하는 것은 약을 먹는 것과 같지 않다"라고 말해지지만 약물도 개인마다 믿을만하게 일관된 효과를 보이지 않는데, 하물며 요가 기법은 어떨까? 누군가 후방 굴곡을 하면 진정되거나 전방 굴곡을 하면 불안을 일으킬 가능성이 꽤 있다. 이러한 일반화를 탐구를 위한 계기로 삼으면 유용할 수 있기는 하지만, 이를 결코 처방 또는 금지 규칙으로 받아들여서는 안 된다.

아사나의 개인별 적용

아사나를 통해 움직이는 방법에 대한 선택은 개인의 시작 상태에 달려 있다. 예를 들어 어깨가 벌어져 있는 사람은 견갑골에 대해 상완골을 내회전시키는 방법을 생각해볼 수 있는 반면, 상완와관절의 가동성이 떨어져 있는 사람은 팔을 가능한 한 많이 돌려 벌리는 방법을 생각해볼 수 있다. 두 동작은 아도 무카 스바나아사나(adho mukha svanasana, 얼굴 아래로 향한 개 자세; 389페이지)에서 기능적일 수 있는데, 이 아사나의 요체는 (신체 수준에서) 어떤 외적 기준에 의해 그것을 올바로 수행하는 것이 아니라 신체에서 모든 부위 간의 관계를 발견해 아사나의 경험이 전신(세포, 조직, 체액과 기관)에 걸쳐 반향을 불러일으키도록 하는 것이기 때문이다.

당신이 움직임을 시작하는 방식은 움직임의 질에 대단한 영향을 미친다. 수행과 능숙한 관찰을 통해 당신은 시작부터 움직임이 어떻게 신체를 통해 전달될 수 있는지와 그 움직임이 조직에 미칠 수 있는 영향을 알 수 있다. 당신이 무엇을 활성화하여 한 아사나로 들어가는지를 이해하면 그 아사나의 특성과 그것이 자신에 미치는 영향을 이해하는 데 도움이 될 수 있다. 당신이 어느 아사나에서 수많은 정렬 '교정'에 주의를 기울여야 하는 것으로 나타난다면, 우선 거기에 이르기 위해 자신이 밟은 단계들을 재고해보도록 해서 다르게 시작하면 다른 장소에 도달하는 데 도움이 되는지를 알아본다.

아사나는 그저 사지의 최종 배열이 아니라 그러한 배열로 들어가는 완전한 과정을 포함한다. 최종 결과보다는 과정을 살펴보면, 우리는 머리를 무릎으로 혹은 손을 바닥으로 가져가거나 기타 어떤 구체적인 목표에 이를 때까지 실제로 아사나를 수행하고 있지 않다고 느끼지 않으면서 자세의 난이도를 증가시키거나 감소시키는 응용자세를 개발할 수 있다. 수행을 개인에게 맞춰 각자가 아사나의 독특한 구현을 발견할 수 있다. 크리쉬나마차리아(T. Krishnamacharya)는 이러한 원리를 "요가의 본질은 수행을 개인에게 맞춰야 한다는 것이며, 그 반대가 아니다"라고 요약하고 있는데, 이는 그의 아들인 데시카차르(T.K.V. Desikachar)가 인용한 유명한 말이다(1992).

지도지침: 날숨이 항상 진정시키는 것은 아니다

진정을 찾기 위해서는 날숨에 집중하라고 말하는 지도가 흔한데, 날숨과 함께 생리적으로 심박수가 느려지고 혈압이 떨어지기 때문이며, 이는 때로 '이완 반응'이라고 한다. 이러한 이완 반응은 심혈관계에서 일종의 긴장도 저하를 가리키지만, 이와 같은 심박수와 혈압의 변화를 경험하면 어떤 사람은 이전의 경험 때문에 정서적 반응으로 오히려 불안을 일으킬 수 있다. 특정한 호흡 패턴이 그것이 일으키는 생리적 반응이 무엇이든지 간에 특정한 정서적 반응을 초래하리라는 보장은 없다.

이는 움직임의 경우에도 마찬가지라서, 흔히 후방 굴곡은 흥분시키는 것이고 전방 굴곡은 진정시키는 것이라고들 한다. 이러한 움직임이 일으키는 생리적 반응은 실재하나, 그런 반응이 그런 경험을 하는 사람에 의해 처리되는 방식은 생리학보다 훨씬 더 많은 변수에 달려 있다. 일부 사람들은 오히려 전방 굴곡이 마음을 불안하게 하고 후방 굴곡이 마음을 달래준다고 한다. 움직임의 정서적 효과에 대해서는 정확히 일반화할 수 없는데, 그러한 효과는 각 개인의 맥락에 의존하기 때문이다.

요가가 정신적 외상, 억압과 차별의 경험에 더 포용적이고 보다 반응적이려면, 지도자들이 아사나 또는 호흡 수행에서 모든 사람이 동일한 경험을 할 것이라고 하는 자신의 가정에 한층 더 눈을 떠야 한다.

아사나 분석

이와 같은 개인별 차이를 존중한다면 어떻게 우리는 아사나의 해부학을 분석할 수 있을까? 이 책의 나머지 장들에서 그것이 정확히 우리가 해부학과 운동학의 시각을 통해 하기로 선택한 일이다.

우리는 아사나가 최종 결과라기보다는 과정이라고 생각하기 때문에, 이 책을 만들 때 어느 순간을 사진에 담고 해부구조의 어느 부위에 초점을 두어야 할지는 도전 과제였다. 이 책의 목적상 우리는 흔히 수행되는 아사나에서 인식 가능한 측면이라고 생각되는 부분을 포착하는 순간을 찾고 그러한 부분을 개인의 근골격계와 호흡 메커니즘의 관점에서 분석하려 했다. 각각의 아사나에서 우리는 시작 자세를 선택한 다음 그러한 시작 자세에서 아사나를 일으킬 수 있는 관절 동작과 근육 작용을 확인했다.

또한 각각의 아사나에서 관절 동작과 근육 작용에 대해 뭘 말해야 할지도 도전 과제였다. 개인마다 신체는 독특하고, 중력을 지지하는 방식이 다르며, 근육을 동원하는 습관과 패턴이 다르다. 한 아사나에서 두 사람은 서로 다른 근육을 사용하여 동일한 관절 동작을 일으킬 수 있으며, 그러면 같은 아사나에서 완전히 다른 감각을 경험할 수 있다. 또한 사람들 각자는 stretching과 lengthening, 작용과 고정,

또는 통증과 이완 사이의 감각을 구분하는 나름의 방식이 있다. 사람들이 그러한 감각을 구분하고 표현하는 방식이 아사나에서 그들의 경험이 무엇인지를 형성할 것이다.

이 모든 어려움을 염두에 둔 채, 우리는 각각의 자세를 위한 지지기반으로부터 시작한 다음, 일련의 질문을 사용하여 뼈와 관절, 이어 근육의 작용을 분석했다.

시작 자세와 지지기반

지지기반(base of support)은 신체가 지면과 접촉하는 부위이고 이러한 부위를 통해 체중 부하의 힘이 아래쪽 지면으로 전달되며, 그 결과 지지 에너지가 생성되어 위쪽 신체로 올라간다.[2]

이 책에 소개된 자세들은 다음과 같은 자세로 시작하며, 이들 시작 자세는 지지기반에 의해 확인된다. 어느 아사나라도 다양한 시작 자세에서 일어날 수 있으나, 우리는 아래 각각의 자세에 대해 가장 단순하다고 생각되는 진입 자세를 사용했다.

선 자세: 발바닥으로 지지한다(제8장).

앉은 자세: 골반 바닥으로 지지한다(제9장).

무릎 꿇은 자세: 무릎, 정강이와 발등으로 지지한다(제10장).

바로 누운 자세: 신체 뒷면으로 지지한다(제11장).

엎드려 누운 자세: 신체 앞면으로 지지한다(제12장).

팔로 지지한 자세: 상지로 (적어도 부분적으로) 지지한다(제13장).

---

2) 정렬을 위한 가능한 지도지침은 중력과 지지의 이중 힘이 어떤 이상적인 자세 또는 체위와의 관계를 형성하기보다는 우리의 움직임을 형성할 수 있다는 견해에 기초할 수 있다.

관절 분석

아사나를 위한 지지기반을 확인한 후, 우리는 다음과 같은 질문을 해서 관절의 동작을 분석한다.

축성 골격(몸통 뼈대)에서

척추는 무엇을 하고 있는가?

척추가 자세를 유지하면서 공간에서 움직이고 있는가, 아니면 관절 움직임을 일으키고 있는가?

척추가 관절 움직임을 일으키고 있다면, 관절 동작은 무엇인가?

척추가 관절 움직임을 일으키지 않고 공간에서 움직이고 있다면, 어디에서 관절 움직임이 일어나고 있는가?

부속 골격(팔다리 뼈대)에서

어떤 관절이 초점이 되는 관절(초점 관절)인가?

초점 관절이 관절 움직임을 일으키고 있는가 또는 공간에서 움직이고 있는가, 아니면 둘 다인가?

초점 관절이 관절 움직임을 일으키고 있다면, 관절 동작은 무엇인가?

초점 관절이 공간에서 움직이고 있다면, 어디에서 관절 움직임이 일어나고 있는가?

그림은 전체 움직임에서 분리한 순간이기 때문에 움직임이 이루어진 순서는 알 길이 없다. 열거된 순서는 어떤 순서가 가장 좋다거나, 적절하다거나, 혹은 가장 효과적이라는 것을 시사하지 않는다. 이들 자세로 들어가거나 나오는 데 있어 단일의 올바른 방법은 없으며, 당신이 하는 각각의 선택은 서로 다른 경험을 일으킬 것이다.

근육 분석

일단 주요 관절 동작이 무엇인지가 분명해졌으면, 근육을 고려할 수 있다. 이는 보다 복잡한 절차이다. 왜냐하면 어느 근육을 동원되는 근육으로 포함시켜야 하는지를 확인하기 위해서는 중력과의 관계와 기타 저항의 주요 지점을 고려해야 하기 때문이다.

근육들의 선택을 좁혀 초점을 맞추기 위해서, 우리는 다음과 같은 질문을 한다.

관절 움직임이 일어나는 관절에서

관절 동작은 무엇인가? 무엇이 관절 동작을 일으키는가?

관절 동작이 중력과 조화를 이루어 몸통 또는 사지의 하중이 관절 동작을 일으키는가? 그렇다면 우리는 중력의 당김을 조절하는 신장성 근육 작용을 살펴보게 된다.

관절 동작이 몸통 또는 사지의 하중을 바닥에서 반대쪽으로 들어 올리거나, 혹은 또 다른 종류의 저항에 대항해 움직이도록 하는가? 이런 경우라면 우리는 중력의 당김을 극복하는 단축성 근육 작용을 살펴보게 된다.

관절 움직임이 일어나고 있지는 않지만 자세를 유지하고 있는 관절에서

중력의 당김이나 또 다른 신체 부위의 작용처럼 외부의 힘이 있어, 아무것도 활성화되지 않는다면 관절이 당겨져 그러한 자세에서 벗어나게 되는가? 그렇다면 관절에 변화가 없더라도 관절이 공간에서 움직이면서 자세를 유지하기 위해 근육 작용의 변화가 필요할 수 있다.

등척성 수축은 어떤가?

근육 분석과 관련해 당연히 제기될 수 있는 질문 하나는 "자세들은 모두 정적인데, 왜 모든 근육이 그저 등척성 수축을 하고 있지 않는 것인가?"이다. 책 속에서는 아사나의 최종 자세가 불쑥 눈앞에 나올 수 있지만, 실생활에서는 신체가 느닷없이 그저 자세로 나타나지 않는다. 이 때문에 우리는 어떤 자세로 있는 방법이 아니라 시작 자세로부터 그러한 자세로 들어가는 방법을 설명하고 있다.

당신이 언제든 움직임이 없는 상태에 있을 수 있다는 생각은 잘못된 것이다. 가장 기본적인 수준에서, 호흡 구조물들의 3차원적 작용은 결코 그리 오래 멈추지 않는다. 책과 같은 2차원적 매체로 소통해야 하는 목적상 우리는 최종 자세를 언급할 수도 있으나, 이는 움직임의 끝없는 진행에서 그저 스냅 사진에 불과하다.

각 자세에 대한 정보

간혹 변동이 있긴 하지만 각각의 자세에 대한 설명에는 다음과 같은 섹션이 포함되어 있다.

- **이름:** 각각의 아사나는 산스크리트어 이름과 번역된 영어 이름으로 소개된다. 아울러 자세 이름의 의미나 배경을 명확히 하기 위해 이를 간단히 설명하는 글도 추가되어 있다.
- **관절 동작:** 아사나로 들어가는 과정에 관여하는 주요 관절은 그 동작(굴곡, 신전, 내전, 외전, 회전 등)에 따라 확인한다.
- **근육 작용:** 열거된 관절 동작을 일으키는 근육은 수축의 종류(단축성, 신장성, 또는 등척성), 그 이름 및 일반적인 작용에 의해 확인한다. 일부 경우에는

신장되기는(혹은 '또한 신장되기는') 하지만 반드시 활성화되지는 않는 근육을 나열해 신장성 수축에서 활성적인 근육과 구분한다. 일부 사람들의 경우에 이러한 근육은 움직임의 초기에 스트레칭 감각을 일으킬 것이나, 다른 일부의 경우에는 가동범위가 훨씬 더 진행될 때까지 스트레칭 감각이 없을 것이다.

- **지침:** 주목해야 할 것들에 대한 견해, 잠재적으로 도움이 되지 않는 패턴, 기타 당신 자신의 탐구를 위한 출발점 등이 제시된다. 정렬에 대해 제안을 할 때 우리가 일반적으로 출발하는 관점은 골격계에 관한 장에서 논의된 바디마인드 센터링 견해에 기초한다. 즉 균형 잡힌 관절강을 찾고 뼈와 관절을 통한 하중의 확실한 전달 경로를 찾는 것이다.

- **호흡:** 아사나와 당신의 호흡 간 효율적인 상호관계를 수립하기 위해 구체적인 호흡 지침이 제시된다.

- **그림:** 이 책에 실린 아사나의 이미지는 여러 세션을 통해 촬영한 모델들의 사진에 근거한다(그림 7-4). 일부 사진의 관점은 이례적인데, 이들 사진은 큰 아크릴판을 사용해 아래로부터 찍거나 사다리를 이용해 위로부터 찍었기 때문이다.

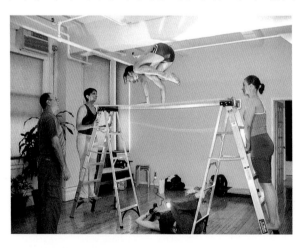

그림 7-4. 《요가 아나토미》의 사진은 뉴욕시에 있는 브리딩 프로젝트(Breathing Project)에서 촬영했다. 레슬리 카미노프(맨 왼쪽)가 감독하는 가운데 사진작가인 리디아 맨(Lydia Mann)이 데렉(Derek)의 바카아사나(bakasana) 자세를 아크릴판 아래로부터 찍고 있다. 자넷(Janet)과 엘리자베스(Elizabeth)는 사다리를 잡고 있다. 이렇게 사진을 찍어 만든 최종 삽화는 402페이지에 있다.

해부학 삽화가는 사진들을 참조하였으며, 모델의 골격을 다양한 자세로 놓고 뼈를 손으로 스케치했다. 모델의 골격은 살아 있는 인간처럼 움직이지 않기 때문에, 그리고 그런 인간에서 골격의 비율이 모델과 일치하지 않기 때문에, 뼈들의 위치를 자세가 잡힌 신체와 실제로 일치시키기 위해 여러 차례의 수정이 필요했다. 그런 다음 컴퓨터 소프트웨어를 사용해 근육과 기타 구조물을 추가하였으며, 몇 차례 더 수정과 조정을 가하여 최종 이미지를 만들었다.

마지막으로 각각의 그림에 구조물의 이름, 다양한 화살표와 기타 표기를 추가했다. 근육은 때로 그림에서 참조용으로 이름이 표기되어 있고 그 특정 아사나에서 활성화되지 않을 수 있다. 글에는 근육이 언급되어 있지만 해당하는 그림에는 이름이 표기되어 있지 않을 경우에는 442페이지에 있는 근육 색인을 이용하여 그 근육의 그림을 찾아보도록 한다.

결론

우리는 한 자세의 서로 다른 측면들을 선택하여 거기에 초점을 맞출 수 있지만, 아사나 자체는 가능한 모든 초점의 복합체이며, 전체 경험은 그 부분들의 합보다 더 크다. 요가 수행은 근본적으로 경험에 의하기 때문에, 이 책에 담긴 정보는 당신 자신의 몸을 탐구하도록 격려하게 되어 있다. 아마도 당신은 이러한 자료를 검토함으로써 당신이 경험한 어떤 것을 보다 분명히 이해할 것이다. 다른 한편으로는, 상세한 해부학적 설명이 당신의 관심을 끌어 그림으로 제시되어 있는 자세를 통해 그러한 내용을 탐구하도록 동기를 부여할 수 있다.

어느 경우든 이 책이 이러한 탐구에서 당신을 지지한다면 그 목적을 달성한 셈일 것이다. 이상과 같은 견해들을 자세를 이루는 방법에 관한 결론으로 여기기보다는 탐색, 논의와 탐구를 위한 시발점으로 받아들이도록 한다. 그런 다음 일단 당신이 거기서 나름의 방법을 발견하였다면, 그것을 반대의 방법으로 해보도록 한다. 이것을 해본 다음 저것을 해보고는 당신이 무엇을 알게 되는지에 주목한다.

선 자세

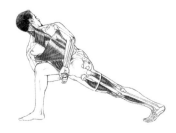

서 있을 때 사람은 인간 특유의 스탠스로 몸을 똑바로 받치도록 특별히 진화된 체내 유일의 구조물, 즉 발로 체중을 지지한다. 발의 골격은 그 근육조직과 함께, 서로 대립하는 힘을 조화시키고 중화시키는 비할 데 없는 자연의 능력을 보여준다.

이와 같은 놀라운 구조물은 대부분의 사람이 문명세계에서 생활하는 방식을 고려하면 대단히 과분한 설계이다. 뻣뻣한 신발을 신고 포장도로를 걷는 생활을 하므로 우리의 발은 수동적이고 관절 움직임을 일으키지 않을 수밖에 없다. 다행히도 요가 운동은 대개 맨발로 하며, 발과 하퇴부의 근력과 탄력을 회복시키는 데 많은 관심을 기울일 수 있다.

요가 수행에서 초기 강습은 때로 똑바로 서는 단순한 행위에 집중하며, 이는 사람들이 생후 1년경부터 하는 것이다. 당신이 발과 지면 사이의 3개 접촉점으로 체중이 방출되는 것을 느낄 수 있으면, 당신은 지면이 발에서 족궁(arch) 및 이들을 제어하는 근육의 작용을 통해 당신에게 되돌리는 지지를 느낄 수 있을 것이다.

방출과 지지, 줌과 받음, 그리고 근력과 유연성, 이들은 모두 파탄잘리(Patañjali)가 《요가 수트라(Yoga Sutras)》의 제2장에서 밝힌 아사나에 대한 기본적인 설명, 즉 '스티라 수캄 아사남(sthira sukham asanam)'을 해석하는 방식이다. 데시카차르(T.K.V. Desikachar)의 해석은 이를 잘 요약하고 있는데, 그는 스티라(sthira)를 '긴장 없는 각성' 그리고 수카(sukha)를 '둔함 없는 이완'이라고 정의한다(YS 2:46《The Heart of Yoga》, 개정판, 1995, p. 180). 당신이 선 자세에서 배우는 기본적인 교훈은 기타 아사나의 수행에 유용할 수 있다.

선 자세는 시작 자세들 중에서도 무게중심이 가장 높다. 그러한 중심을 조정하고 발의 지지 위로 안정화하는 데 요구되는 에너지는 모든 선 자세에서 필요하다.

타다아사나
Tadasana

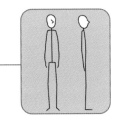

산 자세 Mountain Pose

tah-DAHS-anna

타다(tada) = 산

이 자세의 이름은 안정적이고 고정된 지지기반과 관련이 있는
많은 이미지 및 하늘로 향하는 왕관을 생각나게 한다.

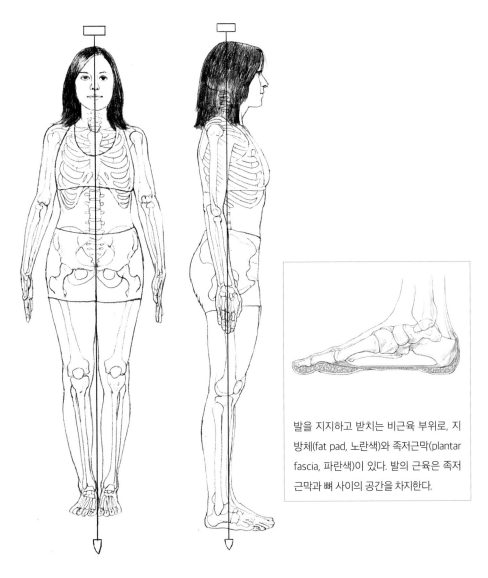

발을 지지하고 받치는 비근육 부위로, 지
방체(fat pad, 노란색)와 족저근막(plantar
fascia, 파란색)이 있다. 발의 근육은 족저
근막과 뼈 사이의 공간을 차지한다.

관절 동작

척추	상지	하지
중립 신전 또는 경미한 축성 신전	중립 신전, 전완 회내	고관절 내전 및 중립 신전, 슬관절 중립 신전, 발목관절 족배굴곡

지침

흔들리는 기초 위에서는 아무것도 지속될 수 없다. 이는 타다아사나가 많은 요가 전통에 의해 아사나 수행의 시작 자세로 여겨지는 이유라고 할 수 있다. 이 자세는 동작 및 해부학 연구의 기준이 되는 해부학적 자세(anatomical position)와 거의 동일하다. 두 자세 사이에 유일한 차이점은 타다아사나에서는 전완이 회내 되어 있다는 것이다. 즉 손바닥이 앞이 아니라 대퇴부의 양옆을 향한다.

그러나 개념적으로 두 자세는 매우 다른데, 중립의 해부학적 자세로 나타낸 신체는 무중력 상태의 개념적인 공간에 떠 있는 추상적인 존재이지만 타다아사나에서 현실 속 사람은 중력이 있는 지구상에서 활력적으로 서서 호흡한다. 몸통의 다양한 근육이 중력에 의한 당김과의 역동적 관계 속에서 척추의 만곡을 유지하기 위해 단축성 및 신장성 수축의 복합적 작용에 관여한다. 각각의 사람에서 서로 다른 조합의 굴근과 신근이 다양한 유형 및 정도의 수축으로 활성화되어 필요한 자세 지지를 유지한다.

지도지침: 중립이 자연스러운 것은 아니다

요가 수업에서 지도자가 흔히 하는 지시가 무언가를 자연스럽게 또는 유기적으로 하라는 것이다. 예를 들어 "팔을 자연스럽게 몸의 양옆으로 늘어뜨리도록 해라", "척추의 자연스러운 만곡을 찾아라", 혹은 "호흡이 유기적으로 척추를 움직이는 것을 느껴라"고 한다.

우리는 개인의 움직임 내력의 맥락을 모르고는 자연스러운 움직임이 무엇인지를 판단할 수 없다. '중립' 체위가 무엇이냐에 대해 많은 견해가 있는 것은 분명하다. 즉 요추가 얼마나 만곡되어야 하는지, 다리가 나란한지 여부, 어깨가 흉곽 위에서 어디에 자리해야 하는지, 양발을 얼마나 가까이 모아야 하는지 등등. 하나의 상황에서 중립적이라고 여겨지는 것이 또 다른 상황에서는 매우 다를 수도 있다. 발레에서 기본적인 선 자세는 태극권을 위한 시작 자세와 아주 다르고, 스키에 기능적인 스탠스는 빈야사 수업에 꼭 유용하지 않으며, 가장 기본적인 아사나로 여겨지는 타다아사나(산 자세)는 요가 스타일이 다르면 가르치는 방식도 다르다.

그렇지만 '자연스럽다'고 생각되는 것이 대개 중립은 아니다. 자연스러운 것은 대신 가장 친숙하고 숙련되며 습관적인 것이다. 우리가 어느 움직임을 더 자주 수행할수록 그리고 어떤 자세로 더 많은 시간을 보낼수록 신경계가 반복에 적응하기 때문에 그로부터 받는 감각은 더 떨어진다. 이러한 신경계의 적응은 우리의 주의가 효율적일 수 있는 훌륭한 방법이고 우리가 이미 하는 법을 배운 것들에는 계속 주목하고 주의를 기울일 필요가 없다는 의미이다.

우리가 가장 자주 하는 것들은 가장 친숙하게 느껴지고, 덜 주목을 끌며, 무언가를 하는 가장 자연스러운 또는 유기적인 방식처럼 생각되기 시작한다. 이러한 패턴이 믿기 어려울 정도로 비효율적이거나 몹시 비대칭적인지는 중요하지 않으며, 시간과 반복이 충분하면 우리는 거의 어느 자세에도 적응하고 그런 자세를 정상화할 수 있다. (그리고 한 사람에게 비효율적인 자세인 것이 또 다른 사람의 개별 구조, 선호, 수행, 또는 직업에 완벽히 맞을 수도 있다.)

중립이라고 추정되는 어느 자세라도 어떤 수련생이 수행에 익숙한 것과 아주 다르다면 그 수련생에게 부자연스럽게 생각될 수도 있다. 어떤 것이 익숙해질 때까지는 자연스럽게 생각되지 않으며, 이러한 익숙함은 분명 반복과 수련으로 일어날 수 있지만 초기에 많은 주의와 노력이 필요할 수 있다. 그리고 그것은 자연스러운 것 혹은 유기적인 것의 반대로 생각될 수도 있다.

또한 똑바로 선 이 체위는 인간 특유의 것으로, 인간은 자주 양발로 선 자세를 취한다. 인간은 지지기반이 가장 작고 무게중심이 제일 높으며 (비율상) 가장 무거운 뇌가 맨 위에서 균형을 잡고 있다.

이 자세의 지지기반(발)은 인체에서 방출과 지지란 힘이 작용하는 아름다운 모습을 보여준다. 발의 본질적인 구조는 삼각형으로 나타낼 수 있다. 삼각형의 세 꼭짓점은 발의 구조물이 발을 지지하는 표면에 얹히는 세 지점으로, 발뒤꿈치, 제1중족골(first metatarsal)의 원위 말단부와 제5중족골(fifth metatarsal)의 원위 말단부이다.[1] 이 지점들을 연결하는 선이 3개의 족궁이며, 이들이 자세를 지지한다. 이러한 족궁에는 내측 종족궁(medial longitudinal arch), 외측 종족궁(lateral longitudinal arch)과 횡족궁(transverse arch, 중족골궁)이 있다. 또한 제4의 족궁으로 내측 횡족궁(medial transverse arch, 족근골궁)이 있는데, 이 족궁은 주상골(navicular bone)에서 입방골(cuboid bone)까지 족근골(tarsal bone)들을 가로지른다.

이들 족궁은 발을 통한 힘의 분산을 돕는다. 즉 족궁을 통한 체중 분산의 경로가 명확해지면 전신의 체중이 족궁에 있는 비교적 작은 뼈들을 통해 개별 뼈들에 스트레스를 가하지 않은 채 지면으로 전달될 수 있다. 족궁의 많은 뼈와 관절은 여전히 힘을 전달하면서 울퉁불퉁하고 불안정한 표면에 적응할 수 있으며, 이는 신체에 탄력과 역동적인 유형의 균형을 제공한다. (또한 발의 족궁은 골반저, 하복부, 흉곽, 경추와 정수리의 지지에도 관여하여 이러한 탄력과 균형을 지지할 수 있다.)

밑에서 양발의 두 삼각형을 이어보면 타다아사나에서 지지기반의 크기와 형태를 알 수 있다. 서 있을 때 체중이 양발의 세 지점 사이에 모두 고르게 분산되면 신체의 무게중심을 통과하는 추선(plumb line)이 이 지지기반의 중앙에 놓일 것이다. 근육의 많은 층(다음 페이지 그림 참조)이 협력하여 한쪽 발에 있는 28개 뼈(26개의 주요 뼈와 2개의 종자골[sesamoid bone])를 움직이며, 이는 발을 놀라울 정도로 적응력이 뛰어난

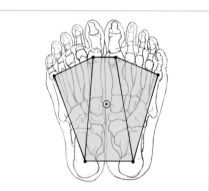

삼각형은 각각의 발을 지지하는 세 지점을 보여준다.

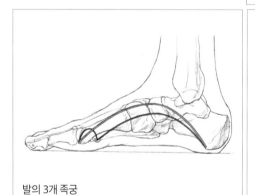

발의 3개 족궁

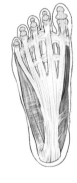

족저근막으로, 가장 천층에서 발을 지지한다. 족궁을 지지하는 근육이 서고 걷는 데 덜 관여할수록 족저근막에 가해지는 압력이 더 커져, 족저근막염과 종골극을 초래할 수 있다.

---

1) 많은 아사나 지시가 "발의 네 모서리"라고 말하며, 이는 발뒤꿈치에 내측 및 외측 모서리가 있다고 가상해서 한 말일 수 있다. 그럼에도 불구하고 종골은 네모지어 있지 않고 모서리가 없으며, 내측 표면은 휘어져 있어 지면과 접촉하는 꼭대기인 단일 지점이 항상 있게 된다.

구조물로 만들어 사람은 평탄하지 않은 지형이라도 부드럽게 지나갈 수 있다.

발은 수백만 년에 걸쳐 도로나 인도가 없는 세상에서 진화했다. 발의 적응력이 더 이상 보행을 위해 필요하지 않은 장소에서 산다면 족궁을 지지하는 심층 근육은 덜 활성화될 수 있어, 결국 천층의 비근육성 족저근막만이 발을 통한 힘의 전달을 지지하는 책임을 떠맡게 된다. 이렇게 근육 활동의 결핍으로 인해 족저근막에 가해지는 스트레스는 종종 족저근막염(plantar fasciitis) 및 종골극(calcaneal spur, 발뒤꿈치뼈 돌기[heel spur])을 초래할 수 있는데, 이는 족궁을 지지하는 근육조직의 집중적인 강화에 의해 완화될 수 있다.

선 자세 전반과 특히 타다아사나의 수행은 발에서 자연적인 활력, 근력 및 적응력을 회복시키는 최선의 방법 중 하나이다. 일단 토대가 개선되면, 집의 나머지 부분을 정리하기가 한층 더 쉽다.

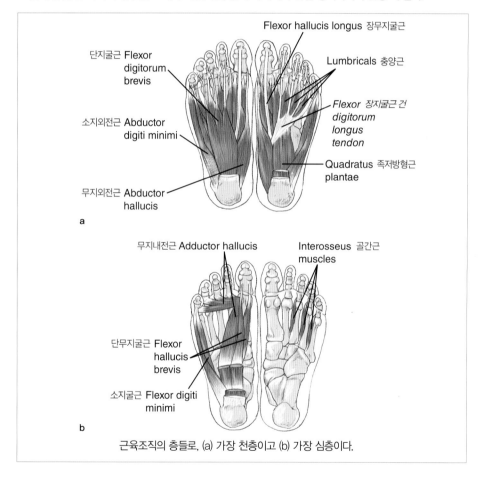

근육조직의 층들로, (a) 가장 천층이고 (b) 가장 심층이다.

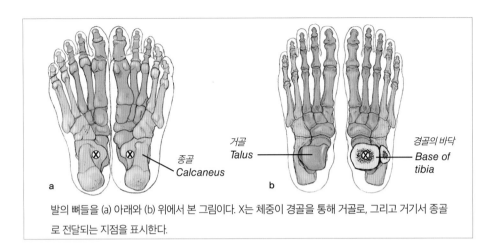

발의 뼈들을 (a) 아래와 (b) 위에서 본 그림이다. X는 체중이 경골을 통해 거골로, 그리고 거기서 종골로 전달되는 지점을 표시한다.

호흡

타다아사나는 자세 지지에 사용되는 근육과 복강 및 흉강에서 형태 변화를 일으키는 근육 간의 차이점과 유사점을 관찰하기에 아주 좋은 자세이다. 발, 다리 및 척추로부터 확실한 지지를 받으면, 흉곽과 견갑대에서 호흡운동을 가능하게 하는 가동성이 더 생긴다.

타다아사나에서 호흡이 척추 및 골반 만곡의 위치 조정에 근육을 얼마나 작용시키느냐에 의해 직접적으로 영향을 받는가? 만일 척추의 축성 신전을 더 촉진한다면, 반다 작용이 더 동원되는 것을 인식하는가? 그러한 작용이 강들에서 형태 변화(호흡)의 자유로운 흐름에 대한 저항을 증가시키는가?

지도지침: 정말로 꼬리뼈를 밀어 넣으란 말인가?

아사나 수업에서 "꼬리뼈를 밀어 넣어라"는 지시를 듣는 경우가 흔한데, 이는 실질적으로 무엇을 의미하는가? 이러한 질문을 서로 다른 지도자에게 하면 각자는 서로 다른 동작을 떠올릴 수도 있다. 신체 부위를 거명하는 많은 정렬 지시처럼, '꼬리뼈를 밀어 넣는 것'은 실제로 단일의 특정한 동작이 아니고 다양한 움직임을 가리킬 수 있다(예로 단일의 특정한 동작을 의미하는 팔꿈치 굴곡과 달리).

"꼬리뼈를 밀어 넣어라"는 지시는 3가지의 뚜렷이 다른 동작을 가리킬 수 있다.

1. 천골미골 굴곡으로, 이는 골반저근이 일으키는 미골과 천골 사이의 움직임이다.

2. 골반 들기(counternutation)로, 이는 천골과 관골 사이 천장관절의 움직임이다.

3. 골반의 후방 경사로, 이는 요추의 굴곡과 고관절의 신전도 일으키는 움직임이다.

이들 움직임 각각은 분리되어 이루어지거나 동시에 일어날 수 있다. 각각의 움직임은 미골을 앞으로 움직일 것이나, 천골미골 굴곡만이 미골이 또 다른 뼈와 이루는 관절에서 움직임이 일어난 결과로 나타난다. 골반 들기와 골반의 후방 경사는 실제로 꼬리뼈를 공간에서 앞으로 옮기나, 그것은 기타 관절에서 움직임이 일어난 결과로 나타날 것이다. 당신이 변화시키고자 하는 부위(요추)와 직접 관절을 이루지 않는 표지물(꼬리뼈)로부터 조정하라는 지시를 할 때에는 결국 지시하는 표지물과 표적 부위 사이에 있는 모든 것에 영향을 미칠 수 있다. 뼈, 관절과 근육으로 이루어진 운동 사슬 전체를 동원하는 것이 유용할 때가 분명 있지만, 멀리 떨어져 있는 표지물을 사용하면 필요 이상의 근육을 동원할 수 있어 원하는 결과와 다른 뭔가를 초래할 때도 있다.

"꼬리뼈를 밀어 넣어라"는 말이 의도치 않은 결과를 가져올 수도 있는 지시의 예이다. 즉 (등 하부에서) 요추의 만곡처럼 뭔가를 변화시키기 위해 꼬리뼈를 밀어 넣는 방법을 사용하면 꼬리뼈와 요추 사이의 근육을 필요 이상으로 동원할 수도 있다. 이는 예로 고관절의 움직임을 방해할 수 있는데, 엉덩이의 많은 근육조직이 꼬리뼈와 등 하부 사이에 있기 때문이다. 많은 결과를 초래할 가능성이 있는 지시를 할 때에는 항상 전체적인 상황을 고려할 만한 가치가 있다.

타다아사나 응용자세

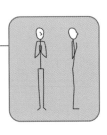

사마스티티 Samasthiti

대등하게 서기, 기도 자세 Equal Standing, Prayer Pose

사마(sama) = 같은, 대등한; 스티티(sthiti) = 확립하다, 서다

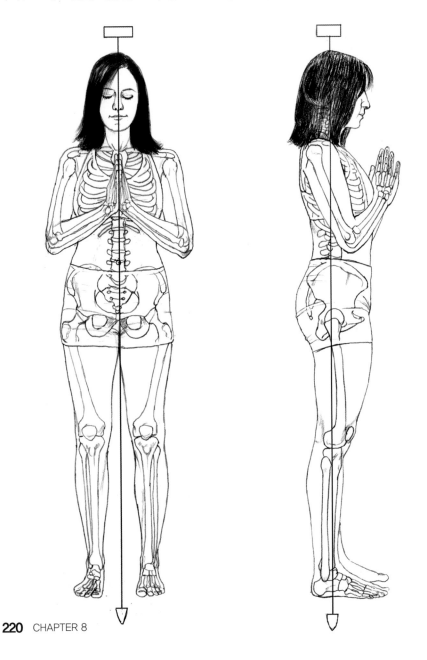

지침

사마스티티는 타다아사나보다 지지기반이 더 넓은데, 양발을 서로 가능한 한 가까이 두는 것이 아니라 발뒤꿈치가 좌골결절(ischial tuberosity, sit bone) 아래에(또는 더 넓게) 놓이도록 양발이 떨어져 있기 때문이다. 따라서 타다아사나와 달리 이러한 지지기반에서 선 자세를 시작하는 일부 사람들은 더 넓고 보다 안정적인 지지기반을 경험한다.

아울러 이 응용자세에서는 머리를 흔히 내리고 손은 나마스테(namaste, 기도) 자세이다. 이는 태양경배(sun salutation) 시작 자세의 대표적인 모습이다. 태양경배는 하타(hatha) 요가의 많은 체계에서 아사나를 연결해 물 흐르는 듯한 연속동작으로 만들기 위해 사용하는 빈야사이다.

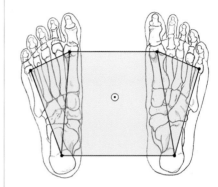

사마스티티의 지지기반을 보여준다. 원 안의 점은 무게중심선이 놓이는 곳을 표시한다.

호흡

타다아사나 자세에서, 그 다음 사마스티티 자세에서 몇 차례 호흡한다. 이 두 자세의 경험에 있어 차이를 인식하는가? 초점을 어디에 두고, 호흡이 어디에 자리하는지에 주목한다. 한 자세가 보다 후방 굴곡 또는 전방 굴곡처럼 느껴지는가? 한 자세가 보다 안정되거나 안전하다고 느껴지는가, 혹은 보다 열려 있거나 취약하다고 느껴지는가?

용어

파타비 조이스(Sri K. Pattabhi Jois)의 아쉬탕가(Ashtanga) 요가 전통에서 '사마스티티'란 용어는 여기서 '타다아사나'로 설명한 내용을 말한다. 크리쉬나마차리아(Sri T. Krishnamacharya)와 그의 아들 데시카차르의 교습 전통에서는 '타다아사나'란 용어가 양팔을 머리 위로 올린 채 서서 양발의 볼로 균형을 잡는 자세를 가리킨다(그 지지기반은 오른쪽 그림과 같다).

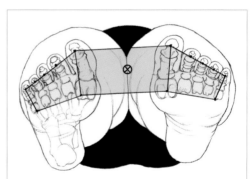

여기서 체중은 양발의 볼로 균형을 잡는다. 'X'는 무게중심선이 놓이는 곳을 표시한다.

웃카타아사나
Utkatasana

의자 자세, 어색한 자세
Chair Pose, Awkward Pose

OOT-kah-TAHS-anna

웃카타(utkata) = 어색한

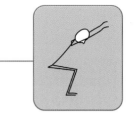

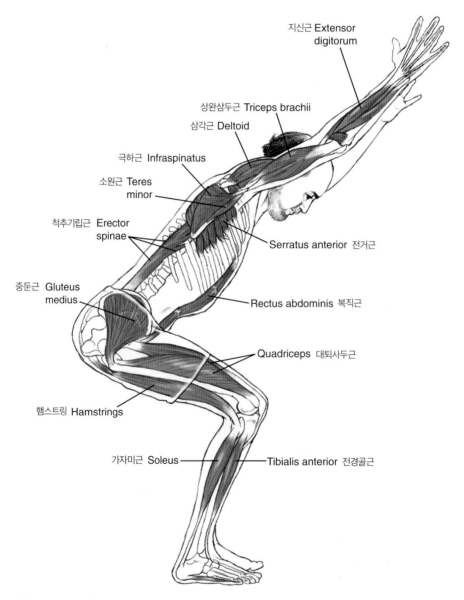

지신근 Extensor digitorum

상완삼두근 Triceps brachii

삼각근 Deltoid

극하근 Infraspinatus

소원근 Teres minor

척추기립근 Erector spinae

Serratus anterior 전거근

중둔근 Gluteus medius

Rectus abdominis 복직근

Quadriceps 대퇴사두근

햄스트링 Hamstrings

가자미근 Soleus

Tibialis anterior 전경골근

관절 동작

척추	상지	하지
축성 신전	견갑골 상방 회전, 외전 및 상승; 어깨관절 굴곡; 팔꿈치관절 신전	고관절 굴곡, 슬관절 굴곡, 발목관절 족배굴곡

근육 작용

척추
단축성 수축

척추의 정렬 유지: 횡돌간근(intertransversarii), 극간근(interspinalis), 횡돌극근(transversospinalis), 척추기립근
골반의 전방 경사 및 요추의 지나친 신전 방지: 소요근, 복근

상지
단축성 수축

견갑골의 상방 회전, 외전 및 상승: 상승모근, 전거근
어깨관절의 안정화 및 굴곡: 회전근개(rotator cuff), 오훼완근(coracobrachialis), 대/소흉근, 전삼각근, 상완이두근(단두)
팔꿈치관절의 신전: 주근(anconeus), 상완삼두근

하지	
단축성 수축	신장성 수축
무릎이 넓어지는(고관절이 외전하는) 경향에 대한 저항: 박근, 장/단내전근	**중력으로 주저앉지 않으면서 고관절 및 슬관절 굴곡과 발목관절 족배굴곡의 허용:** 대/중/소둔근, 고관절의 햄스트링, 광근, 가자미근, 발의 내재근(intrinsic muscles)

지침

웃카타아사나는 작용과 이완 사이의 균형을 탐구하는 데 흥미로운 자세일 수 있는데, 우리를 당겨 자세를 취하게 하는 것이 중력이고 더 멀리 가려 힘쓰기보다는 너무 멀리 가지 않도록 하는 것이 주요 활동이기 때문이다. 등의 근육이 활성화되어 몸이 앞으로 너무 멀리 처지지 않도록 해야 하지만, 등 근육의 일부는 또한 신장되어 팔이 머리 위로 들리도록 해야 한다.

몸을 중력에 맡기면 요추가 지나치게 아치를 이루거나 고관절이 지나치게 굴곡될 수 있다. 좌골결절을 앞으로 당기거나 치골을 들어 올리면 골반의 지나친 전방 경사를 방지할 수 있으나, 그러한 작용이 과도하면 척추가 중립 만곡을 유지하기보다는 당겨져 굴곡될 수 있다.

호흡

신체에서 가장 크고 산소를 가장 많이 요구하는 근육을 동원하면서 축성 신전(이는 호흡의 형태 변화를 최소화한다)을 유지하는 것은 호흡에 흥미로운 도전을 제기한다. 오랫동안 이 자세로 머물도록 해주는, 작용과 호흡 간의 효율적인 균형을 찾을 수 있는가?

웃타나아사나
Uttanasana

서서 전방 굴곡 Standing Forward Bend

OTT-tan-AHS-anna

웃타나(uttana) = 펼쳐진, 신장된

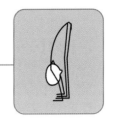

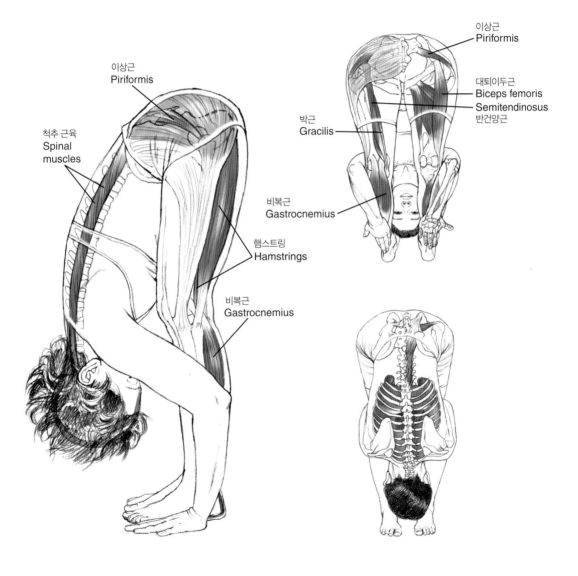

이상근
Piriformis

척추 근육
Spinal
muscles

이상근
Piriformis

박근
Gracilis

비복근
Gastrocnemius

햄스트링
Hamstrings

비복근
Gastrocnemius

대퇴이두근
Biceps femoris
Semitendinosus
반건양근

용어

현재 사용되는 대로라면 웃타나아사나는 오로지 앞의 그림에서처럼 얼굴을 아래로 향한(아도 무카) 형태의 자세를 가리킨다. 그러나 웃타나-아사나는 '펼쳐진'이라고만 해석되기 때문에, 그것은 또한 선 자세로부터 양손을 하퇴부 뒤로 깍지 낀 후방 굴곡을 가리킬 수 있다. 크리쉬나마차리아는 이를 1934년 출간한 자신의 기념비적인 저서 《요가 마카란다(Yoga Makaranda)》에서 '티리앙가무카 웃타나아사나(tiryangamukha uttanasana)'로 분류했다(티리앙가무카는 제단 뒤쪽 부분의 너비이다).

관절 동작

척추	하지
경미한 굴곡	고관절 굴곡, 슬관절 신전

근육 작용

척추
신장
척추 근육

하지		
단축성 수축	신장성 수축	또한 신장
슬관절 신전의 유지: 슬관절근(articularis genu), 광근	**균형의 유지:** 발과 하퇴부의 내/외재근	햄스트링, 중/소둔근(후방 섬유), 대둔근, 이상근, 대내전근, 가자미근, 비복근

지침

이 자세에서는 고관절 굴곡이 덜 일어날수록 척추 굴곡이 더 일어난다.

다리, 골반과 몸통의 뒤쪽에서 근육의 습관적인 단축은 과도한 작용이 일어나는 부위를 드러낼 수 있다. 이 자세에서는 중력의 작용으로 몸통을 더 깊이 움직여 자세를 취할 수 있다. 이러한 자세를 취할 때 다리의 뒤쪽으로부터 저항을 경험하는 사람은 때로 고관절 굴근을 사용해 몸통을 아래로 당기는데, 그러면 고관절의 앞쪽에서 습관적인 단축 및 충혈이 생길 수 있다. 보다 효율적인 대안은 무릎을 풀어주고, 고관절을 약간 부드럽게 하며, 척추가 풀어져 중력에 맡겨지도록 하는 것일 수도 있다. 척추가 풀어진 후 점차 다리를 신전시키면 몸의 뒤쪽 라인 전체에 걸쳐 보다 고른 신장이 일어날 수도 있다.

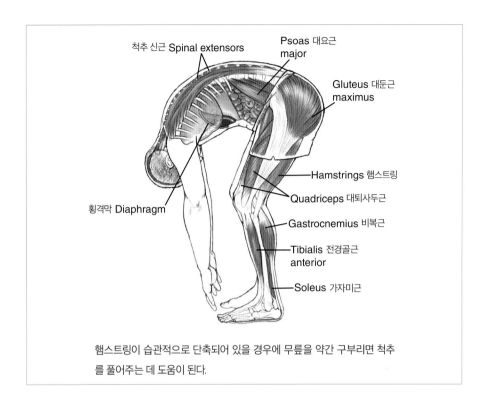

척추 신근 Spinal extensors

Psoas 대요근 major

Gluteus 대둔근 maximus

Hamstrings 햄스트링

Quadriceps 대퇴사두근

횡격막 Diaphragm

Gastrocnemius 비복근

Tibialis 전경골근 anterior

Soleus 가자미근

햄스트링이 습관적으로 단축되어 있을 경우에 무릎을 약간 구부리면 척추를 풀어주는 데 도움이 된다.

호흡

이 자세에서는 깊은 고관절 및 척추 굴곡이 복부를 압박하고 복부가 호흡과 함께 움직이는 능력을 제한한다. 또한 중력이 횡격막의 중앙을 두측으로(머리 쪽으로) 이동시키는 전도를 일으키므로, 흉곽의 뒤쪽과 양옆에서 호흡을 위한 여유를 더 찾을 필요가 있다.

우티타 하스타 파단구스타아사나
Utthita Hasta Padangusthasana

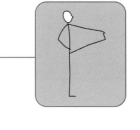

뻗은 손으로 발가락 잡기 자세
Extended Hand-Toe Pose

oo-TEE-tah HA-sta pad-an-goosh-TAHS-anna

우티타(utthita) = 뻗은; 하스타(hasta) = 손; 파다(pada) = 발;

안구스타(angusta) = 엄지발가락

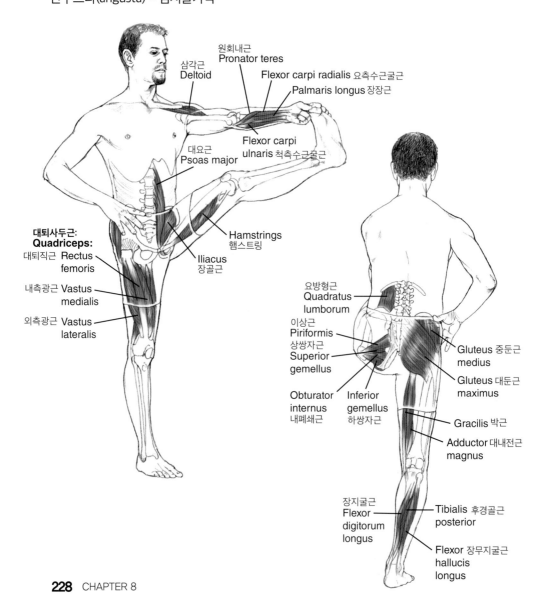

원회내근
Pronator teres

삼각근
Deltoid

Flexor carpi radialis 요측수근굴근

Palmaris longus 장장근

Flexor carpi
ulnaris 척측수근굴근

대요근
Psoas major

Hamstrings
햄스트링

대퇴사두근:
Quadriceps:

대퇴직근 Rectus
femoris

Iliacus
장골근

내측광근 Vastus
medialis

외측광근 Vastus
lateralis

요방형근
Quadratus
lumborum

이상근
Piriformis

상쌍자근
Superior
gemellus

Gluteus 중둔근
medius

Gluteus 대둔근
maximus

Obturator
internus
내폐쇄근

Inferior
gemellus
하쌍자근

Gracilis 박근

Adductor 대내전근
magnus

장지굴근
Flexor
digitorum
longus

Tibialis 후경골근
posterior

Flexor 장무지굴근
hallucis
longus

관절 동작

척추	상지	하지	
	들어 올린 팔	지지하는 다리	들어 올린 다리
척추 중립, 골반 수평	어깨관절 굴곡 및 약간의 내전, 팔꿈치관절 신전, 손가락 굴곡	고관절 중립 신전, 슬관절 중립 신전	고관절 굴곡 및 정중선으로 약간의 내전, 슬관절 중립 신전, 발목관절 중립 족배굴곡

근육 작용

척추

척추의 중립 정렬을 유지하기 위한 단축성 및 신장성 수축의 보정: 척추 신근 및 굴근	단축성 수축
	팔의 당김으로 인한 몸통의 회전에 대한 대응: 회선근(rotatores), 횡돌극근, 외/내복사근

상지

들어 올린 팔

단축성 수축
어깨관절의 안정화, 굴곡 및 약간의 내전: 회전근개, 오훼완근, 소흉근, 전삼각근, 상완이두근(단두) 엄지발가락 붙잡기: 손과 손가락의 굴근

하지

지지하는 다리		들어 올린 다리	
단축성 수축	신장성 수축	단축성 수축	신장
슬관절 중립 신전의 유지와 한 다리로 균형 잡기: 슬관절근, 대퇴사두근, 햄스트링, 발과 하퇴부의 내/외재근	균형을 위해 지지하는 발 위로 골반의 측면 이동 허용과 골반 수평의 유지: 중/소둔근, 이상근, 상/하쌍자근, 대퇴근막장근	고관절의 굴곡과 정중선 쪽으로 약간의 다리 내전: 대요근, 장골근, 대퇴직근, 치골근, 단/장내전근	대둔근, 햄스트링, 비복근, 가자미근

지침

들어 올린 다리의 뒤쪽에서 근육의 습관적인 단축은 골반을 당기고 후방으로 경사시켜 척추 굴곡을 일으킬 수 있다. 또한 이는 지지하는 다리에서 고관절 신전 또는 슬관절 굴곡을 초래할 수 있다. 대안은 들어 올린 다리에서 무릎을 구부려 척추의 중립 만곡, 지지하는 다리 엉덩이의 중립 신전과 지지하는 다리 무릎의 신전을 찾는 것일 수 있다. 또한 들어 올린 다리에서 고관절 굴근이 약화되어 있으면 몸통의 근육이 다리 들어 올리기를 도우려 할 수 있으며, 이는 들어 올린 다리 쪽에서 엉덩이의 상승을 야기할 수 있다.

이 아사나에서 지지하는 다리의 외전근은 신장성으로 작용한다. 이들 근육이 약화되거나 습관적으로 단축되어 있을 경우에 들어 올린 다리에서 엉덩이의 상승을 일으킬 수도 있으며, 혹은 그쪽 다리의 회전근이 골반을 안정화하려 할 수도 있고, 그러면 지지하는 다리의 골반이 수평으로 머물면서 앞을 향하는 대신 안쪽으로나 바깥쪽으로 회전한다. 발과 발목에 근력과 적응력이 더 많을수록 지지하는 다리로 균형을 잡기 위한 대안이 더 많아질 수 있다.

호흡

이러한 균형 잡는 자세를 유지하는 동안 다리의 근육에서 지지가 충분하지 않으면, 복근의 안정화 작용이 팔의 지지 작용과 결합되어 호흡량을 전반적으로 감소시킬 수 있다. 균형 또는 호흡을 저해하지 않으면서 관련 없는 근육 긴장을 식별해 풀어주는 방법을 찾을 수 있는가?

지도지침: 무릎을 잠글 것인가 혹은 잠그지 말 것인가

"무릎을 잠그라(lock your knee)"고 하는 지시는 지도자와 수행하는 요가 스타일에 따라 의미가 다를 수 있다. 일부 사람들의 경우에 무릎을 잠근다는 것은 슬관절의 과신전 (hyperextension; back locking이라고도 함)을 의미한다. 다른 일부의 경우에 무릎을 잠근다는 것은 슬관절 주위의 근육을 가능한 한 많이 동원하여 과신전 시키지 않은 채 슬관절을 가능한 한 강하고 안정되게 하는 것을 의미한다. 잠재적인 혼동을 가중시키기라도 하듯이, '생리학적 잠금(physiological lock)'이 슬관절의 신전에서 일어나며 대퇴골두가 경골의 상단에서 살짝 회전하여 뼈들 사이에 최적의 일치를 찾을 때 그렇다.

신전된 상태에서 체중을 지지할 때(곧은 다리로 서 있을 때처럼) 슬관절의 기능성이란 견지에서, 다음을 고려하라.

- 무릎의 생리학적 잠금은 체중의 가장 확실한 전달 경로를 위해 뼈들을 서로 정렬하는 데 도움이 된다.
- 무릎의 과신전은 생리학적 잠금을 억제하고, 잠재적으로 무릎의 인대에 압력을 더 가하며, 다리에서 많은 근육 활동 없이 서 있도록 하고, 대개 골반의 전방 경사를 촉진한다.

- 무릎 주위의 근육을 동원하면 무릎을 보호하거나 더 안정되게 할 수도 있지만, 그러한 근육을 가능한 한 많이 동원하면 그런 다리 근육에서 문제가 있는 패턴의 과사용을 일으킬 수도 있다.

무릎을 잠그라는 지시의 배후에 무슨 의도가 있는지에 대해 지도자에게 물어보는 것(혹은 당신이 지도자라면 스스로 물어보는 것)은 그만한 가치가 있다. 그러한 지시를 전달하는, 또 다른 더 명쾌한 방법이 있을까?

우티타 하스타 파단구스타아사나 응용자세
척추를 굴곡시킨 자세 With Spine Flexed

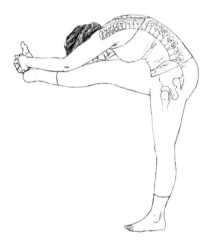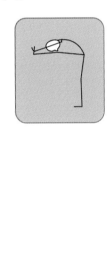

지침

이 응용자세에서 들어 올린 다리는 바닥과 평행하고 머리는 무릎으로 기울인다. 머리를 무릎으로 내리면 원래 자세의 무게중심이 급격히 변화하며, 이에 따라 균형을 잡기가 한층 더 어려워질 수 있다. 가동범위의 극단으로 가는 데 익숙한 사람인 경우에 이 자세는 체위의 정확성을 탐구하는 유용한 방법이다.

이 자세에서는 다리의 뒤쪽에 요구되는 길이가 줄어들지만 등의 근육에 요구되는 가동성은 훨씬 더 크다. 척추가 그렇게 깊이 굴곡되기 위해서는 복부가 부드러워지면서 척추 근육이 상당히 신장되어야 한다. 이는 복부를 습관적으로 고정하는 패턴을 어떻게 풀어줄 수 있는지 그리고 복근과 등 하부 및 흉곽 후방의 근육을 동원하는 대신 골반저의 지지로 어떻게 균형을 잡을 수 있는지를 탐구하는 데 아주 좋은 자세이다.

브릭샤아사나
Vrksasana

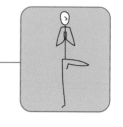

나무 자세 Tree Pose

vrik-SHAHS-anna

브릭샤(vrksa) = 나무

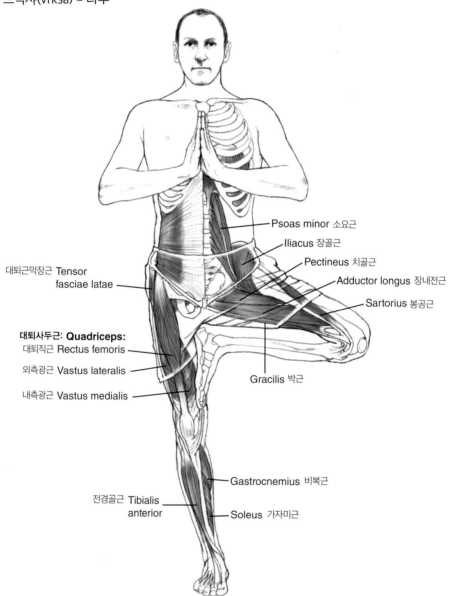

Psoas minor 소요근

Iliacus 장골근

Pectineus 치골근

Adductor longus 장내전근

Sartorius 봉공근

대퇴근막장근 Tensor fasciae latae

대퇴사두근: **Quadriceps:**

대퇴직근 Rectus femoris

외측광근 Vastus lateralis

내측광근 Vastus medialis

Gracilis 박근

Gastrocnemius 비복근

전경골근 Tibialis anterior

Soleus 가자미근

관절 동작

척추	상지	하지	
		지지하는 다리	들어 올린 다리
척추 중립, 골반 수평	어깨관절 내전 및 약간의 굴곡; 팔꿈치관절 굴곡; 전완 회내; 손목, 손 및 손가락 신전	고관절 중립 신전, 슬관절 중립 신전	고관절 굴곡, 외회전 및 외전; 슬관절 굴곡; 발목관절 족배굴곡

근육 작용

척추			
척추의 중립 정렬을 유지하기 위한 단축성 및 신장성 수축의 보정: 척추 신근 및 굴근			
하지			
지지하는 다리		들어 올린 다리	
단축성 수축	신장성 수축	단축성 수축	신장
슬관절 중립 신전의 유지와 한 다리로 균형 잡기: 슬관절근, 대퇴사두근, 햄스트링, 발과 하퇴부의 내/외재근	**균형을 위해 지지하는 발 위로 골반의 측면 이동 허용과 골반 수평의 유지:** 중/소둔근, 이상근, 내폐쇄근, 상/하쌍자근, 대퇴근막장근	**고관절의 굴곡:** 장골근, 대요근 **다리의 외회전 및 측면으로 벌리기:** 대둔근, 중/소둔근(후방 섬유), 이상근, 내/외폐쇄근, 상/하쌍자근, 대퇴방형근 **발을 지지하는 다리 쪽으로 밀기:** 대/소내전근	이상근, 장/단내전근, 박근

지침

이전 자세에서처럼 지지하는 다리의 외전근은 신장성으로 작용한다. 이들 근육이 약하거나 습관적으로 단축되어 있을 경우에 들어 올린 다리의 엉덩이가 들릴 수도 있으며, 혹은 그쪽 다리의 회전근이 골반을 안정화하려 할 수도 있어 지지하는 다리의 골반이 수평으로 머물면서 앞을 향하는 대신 회전한다.

발과 발목에 근력과 적응력이 더 많을수록 지지하는 다리로 균형을 잡기 위한 대안이 더 많아진다.

들어 올린 다리에서는 무릎을 끌어 올려 측면으로 내미는데, 이 다리의 작용은 실제로 근육 면에서 매우 복잡한 움직임이다. 먼저 고관절 굴근이 활성회되어 무릎을 들어 올리나, 고관절의 외회전 및 외전과 함께 고관절 신근도 동원된다. 다음으로 무릎을 측면으로 내민 상태를 유지하면서(그리고 골반을 전방으로 경사시키지 않으면서) 발을 지지하는 다리 쪽으로 밀기 위해 고관절이 굴곡 없이 내전되어야 한다. 물론 지지하는 다리에 댄 발이 높을수록 발을 밀 필요가 덜해지는데, 다리의 하중이 발의 고정에 도움을 주기 때문이다. 그러나 내전근을 사용하여 발을 지지하는 다리 쪽으로 밀 필요가 있다면, 보다 후방으로 있고 여전히 내전근의 역할을 하는 내전근을 찾아야 한다. 고관절 굴근의 역할도 하는 전방 내전근은 내전시키고 발을 지지하는 다리 쪽으로 밀려 하면서, 동시에 골반을 전방으로 경사시키고 들어 올린 다리를 내회전시킬 수도 있다.

호흡

이 자세에서의 경험을 양팔을 들어 올린 브릭샤아사나 응용자세(아래 그림) 및 우티타 하스타 파단구스타아사나(228페이지)의 경우와 비교해본다. 이 자세는 몸의 균형을 유지하면서 상체가 호흡운동에 관여하는 여유란 면에서 나머지 두 자세보다 낫다.

브릭샤아사나 응용자세
양팔을 들어 올린 자세 With Arms Elevated

지침

이 응용자세에서는 양팔을 머리 위로 둠으로써 무게중심이 더 높으므로 일부 사람들의 경우에 균형을 잡기가 보다 어렵다. 반면 다른 일부의 경우에는 양팔을 뻗고 손바닥을 서로 밂으로써 균형 잡기가 보다 쉬워진다.

호흡

양팔을 머리 위로 유지하는 근육의 안정화 작용이 흉식호흡 운동에 영향을 미칠 수 있다. 아울러 무게중심이 보다 높아 복근의 안정화 작용이 더 강해지는 경향이 있다. 복합적으로 이러한 요인들은 횡격막의 전반적인 움직임을 감소시킨다.

상쌍자근
Superior gemellus

Obturator internus
내폐쇄근

Inferior gemellus
하쌍자근

중둔근
Gluteus medius

Piriformis
이상근

Adductor magnus
대내전근

Iliotibial band
장경인대

Flexor digitorum longus
장지굴근

Tibialis posterior
후경골근

Flexor hallucis longus
장무지굴근

가루다아사나 Garudasana

독수리 자세 Eagle Pose

gah-rue-DAHS-anna

가루다(garuda) = 힌두교의 신인 비슈누(Vishnu)가 타고 다닌 사나운
맹금으로, 대개 독수리로 묘사되지만 때로 매나 솔개로 묘사되기도 한다.

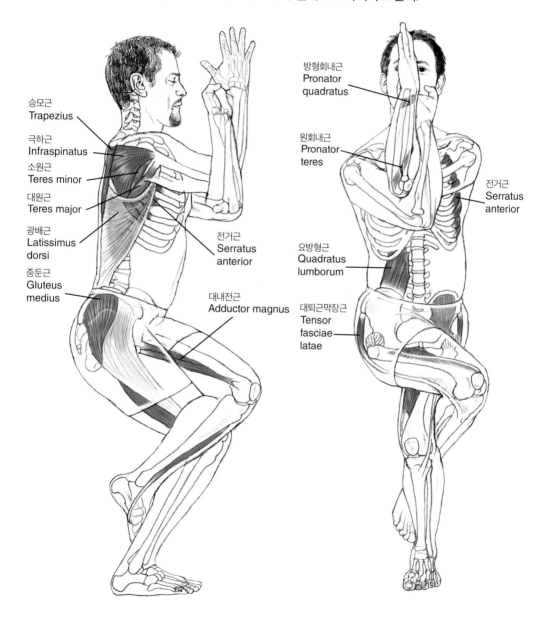

승모근
Trapezius

극하근
Infraspinatus

소원근
Teres minor

대원근
Teres major

광배근
Latissimus
dorsi

중둔근
Gluteus
medius

전거근
Serratus
anterior

대내전근
Adductor magnus

방형회내근
Pronator
quadratus

원회내근
Pronator
teres

전거근
Serratus
anterior

요방형근
Quadratus
lumborum

대퇴근막장근
Tensor
fasciae
latae

관절 동작

척추	상지	하지
척추 중립 또는 굴곡	견갑골 외전 및 상방 회전, 어깨관절 굴곡 및 내전, 팔꿈치관절 굴곡, 전완 회내	고관절 굴곡, 내회전 및 내전; 슬관절 굴곡 및 내회전(경골); 발목관절 족배굴곡; 들어 올린 발 회내

근육 작용

척추
척추의 중립 정렬을 유지하기 위한 단축성 및 신장성 수축의 보정: 척추 신근 및 굴근

상지

단축성 수축	신장
견갑골의 외전 및 상방 회전: 전거근 **어깨관절의 안정화, 굴곡 및 내전:** 회전근개, 오훼완근, 대/소흉근, 전삼각근, 상완이두근(단두) **팔꿈치관절의 굴곡:** 상완이두근, 상완근 **전완의 회내:** 방형회내근, 원회내근	능형근, 중/하승모근, 광배근

하지

지지하는 다리		들어 올린 다리	
단축성 수축	신장성 수축	단축성 수축	신장
고관절의 내전 및 내회전: 치골근, 단/장내전근	중력으로 주저앉지 않으면서 고관절 및 슬관절 굴곡과 발목관절 족배굴곡의 허용: 대/중/소둔근, 고관절의 햄스트링, 광근, 가자미근, 발의 내재근 균형을 위해 지지하는 발 위로 골반의 측면 이동 허용과 능동적인 신장으로 균형의 유지: 중/소둔근, 이상근, 내폐쇄근, 상/하쌍자근	고관절의 굴곡, 내전 및 내회전: 대요근, 장골근, 치골근, 단/장내전근, 박근 슬관절의 굴곡 및 내회전: 슬와근(popliteus), 박근, 내측 햄스트링 발의 회내: 비골근, 장지신근	대둔근, 중/소둔근(후방 섬유), 이상근, 내폐쇄근, 상/하쌍자근

지침

다리들이 완전히 휘감긴 자세를 취하기 위해서는 지지하는 다리와 들어 올린 다리가 모두 고관절과 슬관절에서 굴곡해야 한다. 고관절의 굴곡과 함께 내회전 및 내전이 이루어지는 이 자세는 많은 사람에게 어려우며, 내전과 함께 내회전이 이루어지는 작용은 특히 엉덩이의 외측 근육을 신장시킨다. 또한 대퇴부의 외측을 따라 느껴지는 제한은 장경인대의 꼭대기 근처에 부착되어 있는 근육의 단축에서 올 수 있다. 대둔근과 대퇴근막장근은 장경인대에 직접 부착되어 있으며, 중/소둔근은 인근에 부착되어 있고 장경인대에 강한 영향을 미친다.

이 자세에서는 슬관절이 힘들 수 있다. 고관절이 내전 및 내회전 동작을 수행하지 못하면 슬관절이 어쩔 수 없이 보상해야 할 수도 있고 아마도 과다 회전할 것이다. 경골을 내회전시키는 데 주의를 기울이면 슬관절에서 이러한 과도한 움직임의 방지에 도움이 될 수 있다.

다리에서 이와 같은 동작(내회전과 내전)은 일반적으로 천장관절을 안정화하는데, 동작이 골반의 양측이 앞쪽에서 모여지도록 촉진하고 이는 천골과 장골의 전면에서 천장관절의 가장자리를 합치시킬 수 있기 때문이다.

호흡

견갑골이 외전과 상방 회전을 모두 할 수 있어야 한다. 견갑골을 아래로 당기고 서로 모으면 흉곽 또는 횡격막의 움직임을 억제한다.

자세, 무게중심과 호흡이란 견지에서, 이는 한쪽 다리로 균형을 잡는 자세들 가운데 가장 밀집된 (compacted) 유형이다. 양팔을 휘감으면 흉곽의 앞쪽을 압박하므로, 흉곽의 후방 부분 쪽으로 움직이는 호흡의 여유가 필요하다.

나타라자아사나
Natarajasana

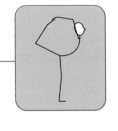

무용수의 왕 자세 King of the Dancers Pose

not-ah-raj-AHS-anna

나타(nata) = 무용수; 라자(raja) = 왕

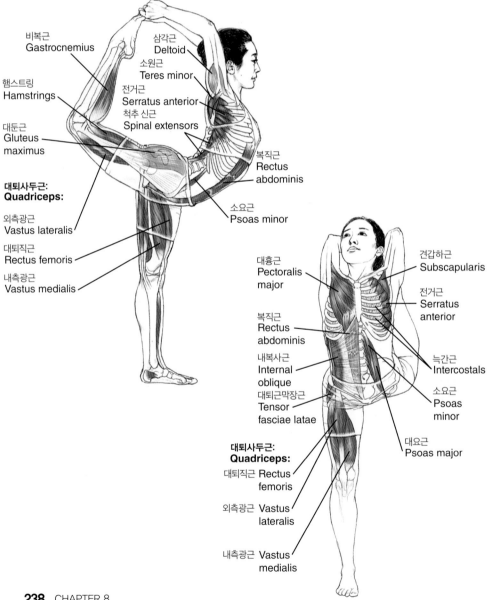

비복근
Gastrocnemius

삼각근
Deltoid

소원근
Teres minor

전거근
Serratus anterior

척추 신근
Spinal extensors

햄스트링
Hamstrings

대둔근
Gluteus
maximus

대퇴사두근:
Quadriceps:

외측광근
Vastus lateralis

대퇴직근
Rectus femoris

내측광근
Vastus medialis

복직근
Rectus
abdominis

소요근
Psoas minor

대흉근
Pectoralis
major

견갑하근
Subscapularis

전거근
Serratus
anterior

복직근
Rectus
abdominis

내복사근
Internal
oblique

대퇴근막장근
Tensor
fasciae latae

늑간근
Intercostals

소요근
Psoas
minor

대요근
Psoas major

대퇴사두근:
Quadriceps:

대퇴직근 Rectus
femoris

외측광근 Vastus
lateralis

내측광근 Vastus
medialis

관절 동작

척추	상지	하지	
		지지하는 다리	**들어 올린 다리**
신전	견갑골 상방 회전, 외전 및 상승; 어깨관절 굴곡, 내전 및 외회전; 전완 회외; 손 및 손가락 굴곡	고관절 굴곡, 슬관절 중립 신전	고관절 신전 및 정중선으로 약간의 내전, 슬관절 굴곡, 발목관절 족저굴곡

근육 작용

척추	
단축성 수축	**신장성 수축**
척추의 신전: 척추 신근	**요추의 과신전 방지:** 소요근, 복근

상지	
단축성 수축	**신장**
견갑골의 외전, 상방 회전 및 상승: 전거근, 상승모근 **어깨관절의 안정화, 굴곡 및 내전:** 회전근개, 오훼완근, 대흉근(상부 섬유), 전삼각근, 상완이두근(단두) **전완 회전과 발 붙잡기:** 손과 손가락의 회외근 및 굴근	능형근, 광배근, 대흉근(하부 섬유), 소흉근

하지			
지지하는 다리		**들어 올린 다리**	
단축성 수축	**신장성 수축**	**단축성 수축**	**신장**
슬관절 중립 신전의 유지와 한 다리로 균형 잡기: 슬관절근, 대퇴사두근, 햄스트링, 발과 하퇴부의 내/외재근	**균형을 위해 지지하는 발 위로 골반의 측면 이동 허용:** 중/소둔근, 이상근, 내폐쇄근, 상/하쌍자근, 대퇴근막장근 **앞으로 넘어지지 않으면서 골반의 전방 경사 허용:** 햄스트링, 대둔근	**자세로 들어가기 위한 고관절의 신전과 슬관절의 굴곡:** 햄스트링 **고관절 신전, 내회전 및 내전:** 대내전근 **고관절 신전:** 대둔근 **발을 붙잡은 손의 저항에 대항해 슬관절을 신전시키고 고관절의 신전을 증가시키기:** 광근	장골근, 대요근, 대퇴직근

지침

견갑골의 가동성은 이렇게 팔을 완전히 움직이는 형태의 자세에서 중요하다. 이 뼈의 가동성은 어깨관절을 과도하게 움직이지 않으면서 팔의 자세를 잡기 위해서도 그리고 흉추의 신전에서 가동성을 위해서도 중요하다.

이 아사나에서는 들어 올린 다리에서 고관절의 내전 및 내회전을 유지하는 것이 어려울 수 있다. 고관절의 외회전을 통해 고관절 신전을 증가시킬 수도 있지만, 이렇게 하면 천장관절의 과도한 움직임이나 요추의 지나친 신전을 동반할 위험이 있다.

다누라아사나(dhanurasana, 380페이지)에서처럼 손으로 발을 붙잡음으로써 생기는 추가 저항은 무릎과 허리 같은 취약한 부위에 압력을 가할 수 있다.

호흡

이 자세에서는 횡격막의 움직임이 깊은 척추 신전에 의해 억제된다. 등과 몸통에서 천층 근육의 작용을 감소시키는 척추 심층 내재근의 지지를 발견할 수 있으면 호흡에 이용할 수 있는 움직임이 많아진다.

비라바드라아사나 I
Virabhadrasana I

전사 자세 I Warrior I

veer-ah-bah-DRAHS-anna

비라바드라(virabhadra) = 신화에 나오는 용맹한 전사의 이름

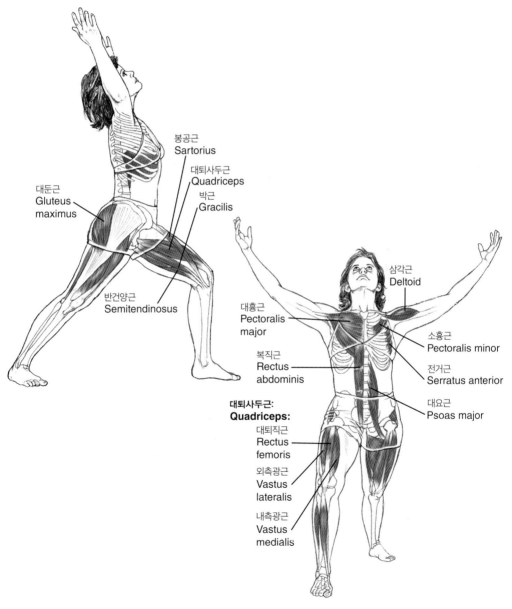

봉공근
Sartorius

대퇴사두근
Quadriceps

박근
Gracilis

대둔근
Gluteus
maximus

반건양근
Semitendinosus

삼각근
Deltoid

대흉근
Pectoralis
major

소흉근
Pectoralis minor

복직근
Rectus
abdominis

전거근
Serratus anterior

대요근
Psoas major

대퇴사두근:
Quadriceps:

대퇴직근
Rectus
femoris

외측광근
Vastus
lateralis

내측광근
Vastus
medialis

관절 동작

척추	상지	하지	
		앞쪽 다리	뒤쪽 다리
척추 신전, 가슴이 앞으로 향하게 하기 위한 약간의 회전, 골반 수평	견갑골 외전 및 상방 회전, 어깨관절 외전 및 외회전, 약간의 팔꿈치관절 굴곡, 전완 회외	천장관절 골반 숙이기(nutation), 고관절 굴곡, 슬관절 굴곡, 발목관절 족배굴곡	천장관절 골반 들기(counternutation), 고관절 신전 및 내전, 슬관절 신전, 발목관절 족배굴곡, 발뒤꿈치에서 발 회외 및 앞발에서 발 회내

근육 작용

척추

단축성 수축	신장성 수축
척추의 신전: 척추 신근 **앞으로 가슴의 회전:** 내복사근(앞쪽 다리 측), 외복사근(뒤쪽 다리 측)	**요추의 과신전 방지:** 소요근, 복근 **목이 신전되면서 머리의 무게 지지:** 두직근(rectus capitis), 두장근(longus capitis), 경장근(longus colli), 수직근(verticalis), 사각근(scalenes)

상지

단축성 수축
견갑골의 외전 및 상방 회전: 전거근 **전완의 회외:** 회외근 **어깨관절의 안정화 및 외전:** 회전근개, 상완이두근(장두), 중삼각근

하지

앞쪽 다리		뒤쪽 다리	
단축성 수축	신장성 수축	단축성 수축	신장성 수축
무릎이 넓어지는 (고관절이 외전하는) 경향에 대한 저항: 박근, 장/단내전근	중력으로 주저앉지 않으면서 고관절 및 슬관절 굴곡과 발목관절 족배굴곡의 허용: 대둔근, 고관절의 햄스트링, 광근, 가자미근, 발의 내/외재근 **골반을 수평으로 하고 양발 위로 골반의 중심을 잡기 그리고 좌우로 균형을 유지하기(스탠스가 좁을수록 아래 근육이 더 활성화되고 길어야 한다):** 중/소둔근, 이상근, 상/하쌍자근	**고관절의 신전:** 고관절의 햄스트링, 중둔근(후방 섬유), 대내전근, 대둔근 **슬관절의 신전:** 슬관절근, 광근 **발목관절의 족배굴곡을 억제하지 않으면서 족궁의 유지:** 발의 내재근	**내측 무릎 또는 내측 발을 무너뜨리지 않으면서 외측 발목의 신장 허용:** 비골근

지침

전사 자세 I, 전사 자세 II(246페이지)와 기타 런지 자세에서는 체중이 (중력과의 관계에서) 앞쪽 다리의 슬관절과 고관절에서 굴곡을 일으킨다. 앞쪽 다리의 근육이 신장성으로 수축하며, 이는 근육이 신장되면서 활성화되어 발목관절, 슬관절과 고관절이 지나친 굴곡을 일으키지 않도록 한다는 의미이다. 또한 앞쪽 다리의 외전근도 신장성으로 활성화되어 골반을 수평으로 만들고 앞쪽 다리 쪽으로 향하게 하며 균형을 유지해야 한다. 이러한 근육이 습관적으로 단축되면 앞쪽 무릎을 너무 측면으로 당기거나 골반을 비틀어 정렬을 흐트러뜨릴 수 있다. 일반적으로 근육은 최대로 작용하는 길이에 가까우면 보다 빨리 피로해지므로, 위와 같은 자세들에서 근지구력을 기르는 데에는 시간이 걸릴 수 있다.

전사 자세 I에서 뒤쪽 다리의 외회전 또는 내회전의 정도에 대해서는 많은 말이 있다. 하지만 일관되게 사실인 점은 뒤쪽 다리를 신전시키고 어느 정도 내전시킨다는 것이다(이에 비해 전사 자세 II에서는 뒤쪽 다리를 신전시키고 외전시킨다). 뒤쪽 다리가 발의 족궁들로부터 올라가도록 조정하고 하퇴부, 대퇴부 및 골반의 뼈들이 스스로 방향을 잡아 발의 세 지점에서 척추까지 체중의 확실한 전달 경로를 만들도록 한다. 뒤쪽 다리가 이런 식으로 조정되면 고관절의 내회전 또는 외회전의 정도는 사람마다 다양할 것이나, 관절강이 균형 잡힌 상태를 유지해 뒤쪽 다리가 몸통의 하중을 지지할 수 있다. 또한 이렇게 하면 이 자세에서 힘의 일부를 앞쪽 다리로부터 재분배할 수 있다.

뒤쪽 발에서는 거골하관절(subtalar joint) 및 족근골과 중족골 사이에 있는 관절이 움직임을 일으켜야 발의 뒷부분이 회외 하고(그래야 종골이 바닥과 확실히 연결될 수 있다) 앞발이 회내 한다(그래야 발가락이 바닥과 확실히 연결될 수 있다). 발이 이런 식으로 관절 움직임을 일으키지 않으면 외측 발목이 과도하게 움직이고 약화될 수 있다.

척추에서 필요한 회전의 정도는 천장관절과 고관절이 얼마나 관절 움직임을 일으키느냐에 달려 있다. 하지에서 가동성이 떨어질수록 가슴을 앞으로 향하게 하기 위해 척추에서 회전이 더 필요하다.

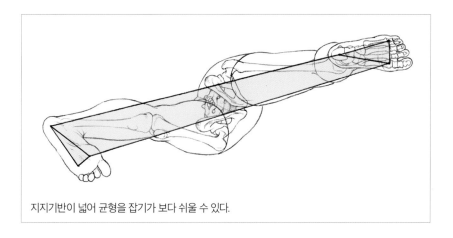

지지기반이 넓어 균형을 잡기가 보다 쉬울 수 있다.

호흡

하체는 관절 움직임을 일으키면서도 강해야 충분한 지지를 제공해(스티라) 상체에서 호흡운동이 자유로이 일어난다(수카). 이러한 전사 자세들에서 런지 자세의 여러 난이도는 호흡 역학을 탐구하는 흥미로운 방법을 제시한다.

비라바드라아사나 I 응용자세
스탠스가 더 긴 자세 With Longer Stance

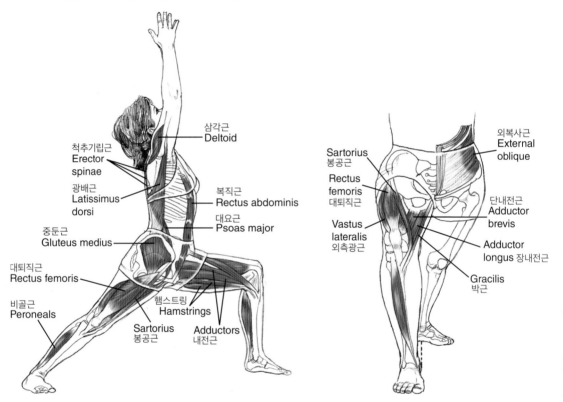

지침

다른 발 배열이 이 자세에서 어려움을 겪는 곳에 영향을 미칠 수 있다. 앞의 원래 자세처럼 스탠스가 (전후방으로) 더 짧으면 골반의 가동성이 덜 요구되므로, 다리의 지지를 더 이용할 수 있다는 생각이

들 것이다. 지지기반이 넓으면 균형을 잡기가 보다 쉬워질 수 있으나, 스탠스가 더 짧은 자세에서는 무게중심이 더 높아 균형을 잡기가 더 불안정하다는 생각이 들 수도 있다.

더 길고 보다 좁은 스탠스로 서는 이 응용자세에서는 무게중심이 더 낮으므로 균형을 잡기가 더 쉬울 수 있다. 그러나 지지기반이 더 길고 보다 좁아 균형에 어려움을 줄 수도 있는데, 내전근이 더 긴 길이에서 효과적이어야 하기 때문이다. 또한 길어진 스탠스에서는 천장관절, 고관절, 슬관절, 발목관절 및 발에서 가동성이 더 요구되고 고관절과 슬관절의 굴곡에 저항하는 근육이 모두 더 긴 길이에서 작용해야 하는데, 이에 따라 자세가 덜 안정적이거나 적어도 덜 지속 가능하다는 생각이 들 수 있다.

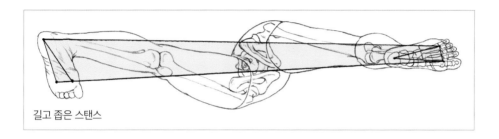

길고 좁은 스탠스

비라바드라아사나 II
Virabhadrasana II

전사 자세 II Warrior II

veer-ah-bah-DRAHS-anna

비라바드라(virabhadra) = 신화에 나오는 용맹한 전사의 이름

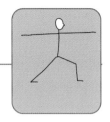

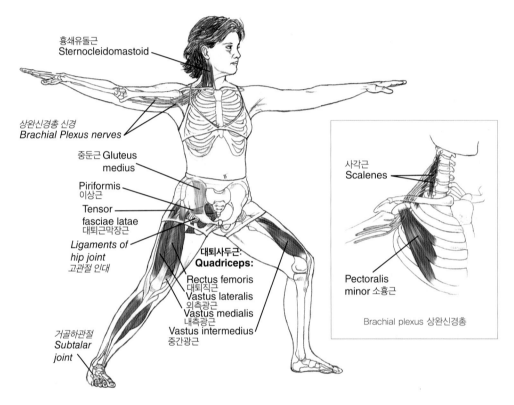

흉쇄유돌근
Sternocleidomastoid

상완신경총 신경
Brachial Plexus nerves

중둔근 Gluteus medius

Piriformis
이상근

Tensor fasciae latae
대퇴근막장근

Ligaments of hip joint
고관절 인대

거골하관절
Subtalar joint

대퇴사두근:
Quadriceps:

Rectus femoris
대퇴직근
Vastus lateralis
외측광근
Vastus medialis
내측광근
Vastus intermedius
중간광근

사각근
Scalenes

Pectoralis minor 소흉근

Brachial plexus 상완신경총

관절 동작

척추	상지	하지	
		앞쪽 다리	**뒤쪽 다리**
척추 중립, 가슴이 측면으로 향하게 하기 위한 약간의 회전, 앞쪽 다리 방향으로 머리의 회전, 골반 수평	견갑골 외전, 어깨관절 외전 및 외회전, 전완 회내	천장관절 골반 숙이기, 고관절 굴곡 및 외전, 슬관절 굴곡, 발목관절 족배굴곡	천장관절 골반 들기, 고관절 신전 및 외전, 슬관절 신전, 발목관절 족배굴곡, 발뒤꿈치에서 발 회외 및 앞발에서 발 회내

근육 작용

척추	
단축성 및 신장성 수축의 교대	**단축성 수축**
척추의 중립 정렬 유지: 척추 신근 및 굴근	**측면으로 가슴의 회전:** 외복사근(앞쪽 다리 측), 내복사근(뒤쪽 다리 측) **앞쪽 다리 방향으로 머리의 회전:** 후두직근(rectus capitis posterior), 하두사근(obliquus capitis inferior), 두장근(longus capitis), 경장근(longus colli), 두판상근(splenius capitis)(앞쪽 다리 측); 흉쇄유돌근, 상승모근(뒤쪽 다리 측)

상지	
단축성 수축	**신장**
견갑골의 외전: 전거근 **어깨관절의 안정화 및 외전:** 회전근개, 상완이두근(장두), 삼각근 **전완의 회내:** 방형회내근, 원회내근	대/소흉근(특히 뒤쪽 팔에서)

하지			
앞쪽 다리		**뒤쪽 다리**	
단축성 수축	**신장성 수축**	**단축성 수축**	**신장성 수축**
고관절의 외전: 중/소둔근	**고관절의 외전과 중력으로 주저앉지 않으면서 고관절 굴곡의 허용:** 대둔근, 이상근, 외폐쇄근, 상/하쌍자근 **중력으로 주저앉지 않으면서 고관절 및 슬관절 굴곡과 발목관절 족배굴곡의 허용:** 고관절의 햄스트링, 광근, 가자미근, 발의 내/외재근	**고관절의 신전 및 외전:** 중/소둔근, 고관절의 햄스트링, 이상근, 외폐쇄근, 상/하쌍자근 **슬관절의 신전:** 슬관절근, 광근 **발목관절의 족배굴곡을 억제하지 않으면서 족궁의 유지:** 발의 내재근	**내측 무릎의 지지:** 박근 **내측 무릎 또는 내측 발을 무너뜨리지 않으면서 외측 발목의 신장 허용:** 비골근

지침

전사 자세 I에서처럼 앞쪽 고관절 및 슬관절에서 굴곡 작용은 중력의 당김과의 관계에서 신장성 수축이다. 그러나 전사 자세 I과 달리 앞쪽 다리의 외전근은 단축성으로 작용하여 고관절을 외전시킨다. 발이 지면에 닿아 있기 때문에 이러한 작용은 근위적이고 골반을 회전시켜 측면으로 여는 효과를 보인다.

뒤쪽 다리에서 고관절 신전 및 외전의 동시 수행은 어려울 수 있다. 골반과 천골이 이어지는 천장관절에서의 움직임이 이들 동작의 일부 압력을 고관절의 인대와 관절낭으로부터 떠맡을 수 있다.

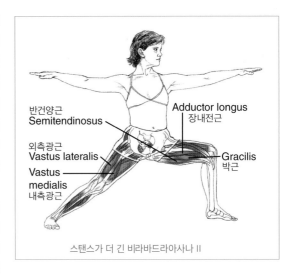

반건양근
Semitendinosus

Adductor longus
장내전근

외측광근
Vastus lateralis

Gracilis
박근

Vastus
medialis
내측광근

스탠스가 더 긴 비라바드라아사나 II

전사 자세 I에서처럼 뒤쪽 고관절에서 얼마만큼의 외회전이 필요한지에 대해서는 다양한 견해가 있다. 회전의 정도는 여러 요인에 의존하고 고립된 고관절 동작이기보다는 발과 다리 전체의 동작에서 가장 잘 올 수 있다.

앞쪽 다리의 천장관절과 고관절에서 가동성이 클수록 가슴을 돌려 측면으로 향하게 하기 위해 척추를 회전시킬 필요가 줄어든다.

가슴이 확실히 측면을 향하고 있지 않으면, 양팔을 펼칠 때 상완신경총(brachial plexus)에 압박을 가할 수 있다. 상완신경총은 팔까지 뻗어 있는 신경얼기로, 경추의 측면에서 시작되어 쇄골 아래를 지나 팔로 간다. 상완신경총의 압박은 팔에 무감각 또는 저림을 일으킬 수 있는데, 양팔을 몸통의 양옆과 정렬하면 이러한 압박의 방지에 도움이 된다.

호흡

전사 자세들에서 하체는 관절 움직임을 일으키면서도 강해야 호흡운동이 자유로이 일어나도록 할 수 있다. 비라바드라아사나 I에 비해 비라바드라아사나 II에서는 골반과 척추의 비틀림이 덜하기 때문에 호흡운동이 더 쉬울 수도 있다. 일부 사람들의 경우에 이러한 다리 자세는 힘이 덜 들어 역시 호흡이 더 쉬워진다.

지도지침: 골반을 수직으로 할 것인가 혹은 수직으로 하지 말 것인가

비라바드라아사나 Ⅰ 및 Ⅱ에서 흔히 하는 지시가 앞쪽에 대해 또는 측면에 대해 "골반을 수직으로 하라"는 것이다. 골반을 일체로 다룰 경우에(천장관절에서의 움직임을 허용하지 않은 채), 골반을 수직으로 만들려면 엉덩이, 무릎과 발의 관절에서 모든 움직임을 수용해야 하며, 이는 흔히 이들 관절의 일부(또는 전부)에서 과도한 움직임을 초래한다.

만일 우리가 천장관절의 일부 움직임이 기능적이도록 하면, 앞으로 향하는 동작의 일부가 천골에 대한 골반 양측의 움직임에서 오도록 하는 것이 가능해진다. 이 경우에 엉덩이는 대칭적이지는 않겠지만 일반적으로 앞쪽을 향할 수 있다.

하지의 관절들(발에서 천장관절까지)이 움직임에 기여하지 못하면 앞쪽(또는 비라바드라아사나 Ⅱ에서 측면)을 향하는 동작은 요추에게 떠넘겨질 수도 있다. 아니면 늑골이 흉추와의 관계에서 너무 많이 돌아가거나 모든 움직임이 어깨관절에서 일어나게 하는 일이 벌어질 수도 있다.

앞쪽을 향하거나 측면을 향하는 움직임이 어떻게 척추, 골반과 다리를 통해 분배되는지를 학습하는 것은 개인마다 서로 다른 탐구일 수 있다. "골반을 수직으로 하라"와 같은 지시를 하면 사람들이 전신이 어떻게 아사나에 관여하는지를 찾기보다는 신체의 일부에만 초점을 두기가 쉬울 수도 있다.

비라바드라아사나 III
Virabhadrasana III

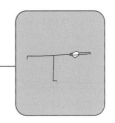

전사 자세 III Warrior III

veer-ah-bah-DRAHS-anna

virabhadra = 신화에 나오는 용맹한 전사의 이름

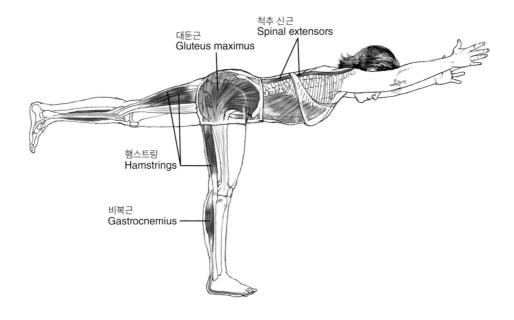

대둔근
Gluteus maximus

척추 신근
Spinal extensors

햄스트링
Hamstrings

비복근
Gastrocnemius

관절 동작

척추	상지	하지	
		지지하는 다리	들어 올린 다리
중립 또는 축성 신전	견갑골 상방 회전, 외전 및 상승; 어깨관절 외전; 팔꿈치관절 신전	천장관절 골반 숙이기, 고관절 굴곡 및 내전, 슬관절 신전, 발목관절 족배굴곡	천장관절 골반 들기, 고관절 중립 신전 및 회전, 슬관절 신전, 발목관절 족배굴곡

근육 작용

척추		
	단축성 수축	
척추의 정렬 유지: 횡돌간근, 극간근, 횡돌극근, 척추기립근 **골반의 전방 경사 및 요추의 지나친 신전 방지:** 소요근, 복근		

상지		
	단축성 수축	
견갑골의 상방 회전, 외전 및 상승: 상승모근, 전거근 **어깨관절의 안정화 및 굴곡:** 회전근개, 오훼완근, 대/소흉근, 중삼각근, 상완이두근(단두) **팔꿈치관절의 신전:** 주근, 상완삼두근		

하지		
지지하는 다리		**들어 올린 다리**
단축성 수축	**신장성 수축**	**단축성 수축**
슬관절 중립 신전의 유지와 한 다리로 균형 잡기: 슬관절근, 대퇴사두근, 발과 하퇴부의 내/외재근	**고관절 굴곡의 조절:** 햄스트링 **균형을 위해 지지하는 발 위로 골반의 측면 이동 허용과 골반 수평의 유지:** 중/소둔근, 이상근, 상/하쌍자근	**고관절 중립 신전 및 회전의 유지:** 햄스트링, 대내전근, 대둔근

지침

중력이 골반에서 지지받지 않는 측면을 바닥 쪽으로 당기기 때문에, 이 동작에서 골반의 수평을 유지하려면 지지하는 다리의 외전근이 활성화되면서 신장되어야 한다. 대신 외전근이 단축되어 있다면 골반을 경사시켜 들어 올린 다리의 엉덩이가 바닥 반대쪽으로 움직인다.

들어 올린 다리를 평행하게 유지하는 것은 어려울 수 있다. 이를 위해서는 고관절 신근 및 내회전근의 사용이 고관절 신근과 외회전근의 작용과 균형을 이루어야 한다.

호흡

웃카타아사나(222페이지)에서와 흡사하게, 이 자세에서 복합적인 동작(특히 양팔을 머리 위로 올린 상태)은 몸통에서 큰 근육군들의 일부를 동원할 수 있다. 척추 정렬을 유지하기 위해 등에서 천층에 있는 근육을 사용하면, 그들 근육은 흉곽의 움직임에 영향을 미쳐 호흡이 더 어려워진다. 척추를 지지하는 심층의 근육을 보다 효율적으로 작용시키면 호흡이 더 쉬워질 수 있다.

우티타 파르스바코나아사나
Utthita Parsvakonasana

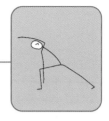

신장된 측면 각 자세 Extended Side Angle Pose

oo-TEE-tah parsh-vah-cone-AHS-anna

우티타(utthita) = 신장된; 파르스바(parsva)
= 측면, 옆구리; 코나(kona) = 각도

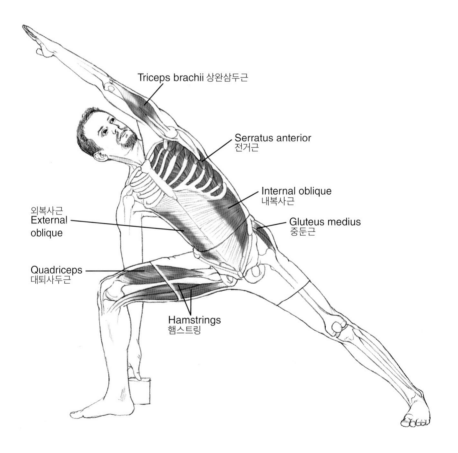

Triceps brachii 상완삼두근

Serratus anterior
전거근

Internal oblique
내복사근

외복사근
External
oblique

Gluteus medius
중둔근

Quadriceps
대퇴사두근

Hamstrings
햄스트링

관절 동작

척추	상지		하지	
	위쪽 팔	아래쪽 팔	앞쪽 다리	뒤쪽 다리
척추 중립 또는 약간의 측면 굴곡, 가슴이 측면으로 향하게 하기 위한 약간의 회전, 위쪽 팔 방향으로 머리의 회전	견갑골 상방 회전, 외전 및 상승; 어깨관절 외전 및 외회전; 팔꿈치관절 신전; 전완 회내	어깨관절 외전, 전완 회내, 손목 배측굴곡	천장관절 골반 숙이기, 고관절 굴곡 및 외전, 슬관절 굴곡, 발목관절 족배굴곡	천장관절 골반 들기, 고관절 신전 및 외전, 슬관절 신전, 발목관절 족배굴곡, 발뒤꿈치에서 발 회외 및 앞발에서 발 회내

근육 작용

척추

단축성 수축	신장성 수축
측면으로 가슴의 회전: 내복사근(뒤쪽 다리 측), 외복사근(앞쪽 다리 측) **천장 쪽으로 머리의 회전:** 후두직근, 하두사근, 두장근, 경장근, 두판상근(뒤쪽 다리 측); 흉쇄유돌근, 상승모근(앞쪽 다리 측)	**중력에 의한 측면 굴곡에 대한 저항:** 요방형근, 광배근, 척추 근육(뒤쪽 다리 측)

상지

위쪽 팔

단축성 수축	신장
견갑골의 상방 회전, 외전 및 상승: 전거근 **팔꿈치관절의 신전:** 상완삼두근, 주근	**중력으로 무너지지 않으면서 머리 위로 팔 뻗기:** 회전근개, 대원근, 광배근

하지

앞쪽 다리		뒤쪽 다리	
단축성 수축	신장	단축성 수축	신장
고관절의 외전: 중/소둔근, 이상근, 외폐쇄근, 상/하쌍자근	**중력으로 주저앉지 않으면서 고관절 및 슬관절 굴곡과 발목관절 족배굴곡의 허용:** 대둔근, 고관절의 햄스트링, 광근, 가자미근, 발의 내/외재근	**고관절의 신전 및 외전:** 중/소둔근, 고관절의 햄스트링, 이상근, 외폐쇄근, 상/하쌍자근 **슬관절의 신전:** 슬관절근, 광근 **발목관절의 족배굴곡을 억제하지 않으면서 족궁의 유지:** 발의 내재근	**내측 무릎의 지지:** 박근 **내측 무릎 또는 내측 발을 무너뜨리지 않으면서 외측 발목의 신장 허용:** 비골근

지침

이 자세에서 다리는 전사 자세 II(246페이지)에서와 동일한 동작을 수행하고 비슷한 근육군이 활성화된다. 그러나 이 자세에서는 몸통의 하중이 앞쪽 다리 위로 더 많이 놓이며, 이에 따라 근력, 길이 및 근지구력이 추가로 필요할 수도 있다.

여기서 머리 곁에 있는 위쪽 팔의 자세는 웃카타아사나(222페이지) 및 비라바드라아사나 III(250페이지)에서 팔의 자세와 비슷하지만, 여기서는 중력과의 관계가 다르기 때문에 팔의 자세를 유지하는 데 다른 근육이 필요하다. 또한 팔의 하중이 중력과 가지는 관계 때문에 이러한 근육의 작용은 단축성이기보다는 신장성이다.

호흡

이와 같은 자세에서는 호흡 기전의 왼쪽 부분이 강한 신장 작용을 받지만, 몸통의 오른쪽 부분에서는 복강 장기에 작용하는 중력의 힘에 의해 횡격막의 돔이 두측으로 (머리 쪽으로)움직인다. 이러한 자세에서 호흡 작용은 횡격막과 거기에 부착되어 있는 모든 장기에게 비대칭적인 자극을 제공한다.

파리브리타 밧다 파르스바코나아사나
Parivrtta Baddha Parsvakonasana

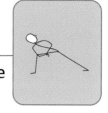

몸통 회전시킨 측면 각 자세 Revolved Side Angle Pose

par-ee-vrit-tah BAH-dah parsh-vah-cone-AHS-anna

파리브리타(parivrtta) = 비틀다, 회전시키다; 밧다(baddha) = 구속된;
파르스바(parsva) = 측면, 옆구리; 코나(kona) = 각도

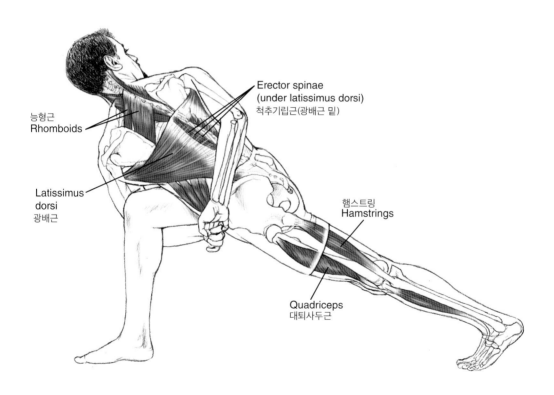

능형근
Rhomboids

Erector spinae
(under latissimus dorsi)
척추기립근(광배근 밑)

Latissimus
dorsi
광배근

햄스트링
Hamstrings

Quadriceps
대퇴사두근

관절 동작

척추	상지	하지	
		앞쪽 다리	뒤쪽 다리
축성 회전	견갑골 하방 회전 및 외전(그런 다음 내전으로 움직임); 어깨관절 내회전, 신전 및 내전; 팔꿈치관절 신전; 전완 회내; 손 및 손가락 굴곡	천장관절 골반 숙이기, 고관절 굴곡, 슬관절 굴곡, 발목관절 족배굴곡	천장관절 골반 들기, 고관절 신전 및 내전, 슬관절 신전, 발목관절 족배굴곡, 발가락 굴곡

근육 작용

척추

단축성 수축	신장성 수축
앞쪽 다리 방향으로 척추의 회전: 척추기립근, 내복사근(앞쪽 다리 측); 횡돌극근, 회선근, 외복사근(뒤쪽 다리 측) **팔의 작용으로 인한 굴곡에 대한 저항:** 척추 신근	**축 중심 회전의 균형 잡기:** 횡돌극근, 회선근, 외복사근(앞쪽 다리 측); 척추기립근, 내복사근(뒤쪽 다리 측)

상지

단축성 수축	신장성 수축 또는 기타 신장
상완골두의 안정화: 회전근개 **어깨관절의 내회전과 전인의 방지:** 견갑하근, 전삼각근 **팔 뒤로 뻗기:** 대원근, 후삼각근, 광배근 **어깨관절과 팔꿈치관절의 신전:** 상완삼두근 **손 붙잡기:** 손가락과 손의 굴근	상승모근, 대/소흉근, 전거근, 오훼완근

하지

앞쪽 다리		뒤쪽 다리	
단축성 수축	신장성 수축	단축성 수축	신장
무릎이 넓어지는(고관절이 외전하는) 경향에 대한 저항: 박근, 장/단내전근	**중력으로 주저앉지 않으면서 고관절 및 슬관절 굴곡과 발목관절 족배굴곡의 허용:** 대둔근, 고관절의 햄스트링, 광근, 가자미근, 발의 내/외재근 **골반을 수평으로 하고 양발 위로 골반의 중심을 잡기 그리고 좌우로 균형을 유지하기(스탠스가 좁을수록 아래 근육이 더 활성화되고 길어야 한다):** 중/소둔근, 이상근, 상/하쌍자근	**고관절의 신전:** 고관절의 햄스트링, 중둔근(후방 섬유), 대내전근, 대둔근 **슬관절의 신전:** 슬관절근, 광근	가자미근, 비복근

지침

척추의 축을 중심으로(굴곡, 신전, 또는 측면 굴곡 없이) 이루어지는 척추 회전에서는 몸통의 한쪽에서 단축성으로 수축하는 근육이 반대쪽에서는 신장성으로 수축한다. 이는 복근의 한 층이 단축성으로 수축하면서 그 위나 아래의 층이 신장성으로 수축한다는 의미이다. 이와 같은 층 배열로 척추 동작에서 아주 미세하게 조정된 조절과 몸통 둘레 전체에서 균형이 가능하다.

어느 자세에서든 팔을 서로 잡는 동작(양팔을 몸통에 두르고 서로 붙드는 동작)은 견갑대와 척추에 강한 영향을 미친다. 상완와관절 관절낭의 전하방 부위는 탈구에 가장 취약하다. 내회전과 신전으로 팔을 서로 잡으면 관절낭의 이 부위가 압력을 받을 수 있으며, 특히 나머지 견갑대의 가동성이 제한되어 있을 경우에 그렇다. (이러한 유의사항은 팔을 서로 잡는 동작 전반에 적용되는데, 이와 같은 동작을 취하면 지레작용 또는 힘이 관절에 더 쏠리기 때문이다.)

손을 서로 잡는 과정에서 견갑골과 팔은 모두 외전한 다음 내전한다. 견갑골의 내전이 대개 최종 단계이다. 견갑골의 기타 움직임 외로 이 뼈가 하강되어(등 아래로 당겨져) 있으면 그 가동성이 떨어진다.

견갑대가 제한되고 가동화할 수 없을 경우에 일어나는 또 다른 보상은 척추 굴곡이다. 척추의 굴곡이 회전과 결합되면 척추의 관절이 과도한 움직임을 일으키기 쉽다. 서로 잡은 팔의 지레작용을 이용하고 아울러 다리에 대해 압력을 가하면 척추를 적절한 가동범위 이상으로 움직이게끔 하는 것이 가능하다.

호흡

이 자세에서는 하체가 보다 효과적으로 지지기반을 만들 수 있으면 균형과 호흡이 더 쉬워진다. 여기서 상체는 하체의 저항에 대항해 회전에 확고히 갇혀 있으므로 횡격막, 복부 및 흉곽의 움직임에 대한 저항이 현저할 수 있는 반면, 동시에 다리에서 큰 근육이 강하게 작용해 산소가 더 요구된다. 이 자세에서 견고함과 편안함을 모두 가져오는 작용의 균형 잡힌 효율성을 발견할 수 있는가?

우티타 트리코나아사나
Utthita Trikonasana

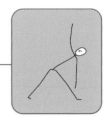

신장된 삼각형 자세 Extended Triangle Pose

oo-TEE-tah trik-cone-AHS-anna

우티타(utthita) = 신장된; 트리(tri) = 셋; 코나(kona) = 각도

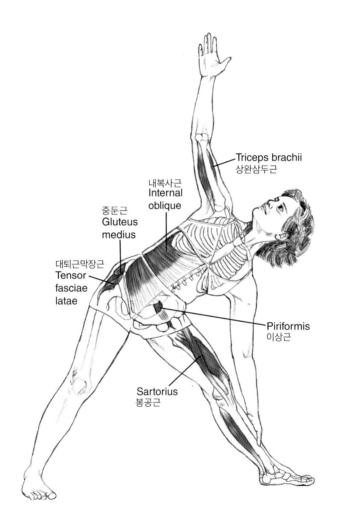

Triceps brachii
상완삼두근

내복사근
Internal
oblique

중둔근
Gluteus
medius

대퇴근막장근
Tensor
fasciae
latae

Piriformis
이상근

Sartorius
봉공근

관절 동작

척추	상지	하지	
		앞쪽 다리	**뒤쪽 다리**
척추 중립, 가슴이 측면으로 향하게 하기 위한 약간의 회전, 위로 머리의 축성 회전	견갑골 외전, 어깨관절 외전 및 외회전, 전완 중립	천장관절 골반 숙이기, 고관절 굴곡 및 외전, 슬관절 신전, 약간의 발목관절 족저굴곡	천장관절 골반 들기, 고관절 신전 및 내전, 슬관절 신전, 발목관절 족배굴곡, 발뒤꿈치에서 발 회외 및 앞발에서 발 회내

근육 작용

척추

단축성 및 신장성 수축의 교대	단축성 수축	신장성 수축
척추의 중립 정렬 유지: 척추 신근 및 굴근	**측면으로 가슴의 회전:** 내복사근(뒤쪽 다리 측), 외복사근(앞쪽 다리 측) **천장 쪽으로 머리의 회전:** 후두직근, 하두사근, 두장근, 경장근, 두판상근(뒤쪽 다리 측); 흉쇄유돌근, 상승모근(앞쪽 다리 측)	**중력에 의한 측면 굴곡에 대한 저항:** 요방형근, 광배근, 척추 근육(뒤쪽 다리 측)

상지

단축성 수축
견갑골의 외전: 전거근 **어깨관절의 안정화 및 외전:** 회전근개, 상완이두근(장두), 삼각근

하지

앞쪽 다리		뒤쪽 다리	
단축성 수축	**신장성 수축**	**단축성 수축**	**신장성 수축**
고관절의 외전: 중/소둔근 **슬관절의 신전:** 슬관절근, 광근	**중력으로 주저앉지 않으면서 고관절의 외전과 고관절 굴곡의 허용:** 대둔근, 이상근, 외폐쇄근, 상/하쌍자근 **중력으로 주저앉지 않으면서 고관절 굴곡의 허용:** 고관절의 햄스트링 **무너지지 않으면서 발의 통합성 유지:** 발의 내/외재근	**고관절의 신전:** 고관절의 햄스트링 **슬관절의 신전:** 슬관절근, 광근 **내측 무릎의 지지:** 박근 **발목관절의 족배굴곡을 억제하지 않으면서 족궁의 유지:** 발의 내재근	**고관절을 내전시키면서 신전의 유지:** 이상근, 외폐쇄근, 상/하쌍자근 **고관절의 내전 허용:** 중/소둔근 **내측 무릎 또는 내측 발을 무너뜨리지 않으면서 외측 발목의 신장 허용:** 비골근

지침

우티타 파르스바코나아사나(252페이지)에서처럼 이 자세에서도 몸통의 하중이 거의 앞쪽 다리 위로 놓인다. 반면 앞쪽 무릎이 신전되어 있기 때문에, 이 자세에서 근육의 작용은 무릎이 너무 깊이 구부러지지 않도록 하기 위한 대퇴사두근의 신장성 수축(우티타 파르스바코나아사나에서처럼)으로부터, 관절을 중심으로 작용들이 균형을 이뤄 무릎을 과신전 시키지 않으면서 확실한 지지 경로를 만드는 것으로 전환된다.

앞쪽 무릎에서 느끼는 통증이나 압력은 고관절과 골반에서 가동성의 부족에 따른 결과일 수 있다. 고관절에서 움직임의 부족이 내전근의 단축 혹은 또 다른 원인으로 인한 것이든, 움직임이 갈 수 있는 다음 부위는 내측 무릎이다. 무릎 내(또는 아무 관절)에서 오는 감각은 하고 있는 동작을 멈추고 동작이나 자세를 조정하라는 중요한 신호이다.

뒤쪽 다리에서는 골반의 측면, 외측 엉덩이 및 외측 무릎을 지나가는 근육들이 능동적으로 신장되어(신장성으로 수축하여) 골반이 다리 위로 측면으로 기울(내전할) 수 있도록 해야 한다. 이들 근육이 신장될 수 없으면, 골반이 그리 많이 움직이지 않고 척추가 측면 굴곡을 일으킨다. 반면 이들 근육이 전혀 활성화되지 않으면, 몸통의 하중이 중력으로 내려앉아 외측 고관절 또는 발목관절에 압력을 가할 수 있다.

이 자세에서 척추가 회전하는가? 우티타 트리코나아사나는 많은 방식으로 가르치며, 각각의 관점에는 충분한 이유가 있다. 일반적으로 천장관절, 골반 양측 및 고관절이 더 관절 움직임을 일으킬수록 가슴을 측면으로 향하게 하기 위해 척추를 회전시킬 필요가 줄어든다. 예를 들어 앞쪽 다리에서 내전근과 굴근이 습관적으로 단축되어 있으면 골반이 바닥으로 회전할 수도 있고 척추는 가슴을 열기 위해 반대쪽으로 더 회전해야 한다. 척추의 회전은 다리에서의 다양한 장애를 수용할 수 있다. 모든 자세에서처럼 전반적으로 균형 잡힌 관절강을 유지하는 것이 그저 한두 관절에서 특정한 가동범위를 이루는 것보다 훨씬 더 중요하다.

우티타 트리코나아사나 응용자세
스탠스가 더 긴 자세 With Longer Stance

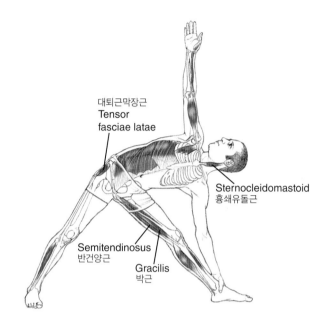

대퇴근막장근
Tensor
fasciae latae

Sternocleidomastoid
흉쇄유돌근

Semitendinosus
반건양근

Gracilis
박근

지침

요가에 대한 일부 접근법들에서는 다른 일부보다 양발을 훨씬 더 멀리 벌린다. 다리 자세의 다양성은 어느 관절이 더 가동성을 필요로 하고 어느 근육이 더 길거나 더 짧은 범위에서 작용해야 하는지에 영향을 미친다.

양발을 더 멀리 벌리면, 앞쪽 다리의 근육은 더 긴 길이에서 작용해야 하지만 뒤쪽 다리에서 외측 엉덩이의 근육은 더 짧은 길이에서 작용한다. 양발을 더 멀리 벌릴 경우에 척추가 측면으로 구부러지지 않도록 하기는 보다 쉬울 수도 있다. 반면 양발을 더 가까이 좁힐 경우에는 골반이 바닥 쪽으로 덜 회전할 수도 있다. 우티타 트리코나아사나에서 양발의 위치에 있어 해부학적으로 옳은 거리는 없으며, 각각의 거리는 몸통과 다리 간의 관계에 대해 서로 다른 정보를 제공한다.

파리브리타 트리코나아사나
Parivrtta Trikonasana

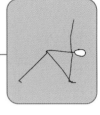

몸통 회전시킨 삼각형 자세
Revolved Triangle Pose

par-ee-vrit-tah trik-cone-AHS-anna

파리브리타(parivrtta) = 돌리다, 회전시키다; 트리(tri) = 셋; 코나(kona) = 각도

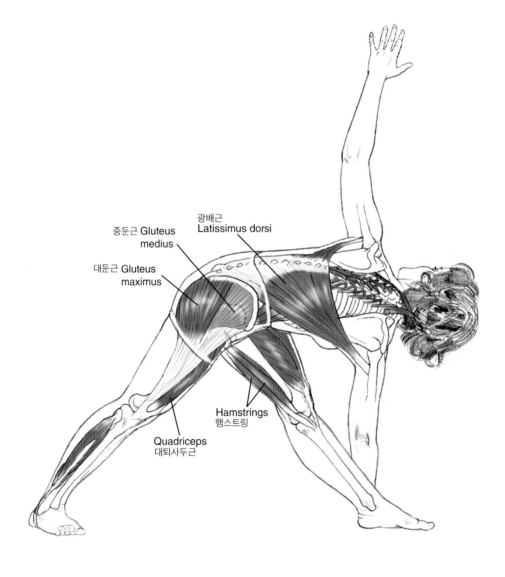

중둔근 Gluteus medius

광배근 Latissimus dorsi

대둔근 Gluteus maximus

Hamstrings 햄스트링

Quadriceps 대퇴사두근

관절 동작

척추	상지	하지	
		앞쪽 다리	뒤쪽 다리
축성 회전	견갑골 외전, 어깨관절 외전 및 외회전, 전완 중립	고관절 굴곡, 슬관절 신전, 약간의 발목관절 족저굴곡	경미한 고관절 굴곡, 슬관절 신전, 발목관절 족배굴곡, 발뒤꿈치에서 발 회외 및 앞발에서 발 회내

근육 작용

척추		
단축성 및 신장성 수축의 교대	**단축성 수축**	**신장성 수축**
척추의 중립 정렬 유지: 척추 신근 및 굴근	**앞쪽 다리 방향으로 척추의 회전:** 척추기립근, 내복사근(앞쪽 다리 측); 횡돌극근, 회선근, 외복사근(뒤쪽 다리 측)	**축 중심 회전의 균형 잡기:** 횡돌극근, 회선근, 외복사근(앞쪽 다리 측); 척추기립근, 내복사근(뒤쪽 다리 측)

상지
단축성 수축
견갑골의 외전: 전거근 **어깨관절의 안정화 및 외전:** 회전근개, 상완이두근(장두), 삼각근

하지				
앞쪽 다리		뒤쪽 다리		
단축성 수축	**신장성 수축**	**단축성 수축**	**신장성 수축**	**또한 신장**
슬관절의 신전: 슬관절근, 광근	**고관절 굴곡의 허용:** 고관절의 햄스트링, 대둔근 **골반을 수평으로 하고 양발 위로 골반의 중심을 잡기 그리고 좌우로 균형을 유지하기:** 중/소둔근, 이상근, 상/하쌍자근, 발의 내/외재근	**슬관절의 신전:** 슬관절근, 광근 **발목관절의 족배굴곡을 억제하지 않으면서 족궁의 유지:** 발의 내재근	**뒤쪽 다리를 앞으로 처지게 하지 않으면서 고관절 굴곡의 허용:** 고관절의 햄스트링, 중둔근(후방 섬유), 대내전근, 대둔근 **내측 무릎 또는 내측 발을 무너뜨리지 않으면서 외측 발목의 신장 허용:** 비골근	가자미근, 비복근

지침

이 자세에서는 척추의 회전으로 고관절의 외측에 있는 근육들이 매우 길어야 하며, 지지기반이 좁기 때문에 이들 근육이 능동적으로 자신의 작용을 조절하여 좌우로 넘어지지 않도록 해야 한다. 이와 같이 균형을 위해 안정화하면서 신장성 작용이 일어나므로, 이 자세는 불안정하다는 생각이 들 수 있다.

다리와 골반에서 필요한 만큼 많이 굴곡하고 회전하는 가동성이 없으면 척추가 굴곡하여 보상할 수도 있다. 척추가 굴곡된 자세에서 척추를 회전시키면 척추의 뒤쪽을 따라 있는 관절들이 과도하게 움직이기 쉽다. 이 자세에서는 척추에서 가용한 가동범위를 존중하고 바닥에 또는 다리에 대해 손의 압력을 사용하여 움직임을 강제하지 않도록 해야 한다.

호흡

이 자세에서는 골반 구조물들의 가동성에 따라 균형과 호흡에 얼마나 안정적인 지지기반을 제공할 수 있는지가 결정된다. 골반에서 가동성이 부족하면 상체가 하체의 저항에 대항해 회전에 뻣뻣이 고정되어 횡격막, 복부 및 흉곽의 움직임에 대한 저항이 생긴다.

파르스보타나아사나
Parsvottanasana

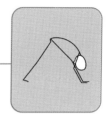

강한 측면 펼치기 | Intense Side Spreading

parsh-voh-tahn-AHS-anna

파르스바(parsva) = 측면, 옆구리; 웃(ut) = 강한; 탄(tan) = 펼치다

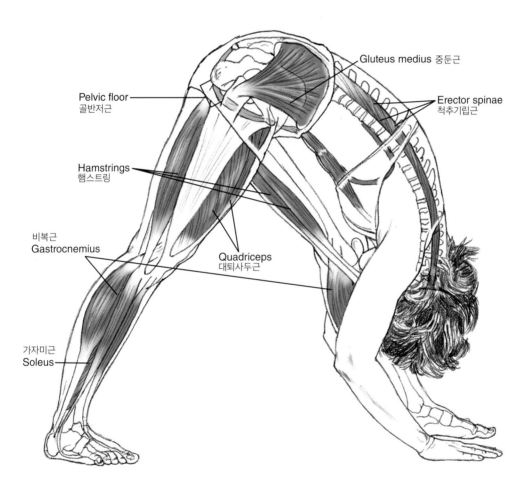

Gluteus medius 중둔근

Pelvic floor
골반저근

Erector spinae
척추기립근

Hamstrings
햄스트링

비복근
Gastrocnemius

Quadriceps
대퇴사두근

가자미근
Soleus

관절 동작

척추	하지	
	앞쪽 다리	뒤쪽 다리
경미한 굴곡	고관절 굴곡, 슬관절 신전, 약간의 발목관절 족저굴곡	경미한 고관절 굴곡, 슬관절 신전, 발목관절 족배굴곡, 발뒤꿈치에서 발 회외 및 앞발에서 발 회내

근육 작용

척추				
신장성 수축				
척추기립근				

하지				
앞쪽 다리		뒤쪽 다리		
단축성 수축	신장성 수축	단축성 수축	신장성 수축	또한 신장
슬관절의 신전: 슬관절근, 광근	**고관절 굴곡의 허용:** 고관절의 햄스트링, 대둔근 **골반을 수평으로 하고 양발 위로 골반의 중심을 잡기 그리고 좌우로 균형을 유지하기:** 중/소둔근, 이상근, 상/하쌍자근, 발의 내/외재근	**슬관절의 신전:** 슬관절근, 광근 **발목관절의 족배굴곡을 억제하지 않으면서 족궁의 유지:** 발의 내재근	**뒤쪽 다리를 앞으로 처지게 하지 않으면서 고관절 굴곡의 허용:** 고관절의 햄스트링, 중둔근(후방 섬유), 대내전근, 대둔근 **내측 무릎 또는 내측 발을 무너뜨리지 않으면서 외측 발목의 신장 허용:** 비골근	가자미근, 비복근

지침

이 자세에서 다리의 작용은 우티타 트리코나아사나(258페이지)에서와 거의 동일하며, 동일한 이유(지지기반이 좁고 외측 엉덩이의 근육이 길면서 활성화되어야 한다)로 이 자세에서는 균형을 잡기가 어려울 수 있다. 아울러 눈의 도움을 받아 균형을 잡는 데 익숙한 사람은 머리를 앞으로 올린 채 이 자세를 취하면 흥미로운 도전이 될 수 있다.

이와 같은 전방 굴곡 동작은 자세의 비대칭 때문에 웃타나아사나(225페이지)에서보다 앞쪽 다리의 뒤쪽 근육에 더 강하게 작용한다. 왜냐하면 뒤쪽 다리의 자세가 굴곡을 보다 특정적으로 앞쪽 다리의 고관절로 옮기며, 척추의 가동성이 다리의 가동범위 부족을 덜 보상할 수 있기 때문이다. (이러한 면에 있어 한층 더 극단적인 형태는 하누만아사나[310페이지]에서 관찰된다.)

파르스보타나아사나 응용자세

팔을 역전된 기도 자세로 두는 자세
With Arms in Reverse Namaskar

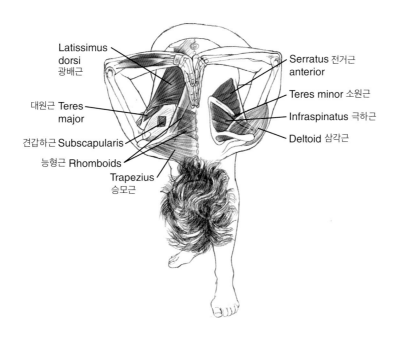

Latissimus dorsi 광배근

대원근 Teres major

견갑하근 Subscapularis

능형근 Rhomboids

Trapezius 승모근

Serratus 전거근 anterior

Teres minor 소원근

Infraspinatus 극하근

Deltoid 삼각근

지침

이러한 팔 자세는 다양한 아사나로 통합될 수 있다. 이와 같은 자세는 견갑대의 가동성을 상당히 요하며, 견갑골이 흉곽 위에서 쉽게 움직일 수 없는 경우에 양손을 이러한 자세로 가져가면 어깨관절 또는 손목에 과도한 압력이 가해질 수 있다.

양팔을 이런 자세로 가져가려면 일반적으로 견갑골을 외전시켜 척추에서 반대쪽으로 펼친 다음 최종적으로 견갑골을 내전시켜 척추 쪽으로 움직이는 동작을 취해야 한다. 이와 같은 최종적인 내전 움직임은 척추가 굴곡되어 있거나 견갑골이 하강되어 등 아래로 당겨져 있으면 훨씬 더 어렵다.

파르스보타나아사나 응용자세
척추를 굴곡시킨 자세 With Spine Flexed

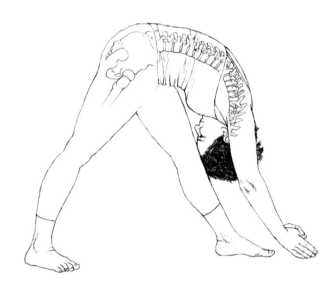

지침

이 응용자세에서 의도는 이마를 정강이를 따라서가 아니라 무릎으로 가져가는 것이다. 이러한 동작을 취하기 위해서는 척추가 매우 깊이 굴곡해야 하며, 이전 자세에서보다 고관절 굴곡은 덜하다. 이런 동작은 척추 굴곡보다는 고관절 굴곡으로 전방 굴곡을 취하는 데 익숙한 사람인 경우에 의외로 어려울 수 있다.

또한 이 자세에서는 어깨관절을 보다 완전히 굴곡시켜 머리 위로 더 높이 가져가고, 아울러 내전시켜 손바닥을 합친다. 손바닥을 바닥에 얹기보다는 손끝을 바닥을 따라 뻗어 새끼손가락을 발에서 반대쪽으로 밀도록 한다. 손이 발의 어느 측면으로도 바닥과 접촉하지 않기 때문에 이 자세에서 균형을 잡기는 보다 어려울 수 있지만, 손을 서로 누르면 정중선에 대한 감각이 보다 확실해질 수 있다.

프라사리타 파도타나아사나
Prasarita Padottanasana

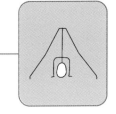

다리 넓게 벌려 전방 굴곡
Wide-Stance Forward Bend

pra-sa-REE-tah pah-doh-tahn-AHS-anna

프라사리타(prasarita) = 펼쳐진, 확장된; 파다(pada) = 발; 웃(ut) = 강한;
탄(tan) = 펼치다

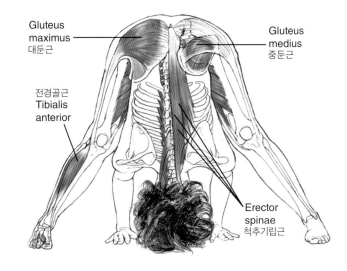

Gluteus maximus 대둔근

Gluteus medius 중둔근

전경골근 Tibialis anterior

Erector spinae 척추기립근

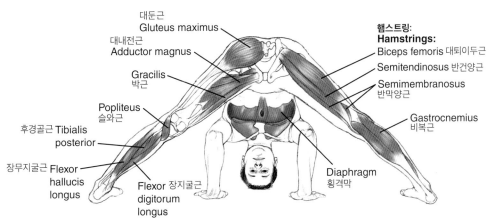

대둔근 Gluteus maximus

대내전근 Adductor magnus

Gracilis 박근

Popliteus 슬와근

후경골근 Tibialis posterior

장무지굴근 Flexor hallucis longus

Flexor digitorum longus 장지굴근

햄스트링: Hamstrings:
Biceps femoris 대퇴이두근
Semitendinosus 반건양근
Semimembranosus 반막양근

Gastrocnemius 비복근

Diaphragm 횡격막

관절 동작

척추	하지
경미한 굴곡	고관절 굴곡 및 외전, 슬관절 신전, 발목관절 족배굴곡, 발뒤꿈치에서 발 회외 및 앞발에서 발 회내

근육 작용

척추	
신장	
척추 근육	

하지	
단축성 수축	**신장성 수축 또는 기타 신장**
슬관절의 신전: 슬관절근, 광근 **발목관절의 족배굴곡을 억제하지 않으면서 족궁의 유지:** 발의 내재근	햄스트링, 특히 내측 햄스트링(반건양근과 반막양근), 대/소내전근, 박근

지침

이 자세는 흔히 내전근 또는 내측 다리의 근육에 대한 신장이라고 묘사된다. 실은 다리를 넓게 벌리고 몸을 접을 경우에(고관절 외전 및 굴곡) 내전근군의 일부 근육은 전혀 신장되지 않는다. 이는 일부 내전근이 고관절 굴근이기도 한 데다 고관절이 외전되고 신전될 때까지는 최대의 길이가 되지 않기 때문이다. 예를 들어 다리를 넓게 벌린 채 똑바로 서 있을 경우이다 (단 서 있을 때 골반이 전방으로 경사되는 흔한 패턴을 보이지 않을 경우로, 골반의 전방 경사는 고관절 신전을 무효화할 것이다).

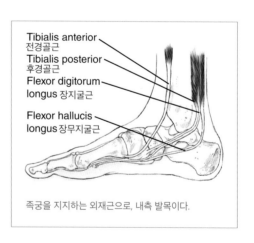

족궁을 지지하는 외재근으로, 내측 발목이다.

스탠스가 넓을 때에는 발이 강하면서도 가동적이어야 하는데, 외측 발목을 과도하게 움직이거나 내측 발목을 무너뜨리지 않으면서 외측 발을 통해 접지하기 위해서이다.

호흡

많은 사람이 이러한 다리 넓게 벌려 전방 굴곡을 요가 수행 중에서도 가장 안전하고 가장 이용하기 쉬운 전도(顚倒, 몸을 거꾸로 뒤집음) 자세로 경험한다. 이러한 전도 자세는 척추를 가볍게 당기고 풀어주면서 통상적인 호흡 작용을 반전시킨다. 다리가 확고히 지지하면서 동시에 골반이 고관절에서 자유로이 앞으로 회전하도록 하면 몸통이 보다 이완되고 호흡 전도가 일어날 수 있다.

몸통이 뒤집히면 횡격막이 중력에 의해 두측으로(머리 쪽으로) 당겨지므로 날숨에 유리하다. 숨을 들이쉬는 동안에는 횡격막이 중력에 대항해 복강 장기의 하중을 미측으로(꼬리뼈 쪽으로) 밀면서 동시에 흉추의 늑추관절(costovertebral joint)을 가동화한다. 이렇게 변화된 근육 작용은 모두 똑바로 서 있을 때 체중 부하의 통상적인 스트레스를 받는 근육과 장기에서 순환의 정상화를 도울 수 있다.

우파베샤아사나 또는 말라아사나
Upavesasana or Malasana

쪼그려 앉은 자세 또는 화환 자세
Squat, Sitting-Down Pose, Garland Pose

oop-pah-ve-SHAHS-anna
우파베샤(upavesa) = 앉기, 앉은 자세

mal-AHS-anna
말라(mala) = 화환, 화관

세계의 많은 곳에서 이는 아사나로 여겨지지 않으며, 그저 사람들이 의자 없이 앉는 방식이다. 의자에 앉는 경우가 많을수록 이는 필요한 아사나가 되는 경우가 많아진다.

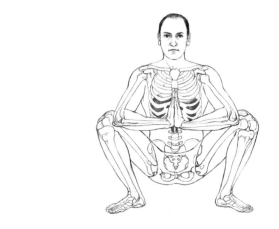

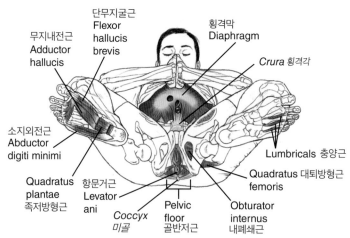

관절 동작

척추	상지	하지
축성 신전	약간의 어깨관절 굴곡; 팔꿈치관절 굴곡; 전완 회내; 손목, 손 및 손가락 신전	천장관절 골반 숙이기; 고관절 굴곡, 외회전 및 외전; 슬관절 굴곡; 발목관절 족배굴곡

근육 작용

척추	
단축성 수축	**신장성 수축**
발목관절의 족배굴곡을 억제하지 않으면서 족궁의 유지: 발의 내재근	**고관절 굴곡의 허용과 외회전의 지지:** 대둔근, 이상근, 상/하쌍자근, 내폐쇄근 **고관절 및 슬관절 굴곡과 발목관절 족배굴곡의 허용:** 고관절의 햄스트링, 광근, 가자미근

지침

일부 사람들은 이 자세에서 골반저근을 쉽게 동원할 수 있으며, 거기서 골반저근은 상승적으로 작용하여 들숨의 움직임에 반응하고 날숨을 일으킨다. 중력이 바닥으로 몸을 내리는 작용을 하며, 다리의 근육이 활성화되어 관절들로 완전히 주저앉지 않도록 한다. 이는 특히 고관절에서 중요한데, 상체의 하중이 수동적으로 고관절에 놓이면 골반저근의 이용 가능성이 떨어질 수도 있기 때문이다.

발뒤꿈치의 접지를 유지할 정도로 깊이 발목관절의 족배굴곡을 일으킬 수 없다면, 발목과 하퇴부의 뒤쪽에서 단축 때문일 수 있지만 제한은 발목의 앞쪽에서도 있을 수 있다. 발뒤꿈치 아래에 받침대를 괴어 변화를 줄 수도 있으나, 발의 내재근을 활성화하는 것이 중요하다. 발의 내재근은 족궁을 안정화하고, 발목관절이 더 깊이 굴곡되도록 하며, 발의 뼈와 슬관절을 지지한다. 발목의 앞쪽에서 건이 돌출되어 있는지를 살펴보는데, 이는 아직 깊은 지지를 못하고 있다는 징후이다. 중력이 굴곡을 일으키도록 할 수 있는지를 알아보며, 내재근의 사용에 역점을 두어 통합성을 유지한다.

호흡

손바닥을 서로 모으고 내측 대퇴로 팔꿈치를 받치는 이 자세는 척추의 3개 만곡을 모두 강력하게 신장시키는(축성 신전) 기회를 제공한다. 이에 따라 축성 신전과 3가지 반다 사이의 관계를 느낄 수 있다. 이 자세에서는 족궁의 깊은 지지가 골반저 및 하복부 근육의 들어 올리는 작용(물라 반다)과 연관이 있다. 팔꿈치를 무릎에 대고 지지하면 흉추를 강하게 신장시키고 흉곽의 바닥과 호흡 격막의 하위 부착부를 들어 올리는 작용(웃디야나 반다)이 가능하다. 경추 만곡을 펴면서 흉골을 들어 올려 턱과 만나도록 하는 잘란다라 반다(jalandhara bandha)의 작용은 축성 신전의 작용을 완료한다. 이상과 같은 척추와 호흡의 작용들이 이루어지는 가운데, 호흡의 어떠한 형태 변화가 여전히 가용한가? 호흡의 통상적인 모든 움직임이 안정화되면서, 아마도 당신은 이례적인 호흡 패턴이 깊숙이 신체의 중심부에서 일어나는 것을 인식할 수 있을 것이다.

9 앉은 자세　　　　SITTING POSES

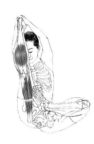

산업사회에서 많은 사람의 경우에 의자와 같은 가구에 앉아 있는 자세는 깨어 있는 시간의 대부분을 보내는 체위이다. 신발과 발 사이의 관계는 의자, 자동차 좌석 및 소파와 다리 및 요추 사이의 관계와 같다. 요가 수행에서는 서서 하는 아사나의 수행을 통해 맨발이 지면과의 새로운 관계를 체득할 수 있듯이, 앉은 자세에서도 다리와 골반이 직접 지지기반이 되어 지면과의 새로운 관계를 체득할 수 있다.

이 장에서 소개하는 아사나는 앉은 자세 자체이거나 앉아서 시작하는 자세이다. 또한 이들 자세 중 일부의 수행은 보다 상급의 수행과 연관이 있다. 사실 '아사나'라는 말은 말 그대로 '앉은 자세(seat)'로 번역할 수 있으며, 어떤 관점에서 보면 아사나의 수행은 모두 척추, 사지와 호흡을 자유롭게 해서 수행자가 앉은 자세에서 오랜 시간을 보낼 수 있도록 하는 방법으로 볼 수 있다. 수행을 통해 앉은 자세는 꽤 안정적인 수직 체위가 될 수 있고, 이러한 체위에서는 중력과 균형의 처리로 인한 주의산만(注意散漫)이 최소화되어 자유로워진 주의가 명상 수행에 쓰일 수 있다.

수카아사나 Sukhasana

편안한 자세 Easy Posture

suk-HAS-anna

수카(sukha) = 편안한, 부드러운, 유쾌한

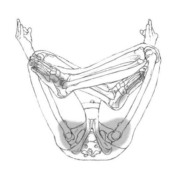

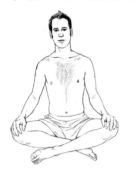

*주 : 파란색 부위는 바닥과 접촉하는 곳을 나타낸다.

싯다아사나 Siddhasana

달인의 자세 Adept's Posture

sid-DHAS-anna

싯다(siddha) = 성취한, 실현한, 완성한; 현인, 달인

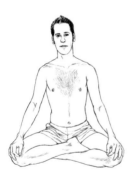

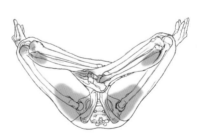

스바스티카아사나 Svastikasana

상서로운 자세 Auspicious Posture

sva-steek-AHS-anna

스바스틱(svastik) = 행운의, 상서로운

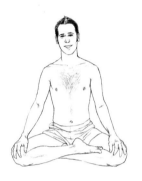
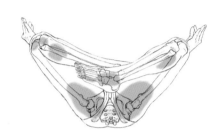

파드마아사나 Padmasana

연꽃 자세 Lotus Posture

pod-MAHS-anna

파드마(padma) = 연꽃

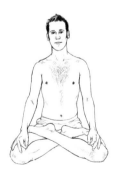
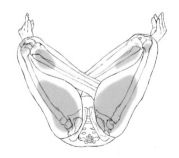

물라반다아사나 Mulabandhasana

뿌리 잠금 자세 Pose of the Root Lock

moola-ban-DHAS-anna

물라(mula) = 뿌리, 기초, 바닥; 반다(bandha) = 결합, 묶음

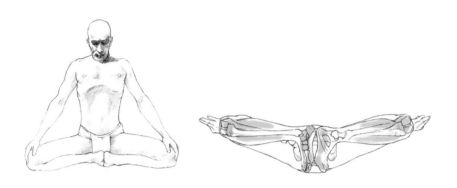

공통적인 관절 동작(앞의 5가지 자세에서)

척추	하지
중립 또는 축성 신전	고관절 굴곡, 슬관절 굴곡

지침

이들 앉은 자세의 한 가지 목표는 스티라와 수카, 즉 안정성과 편안함이다. 골반과 다리가 척추를 확실히 지지하는 방식으로 정렬되어 있으면, 척추는 체중의 전달을 위한 확실한 경로를 제공할 수 있고, 또한 균형을 유지할 수 있어 중력이 몸을 앞뒤로 당기지 않는다. 그러면 척추는 두개골을 지지할 수 있으며, 척추와 두개골은 함께 뇌와 척수를 지지하고 보호할 수 있다. 척추가 골반과 다리의 지지를 효율적으로 받으면, 늑골도 자유로워져 앉은 자세를 지지하는 기전의 일부가 되기보다는 호흡과 함께 움직인다.

다리의 정렬에서 관찰해야 하는 한 가지는 무릎이 엉덩이보다 더 높으냐 혹은 낮으냐이다. 모든 아사나에서처럼 매 사람에게 하나의 올바른 선택은 없으며, 신체에 따라 무릎을 더 높이거나 낮추면 척추와 호흡에 서로 다른 영향을 미칠 것이다. 등의 근육(그리고 몸통의 나머지 근육)은 항상 어느 수직자세에서든 어느 정도 활성화되어 있기 때문에, 지지를 가장 잘해준다고 생각되는 자세를 찾는 일은 어느 한 부위를 과다하게 작용시키지 않으면서 전신에 걸쳐 근육 활동의 균형을 취하는 문제일 것이다. (앉은 자세가 익숙하지 않다면, 한 자세로 보내는 시간이 얼마라도 그 자세가 자신의 몸에 적합한 대안인지 여부를 떠나 지루한 기분이 들 수도 있다.)

무릎이 고관절보다 더 높은 경우. 책상다리를 하고 앉는 자세에서 무릎이 고관절보다 더 높은 경우는 고관절에서 외회전 또는 외전이 많이 일어나지 않는(즉 무릎이 아주 쉽게 처져 측면으로 벌어지지 않는) 사람에게 도움이 될 수 있다. 그러한 사람이 책상다리를 하고 앉아 무릎이 엉덩이보다 더 높으면 대퇴골의 하중이 깊이 고관절 소켓으로 그리고 아래로 좌골결절로 자리 잡을 수 있다.

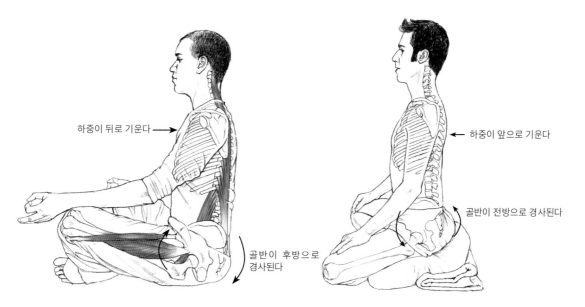

하중이 뒤로 기운다

골반이 후방으로 경사된다

하중이 앞으로 기운다

골반이 전방으로 경사된다

무릎이 엉덩이보다 위에 있는 상태로 앉으면 골반이 후방으로 경사되고 1차 만곡이 과장될 수 있다.

엉덩이가 무릎보다 위에 있는 상태로 앉으면 골반이 전방으로 경사되고 2차 만곡이 과장될 수 있다.

그러나 무릎을 엉덩이보다 더 높이는 경우는 그로 인해 골반이 후방으로 경사되고 척추가 둥글게 굴곡되면 도움이 되지 않는다. 이렇게 등이 경사진 자세로부터 수직으로 가려면 척추의 근육을 동원하거나 고관절 굴근을 수축시켜 골반과 척추를 앞으로 당기거나 또는 이 둘을 다 해야 할 필요가 있다. 척추의 근육이 골반과 허리에서 움직임의 범위가 제한되어 이를 극복하기 위해 추가로 힘써 작용해야 한다면 그러한 근육이 빨리 지치거나 엉덩이의 앞쪽에서 근육의 과사용을 초래할 수 있다(이는 앉은 자세에서 반드시 동반되어야 하는 것이 아니다).

무릎이 고관절보다 더 낮은 경우. 담요 또는 블록에 앉아 자리를 올리면 무릎이 엉덩이보다 더 낮아질 수 있다. 이렇게 하면 골반의 후방 경사가 방지되고 척추의 요추 만곡을 유지하기가 더 쉬워질 수도 있으며, 이는 하중이 척추를 통해 골반까지 보다 효율적으로 전달되도록 도와준다.

그러나 무릎이 측면으로 벌어지고 골반보다 더 낮은 경우에 무릎은 또한 골반을 당겨 골반이 좌골결절의 앞쪽으로 기울 수도 있다. 이러한 골반의 전방 경사로 척추의 신전, 특히 요추 만곡이 과장될 수 있으며, 그러면 등의 근육이 몸통이 앞으로 쏠리지 않도록 하기 위해 과도하게 작용할 수도 있다

한 가지 목표는 무릎이 골반에 대해 얼마나 높거나 낮은지에 상관없이, 하중이 척추로부터 골반을

거쳐 좌골결절과 지지하는 바닥으로 확실히 놓이도록 하는 다리 자세를 찾는 것일 수 있다. 일부 사람들의 경우에 이렇게 하려면 척추의 편안함을 위해 자리를 상당히 올리거나 심지어 의자에 앉아야 하며, 골반과 다리에서 가동성이 더 길러질 때까지 그래야 한다. 앉아서 하는 아사나가 지지를 잘 받으면, 골반, 척추 및 호흡 기전의 고유 평형이 몸을 지지하며, 자세를 잡는 노력에서 자유로워진 에너지가 호흡이나 명상처럼 보다 심층적인 과정으로 집중될 수 있다.

단다아사나
Dandasana

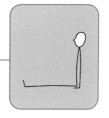

막대 자세 Staff Pose

dan-DAHS-anna

단다(danda) = 막대기, 지팡이

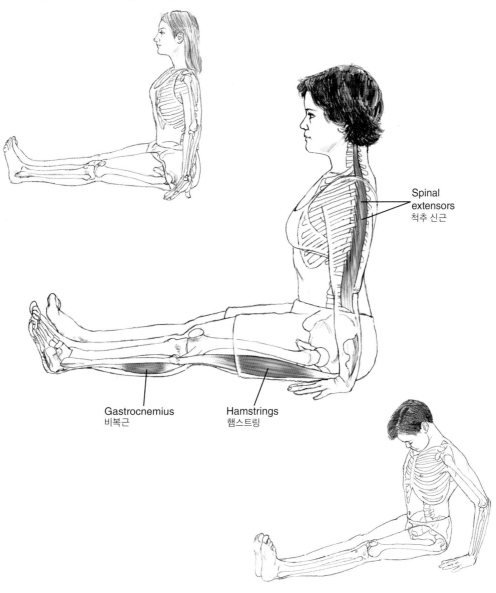

Spinal
extensors
척추 신근

Gastrocnemius
비복근

Hamstrings
햄스트링

몸통 대비 팔의 비율: 위에서 아래로 팔이 짧고, 중립이며, 길다.

관절 동작

척추	상지	하지
중립 또는 축성 신전	견갑골 중립, 어깨관절 내전, 팔꿈치관절 신전, 손목 배측굴곡	고관절 굴곡 및 내전과 다리 평행으로 회전, 슬관절 신전, 발목관절 족배굴곡

근육 작용

척추		

척추의 중립 정렬을 유지하기 위한 단축성 및 신장성 수축의 보정: 척추 신근 및 굴근

상지		
	단축성 수축	

팔 밀기로 인한 견갑골의 내전에 대한 저항: 전거근
팔꿈치관절의 신전: 상완삼두근

하지		
	단축성 수축	

고관절의 굴곡: 장골근
다리의 내전 및 내회전: 치골근, 대내전근
슬관절의 신전: 슬관절근, 광근

지침

단다아사나는 흔히 기본자세로 여겨지는데, "척추를 중립으로 두고 다리를 나란히 뻗은 채 앉아라"처럼 지시가 단순하기 때문이다. 그러나 지시의 단순성이 이 자세가 쉽다는 것을 의미하지는 않으며, 때로 중립 자세를 취하는 데에는 습관적인 패턴 및 비대칭에서 벗어나 움직이기 위해 상당한 작용이 요구된다(214페이지 '지도지침: 중립이 자연스러운 것은 아니다' 참조). 이 아사나에서 고관절을 90도로 굴곡시킨 채 척추를 중립 자세로 유지하면 다리에서 습관적인 고정, 척추의 과다 및 과소 활성 부위, 그리고 척추와 다리에서의 패턴이 서로 영향을 미치는 방식을 드러낼 수도 있다.

이와 관련해 하나의 흔한 예가 다리 근육의 단축이 골반을 당겨 후방 경사를 일으키고 이에 따라 척추가 굴곡될 수도 있다는 것이다. 그러면 이는 척추를 똑바로 세우려는 시도로 고관절 굴근 또는 등 하부 근육의 과사용을 초래할 수도 있다. 또 다른 예가 둔부 및 외측 엉덩이 근육의 단축이 다리를 당겨 외회전을 일으키는 것이며, 이는 내측 다리의 근육이 평행한 다리 자세를 유지하기 위해 동원된다는 것을 의미한다.

다리에서의 작용이 중립 자세가 힘들이지 않고 이루어지지는 않는다 점을 보여주는 아주 좋은 예이다. 둔부 또는 외측 엉덩이로부터 당김이 없다고 할지라도 중력의 당김이 다리를 기울여 벌리는 경향이 있으므로, 다리를 중립인 평행으로 유지하기 위해서는 어느 정도의 내회전 작용이 필요하다. (규칙적인 연습을 통해 이러한 다리 내회전근의 활성화는 습관적이고 인식되지 않는 작용이 된다. 다시 말해 이는 그러한 활성화가 일어나지 않는다는 의미가 아니라 본인이 더 이상 그것을 인식하지 못할 뿐이라는 의미이다.)

몸통 대비 팔의 비율에서 차이가 존재하기 때문에, 모든 사람이 단다아사나에서 팔을 사용하여 척추의 중립 신전을 일으키도록 도울 수 있는 것은 아니다. 반면 몸통 대비 팔의 비율 차이로 보이는 것은 때로 흉곽 위에서 견갑골을 습관적으로 상승 또는 하강시킨 결과로 나타날 수 있다. 아울러 엉덩이와 다리의 습관적인 단축 때문에 척추가 수직 자세로 신전할 수 없을 경우에도 팔이 너무 길어 보일 수 있다.

호흡

이 자세의 한 유형은 다리를 편 채 척추를 축성 신전시킨 상태에서 호흡할 수 있는 기회를 제공한다(마하무드라). 이러한 유형의 자세에서는 3가지 반다가 모두 적용될 수 있다. 그렇다면 척추의 축성 신전 상태에서 이들 반다를 유지하면서 부드럽고 고른 호흡을 10회 하는 것도 꽤 힘들다. 그렇지 않다면 반다들의 적용을 방해하는 요인은 무엇인가?

파스치모타나아사나
Paschimottanasana

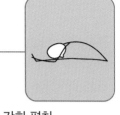

서쪽(등) 펼치기 West(Back) Spreading

POS-chee-moh-tan-AHS-anna

파스차(pascha) = 뒤에, 후에, 나중에, 서쪽으로; 웃타나(uttana) = 강한 펼침

아침 경배를 할 때 떠오르는 태양을 마주하면서 수행하는 전통 때문에 몸의 뒤쪽을 '서쪽'이라고
한다. 이 아사나를 몸의 앞쪽을 펼쳐 여는 푸르보타나아사나(purvottanasana, 429페이지)와
비교해본다(purva = 앞에, 전에, 동쪽으로).

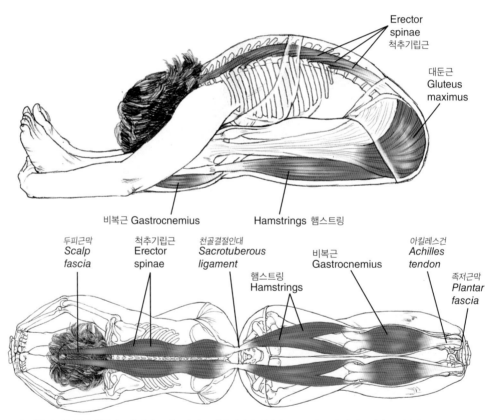

몸의 뒤쪽 라인은 발바닥(족저근막)에서 두피근막 및 눈썹 융기까지 이어지는 근육과 근막의 연속적인 연결망이다.

관절 동작

척추	상지	하지
경미한 굴곡	견갑골 외전 및 상방 회전, 어깨관절 굴곡 및 내전, 팔꿈치관절 신전	천장관절 골반 숙이기, 고관절 굴곡 및 내전, 슬관절 신전, 발목관절 족배굴곡

근육 작용

척추	
신장성 수축	
척추의 길이에 걸쳐 굴곡의 분배: 척추 신근	

상지	
신장	
능형근, 하승모근, 광배근	

하지	
단축성 수축	**신장**
슬관절 신전의 유지: 슬관절근, 광근 **내전과 내회전:** 치골근, 장/단내전근	햄스트링, 중/소둔근(후방 섬유), 대둔근, 이상근, 대내전근, 가자미근, 비복근

지침

많은 자세가 그렇듯이 이러한 전방 굴곡은 서로 다른 부위에 초점을 둔 채 가르칠 수 있다. 일반적으로 그 이름이 시사하듯이 파스치모타나아사나는 몸의 뒤쪽을 열거나 펼치는 것을 내용으로 하나, 척추의 굴곡, 다리 뒤쪽의 신장, 혹은 다리와 척추에서 작용의 균형을 각각 강조해 지도할 수 있다. 이러한 초점 부위의 어느 것도 나머지 부위들보다 해부학적으로 더 나은 것은 아니며, 안전하고 적절하다는 판단 기준은 아사나를 수행하는 사람과 그들의 현재 상황에 달려 있다.

이 자세에서는 중력이 주로 몸통을 전방 굴곡으로 더 깊이 움직이는 작용을 할 수 있으며, 근육 작용은 거의 필요하지 않다고 말할 수 있다. 그러나 척추의 신근이 신장되면서, 이들 근육은 또한 척추의 길이에 걸쳐 굴곡 동작을 능동적으로 분산시켜 한 부위가 과도하게 굴곡되지 않도록 할 수 있다. 하지만 다리와 골반의 뒤쪽에서 습관적인 단축이 많을 경우에 고관절 굴곡은 제한될 수 있고 몸통의 하중이 다리 뒤로 놓여 중력이 이 자세에서 실제로 도움을 주지 못하는 상태가 될 것이다. 그러면 고관절 굴근과 복근이 몸통을 앞으로 당기기 위해 동원될 수도 있으며, 이는 고관절의 앞쪽에서 충혈감을 일으킬 수 있다. 이 경우에 접은 담요나 기타 받침대를 좌골결절 아래에 고여 자리를 올리면 중력이 상체를 보다 수동적으로 앞으로 당기도록 할 수 있다. 또한 무릎을 구부리면 척추가 보다 쉽게 앞으로 나가도록 할 수 있다. 이때 다리의 뒤쪽은 여전히 신장되지만 잠재적으로 스트레스가 덜한 방식으로 그렇게 된다. 아니면 다리의 뒤쪽을 약간만 동원하여 신장 작용의 일부를 다리로부터 옮겨 척추의 굴곡으로 돌릴 수도 있다.

이전의 자세 단다아사나에서처럼, 이 자세에서 다리는 내회전도 외회전도 되지 않는다. 둔부와 다리를 사용해 다리를 당겨 외회전시키는 습관이 있는 사람은 내회전 근육을 동원하여 다리가 평행한 자세를 유지해야 한다.

지도지침: 어디서 스트레칭을 느껴야 하는가?

당신은 어느 아사나에서 햄스트링, 등, 또는 일부 기타 특정한 부위에서 스트레칭을 느끼라고 지시를 받을 수 있다. 그러나 사람마다 스트레칭을 느끼는 부위는 다르거나 같은 아사나에서조차 스트레칭을 전혀 느끼지 않을 수도 있다. 관절 근처나 근육의 부착 지점에서 스트레칭 감각을 느낄 경우에 이는 건과 결합조직이 스트레스를 받고 잠재적으로 손상되었다는 점을 시사할 수도 있다. 당신은 그러한 감각이 근육의 부착 지점이 아니라 근육의 전체 길이를 따라 일어나도록 할 수도 있다. 비록 그것이 덜 깊이 아사나로 움직이는 것을 의미할지라도 말이다. 또한 당신은 스트레칭 감각을 전혀 찾지 않고 기타 감각이 일어나는지에 주목하는 방식으로 아사나를 수행하도록 할 수도 있다.

호흡

이 자세를 서서 하는 유형인 웃타나아사나(225페이지)에서처럼, 깊은 고관절 굴곡과 척추 굴곡이 신체의 앞쪽을 압박하고 복부가 호흡과 함께 움직이는 능력을 제한한다. 흉곽에서 여유를 더 찾으면 이 자세에서 호흡하기가 좀 더 쉬워질 수 있다.

호흡은 이 자세로 들어가면서 도움이 될 수 있다. 날숨 작용은 하복부 근육으로 시작하면 골반과 엉덩이의 굴곡을 심화시킬 수 있으며, 들숨 작용은 흉곽의 가동화를 도울 수 있다.

자누 시르샤아사나
Janu Sirsasana

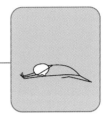

머리로 무릎 닿기 자세 Head-to-Knee Pose

JAH-new shear-SHAHS-anna

자누(janu) = 무릎; 시라스(shiras) = 머리로 닿다

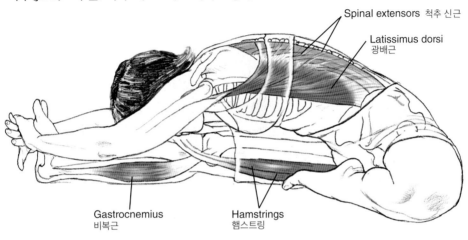

Spinal extensors 척추 신근

Latissimus dorsi
광배근

Gastrocnemius
비복근

Hamstrings
햄스트링

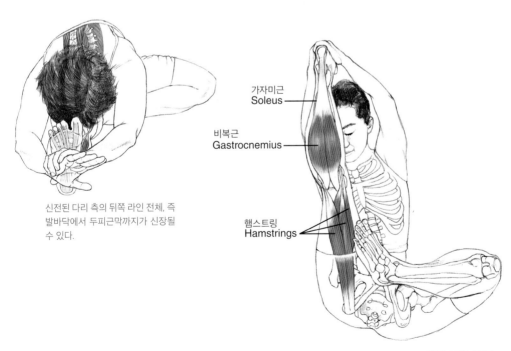

신전된 다리 측의 뒤쪽 라인 전체, 즉
발바닥에서 두피근막까지가 신장될
수 있다.

가자미근
Soleus

비복근
Gastrocnemius

햄스트링
Hamstrings

관절 동작

척추	상지	하지	
		신전된 다리	**굴곡된 다리**
경미한 굴곡, 신전된 다리 쪽으로 가슴의 회전	견갑골 외전 및 상방 회전, 어깨관절 굴곡 및 내전, 팔꿈치관절 신전	천장관절 골반 숙이기, 고관절 굴곡, 슬관절 신전, 발목관절 족배굴곡	천장관절 골반 숙이기; 고관절 굴곡, 외회전 및 외전; 슬관절 굴곡; 발목관절 족저굴곡; 발 회외

근육 작용

척추	
단축성 수축	**신장성 수축**
신전된 다리 쪽으로 가슴의 회전: 내복사근(신전된 다리 측); 외복사근, 회선근, 다열근(굴곡된 다리 측)	**신장성으로 작용해 회전을 촉진하고 척추의 길이에 걸쳐 굴곡을 분산시키기:** 외복사근, 회선근, 다열근(신전된 다리 측); 내복사근(굴곡된 다리 측)

상지	
단축성 수축	**신장**
견갑골의 상방 회전: 전거근 **팔의 굴곡 및 내전:** 전삼각근, 대흉근 **팔꿈치관절의 신전:** 상완삼두근	능형근, 하승모근, 광배근

하지			
신전된 다리		**굴곡된 다리**	
단축성 수축	**신장**	**단축성 수축**	**신장**
슬관절 신전의 유지: 슬관절근, 광근 **내전과 내회전:** 치골근, 장/단내전근	햄스트링, 중/소둔근(후방 섬유), 대둔근, 이상근, 대내전근, 가자미근, 비복근	**고관절의 외회전 및 외전:** 내/외폐쇄근, 대퇴방형근, 이상근, 상/하쌍자근 **고관절과 슬관절의 외회전 및 굴곡:** 봉공근 **슬관절의 굴곡:** 햄스트링	대/장/단내전근

지침

각각의 사람은 습관적으로 몸의 한쪽에 의지하거나 한쪽을 사용하는 선호, 즉 '측면성(sidedness)'을 보인다. 어느 사람의 몸도 완벽한 대칭을 이루지 않으며, 움직임의 패턴도 마찬가지이다. 자누 시르샤아 사나에서는 측면성이 신체에서 우측과 좌측 간 감각의 차이로 나타나는데, 등과 목의 근육, 천장관절의 주위, 다리, 양팔을 발로 뻗은 부위에서 그렇다. 이에 따라 우리에게는 쉬운 측면과 어려운 측면, 혹은 좋은 측면과 나쁜 측면이 있다고 말할 수도 있다. 그것을 바라보는 또 다른 방식은 각각의 측면에는 나름의 난관과 장점이 있고 이것들은 대칭을 이루지 않은 채 서로 균형을 맞출 수 있다고 인식하는 것이다.

굴곡된 다리 측의 천장관절과 척추의 추골이 모두 척추를 신전된 다리 쪽으로 돌리는 데 작용한다. 천장관절의 가동성이 떨어지면 척추가 관절 움직임을 더 일으켜야 하며, 척추의 가동성이 떨어지면 천장관절이 더 움직여야 할 것이다.

다리의 비대칭적 자세(한쪽 발이 다른 쪽 다리에 지레작용을 함)와 팔의 당기는 작용 때문에, 이 자세에서는(양팔을 신체의 한 부위에 두르고 서로 붙는 기타 자세의 경우처럼) 많은 힘이 관절들로 향하기가 특히 쉽다. 많은 부위에서 조금씩 움직이면 어느 하나의 관절에 지나친 움직임을 요하지 않으면서 최대의 가동범위를 이룰 것이다. 관절들에 걸쳐 이러한 움직임의 분산을 찾으려면, 어느 관절이 가장 쉽게 움직이는지(그래서 그런 관절을 덜 움직이도록 한다) 또 어느 관절이 덜 쉽게 움직이는지(그래서 그런 관절을 더 움직이도록 한다)를 식별하는 것이 중요하다. 자누 시르샤아사나에서는 너무 많은 힘이 천장관절로 향할 수 있으며, 특히 척추 회전이 척추 또는 견갑대의 작용에 의해 제한될 경우에 그렇다. 아니면 천장관절이 움직이도록 전혀 허용되지 않을 경우에 너무 많은 힘이 척추의 부위들로 향할 수 있다.

굴곡된 다리의 천장관절 또는 고관절에서 움직임이 부족하면 그쪽 다리의 슬관절에서 과도한 회전 우력(torque, 회전력)을 초래할 수 있으며, 이는 이 자세에서 발생하는 것으로 자주 보고되는 반달연골 파열(meniscus tear)을 일으킬 수 있다. 고관절은 굴곡된 다리 측에서 외전, 외회전과 굴곡을 복합적으로 수행하는데, 고관절에서 그러한 움직임이 가용하지 않으면 이 자세로 들어가면서 골반의 움직임을 따라 대퇴골이 당겨져 슬관절에 너무 많은 힘이 가해질 수 있다.

호흡

호흡은 이 자세로 들어가면서 도움이 될 수 있다. 날숨 작용을 강조하면 골반의 굴곡을 심화시킬 수 있고 들숨 작용을 강조하면 상부 척추의 가동화를 도울 수 있다. 이러한 효과는 날숨이 하복부 근육으로 시작되고 들숨이 흉곽으로 향할 경우에 특히 일어난다.

어떻게 대조적인지를 알아보기 위해 반대 패턴으로 호흡하는 실험을 해본다. 즉 가슴을 압박해 숨을 내쉬고 복부 부위로 숨을 들이쉬도록 한다. 처음 제안한 것과 비교해 아사나에 미치는 효과에 주목한다.

파리브리타 자누 시르샤아사나
Parivrtta Janu Sirsasana

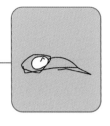

몸통 회전시켜 머리로 무릎 닿기 자세
Revolved Head-to-Knee Pose

par-ee-vrit-tah JAH-new shear-SHAHS-anna

파리브리타(parivrtta) = 회전시키기, 돌리기; 자누(janu) = 무릎;
시라스(shiras) = 머리로 닿다

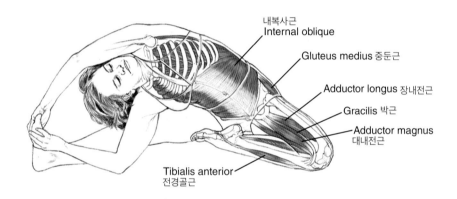

내복사근
Internal oblique

Gluteus medius 중둔근

Adductor longus 장내전근

Gracilis 박근

Adductor magnus
대내전근

Tibialis anterior
전경골근

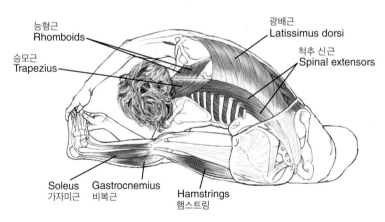

능형근
Rhomboids

광배근
Latissimus dorsi

승모근
Trapezius

척추 신근
Spinal extensors

Soleus   Gastrocnemius
가자미근   비복근   Hamstrings
                               햄스트링

관절 동작

척추	상지	하지	
		신전된 다리	굴곡된 다리
측면 굴곡, 신전된 다리 반대쪽으로 회전	견갑골 외전, 상방 회전 및 상승; 어깨관절 외전; 팔꿈치관절 신전; 전완 회외	고관절 굴곡 및 외전, 슬관절 신전, 발목관절 족배굴곡	고관절 굴곡, 외회전 및 외전; 슬관절 굴곡; 발목관절 족저굴곡; 발 회외

근육 작용

척추

단축성 수축	신장성 수축
측면으로 가슴의 회전: 내복사근(굴곡된 다리 측), 외복사근(신전된 다리 측) **천장 쪽으로 머리의 회전:** 후두직근, 하두사근, 두장근, 경장근, 두판상근(굴곡된 다리 측); 흉쇄유돌근, 상승모근(신전된 다리 측)	**중력에 의한 측면 굴곡에 대한 조절:** 요방형근, 광배근, 척추 근육(굴곡된 다리 측)

상지

단축성 수축	신장성 수축
견갑골의 상방 회전, 외전 및 상승: 전거근 **팔꿈치관절의 신전:** 상완삼두근, 주근	**중력으로 무너지지 않으면서 머리 위로 팔 뻗기:** 회전근개, 대원근, 광배근

하지

신전된 다리		굴곡된 다리	
단축성 수축	신장	단축성 수축	신장
슬관절 신전의 유지: 슬관절근, 광근 **내전과 내회전:** 치골근, 장/단내전근	햄스트링, 중/소둔근(후방 섬유), 대둔근, 이상근, 대내전근, 가자미근, 비복근	**고관절의 외회전:** 내/외폐쇄근, 대퇴방형근, 이상근, 상/하쌍자근 **고관절과 슬관절의 외회전 및 굴곡:** 봉공근 **슬관절의 굴곡:** 햄스트링	대/장/단내전근

지침

이 자세에서 다리는 이전 자세인 자누 시르샤아사나에서와 동일하지만, 척추의 동작은 다르다. 척추가 신전된 다리 쪽으로 회전하는 대신 이 다리의 반대쪽으로 회전하고, 척추의 전방 굴곡 대신 측면 굴곡이 일어난다.

이 아사나에서는 신전된 다리 측 앞쪽으로 몸통을 기울이지 않으면서 측면 굴곡을 유지하기가 여러 가지 이유로 어려울 수 있다. 추골 작용의 3차원성, 중력의 당김, 척추 근육의 습관적 패턴, 혹은 견갑골을 아래로 당기는 습관 각각이 이러한 측면 굴곡 동작 중에 몸통을 다리 쪽으로 기울게 하는 역할을 할 수 있다.

이 자세에서 팔의 동작(머리 위로 들어 올려 척추의 측면 굴곡과 연결시키는 움직임)은 견갑대에서 상당한 가동성을 요하고 기타 움직임에서 나타나지 않을 수도 있는 어깨관절 및 견갑골의 한계를 드러낼 수 있다. 견갑골을 아래로 당기는 데 사용되는 모든 근육은 팔을 머리 위로 들어 올리고 척추를 측면으로 굴곡시키기 위해 신장되어야 한다.

이 자세에서는 좌골결절이 바닥에 닿은 상태가 유지되어야 측면 굴곡의 동작이 척추에 집중된다. 굴곡된 다리의 좌골결절이 바닥에서 들리도록 하면, 측면 굴곡의 동작은 신전된 다리의 고관절로 그리고 그쪽 다리에서 뒤쪽의 신장으로 더욱 옮겨진다.

호흡

구조적으로, 이 자세에서는 위쪽(몸통의 왼쪽)이 더 확장되고, 흉곽이 더 열리나, 횡격막의 아래쪽(오른쪽) 돔이 더 가동적이고, 아래쪽(오른쪽) 폐의 조직이 더 순응적이다. 이 자세에서 어느 부위가 압박되고 어느 부위가 확장되는 것을 느끼는가? 호흡의 형태 변화가 압박되는 것을 확장하고 열려 있는 것을 압축할 수 있는가?

마하무드라
Mahamudra

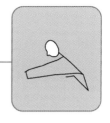

대인(大印) 자세 The Great Seal

ma-ha-MOO-dra

마하(maha) = 큰, 힘센, 강한; 무드라(mudra) = 봉인, 폐쇄, 닫기

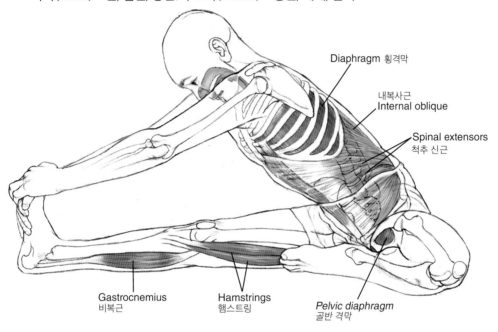

Diaphragm 횡격막

내복사근
Internal oblique

Spinal extensors
척추 신근

Gastrocnemius
비복근

Hamstrings
햄스트링

Pelvic diaphragm
골반 격막

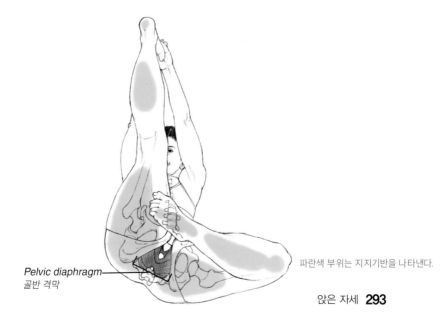

Pelvic diaphragm
골반 격막

파란색 부위는 지지기반을 나타낸다.

관절 동작

척추	상지	하지	
		신전된 다리	굴곡된 다리
축성 신전, 신전된 다리 쪽으로 가슴의 회전	견갑골 외전 및 상방 회전, 어깨관절 굴곡 및 내전, 팔꿈치관절 신전	천장관절 골반 숙이기, 고관절 굴곡, 슬관절 신전, 발목관절 족배굴곡	천장관절 골반 숙이기; 고관절 굴곡, 외회전 및 외전; 슬관절 굴곡; 발목관절 족저굴곡; 발 회외

근육 작용

척추	
단축성 수축	신장성 수축
신전된 다리 쪽으로 가슴의 회전과 축성 신전의 분산: 내복사근(신전된 다리 측); 외복사근, 회선근, 다열근(굴곡된 다리 측)	**머리 무게의 균형 잡기:** 후방 후두하근(posterior suboccipitals) **신장성으로 작용해 회전을 촉진하고 척추의 길이에 걸쳐 축성 신전을 분산시키기:** 외복사근, 회선근, 다열근(신전된 다리 측); 내복사근(굴곡된 다리 측)

지침

마하무드라의 지지기반은 자누 시르샤아사나(287페이지)와 비슷하고 팔과 다리의 작용은 동일하다. 그러나 이 자세에서 척추의 주요 동작은 굴곡이 아니라 강한 축성 신전이다. 이 자세에 대해 생각하는 하나의 방법은 이를 전방 굴곡(요추와 경추의 굴곡), 후방 굴곡(흉추의 신전)과 비틀기(신전된 다리 쪽으로 척추와 골반의 회전)를 결합한 자세라고 보는 것이다.

호흡

세 가지 반다를 모두 적용하면서 이 자세를 수행하려는 것은 호흡의 탄력성에 대한 최고의 시험이라고 여겨지는데, 마하무드라가 일으키는 작용은 신체 강(cavity)들의 주위로부터 정상적인 호흡운동을 모두 몰아내기 때문이다. 이렇게 되는 이유는 이 자세에서 반다들을 동원하면, 골반저근과 복근의 작용을 강하게 안정화하고, 흉부가 비틀려 있으면서 흉곽이 들린 자세로 고정되어 있어 늑추관절이 움직이지 못하며, 흉골이 턱 쪽으로 들리기 때문이다. 결국 신체는 어쩔 수 없이 또 다른 이례적인 호흡 방법을 찾아야 한다.

통상적이고 가시적이며 외부적인 호흡운동이 모두 안정화되었을 경우에는 신체의 중심부 깊숙한 곳에 있는 뭔가가 새로운 통로를 통해 가동화되어야 한다. 아마도 그것은 요가 문헌에서 흔히 '수슘나(susumna, 중심 통로)'라고 말하는 통로일 것이다.

우파비스타 코나아사나
Upavistha Konasana

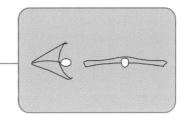

앉아 다리 넓게 벌리기 자세
Seated Wide-Angle Pose

oo-pah-VEESH-tah cone-AHS-anna

우파비스타(upavistha) = 앉은; 코나(kona) = 각도

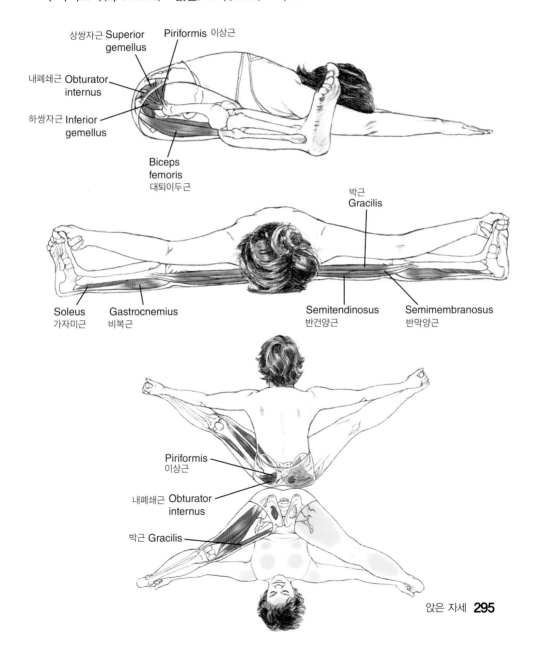

상쌍자근 Superior gemellus

Piriformis 이상근

내폐쇄근 Obturator internus

하쌍자근 Inferior gemellus

Biceps femoris 대퇴이두근

박근 Gracilis

Soleus 가자미근

Gastrocnemius 비복근

Semitendinosus 반건양근

Semimembranosus 반막양근

Piriformis 이상근

내폐쇄근 Obturator internus

박근 Gracilis

관절 동작

척추	하지
경미한 굴곡 후 축성 신전으로 움직임	천장관절 골반 숙이기, 고관절 외전 및 굴곡, 슬관절 신전, 발목관절 족배굴곡

근육 작용

척추		
신장성 수축		
척추의 길이에 걸쳐 굴곡의 분산: 척추 신근		

하지		
신장성 수축		**또한 신장**
고관절에서 앞으로 접으면서 다리의 외전: 중/소둔근, 이상근, 상/하쌍자근, 내폐쇄근 **전방 굴곡의 조절:** 반건양근, 반막양근(내측 햄스트링)		박근

지침

이 자세를 포함해 많은 전방 굴곡 자세에서 몸통을 앞으로 내미는 것은 척추 굴곡으로 이루어질 수도 있다. 그러나 고관절에서 움직임이 더 일어나면서 척추에서 굴곡이 덜 일어나며, 자세가 깊어지면서 척추가 바닥으로 평평해지고 축성 신전으로 움직인다. 그래서 척추의 근육은 신장된 다음 '등을 평평하게 만들도록' 돕기 위해 능동적으로 동원될 것이다.

좌골결절이 바닥에서 떼어지면 동작이 고관절과 다리의 뒤쪽에서 더 일어난다. 좌골결절이 접지 상태를 유지하면 천골의 꼭대기가 앞으로 숙여지면서 장골이 뒤로 남겨져(골반 숙이기) 동작이 척추와 잠재적으로 천장관절에서 더 일어난다.

다리의 시작 자세는 때로 외회전이라고 말해지나, 발이 천장을 가리키면 고관절에서 외회전은 없다. 대신 동작은 고관절에서 다리의 외전이고 그런 다음 척추가 앞으로 움직이면서 굴곡이다.

척추가 앞으로 움직이면서 다리가 안쪽으로 기울면 바깥쪽 엉덩이에서 고정 패턴이 발생해 전방 굴곡과 함께 다리를 당길 수 있다. 이는 내측 무릎에 압력을 초래할 수도 있다. 무릎을 구부리거나 몸통을 앞으로 덜 내밀면 다리, 골반과 척추로 작용의 분산에 도움이 될 수도 있다.

호흡

이 자세에서 점진적으로 척추를 신장시키는 행동은 호흡의 보조를 받을 수 있다. 날숨은 하복부에서 시작되면 좌골결절의 고정과 대퇴부 뒤쪽의 접지에 도움이 될 수 있다. 들숨은 상흉부에서 시작되면 척추의 신장에 도움이 될 수 있다. 요컨대 날숨은 자세의 하부 절반을 접지할 수 있고 들숨은 자세의 상부 절반을 신장시킬 수 있다.

밧다 코나아사나
Baddha Konasana

잠근 각 자세 Bound Angle Pose

BAH-dah cone-AHS-anna

밧다(baddha) = 구속된; 코나(kona) = 각도

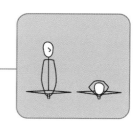

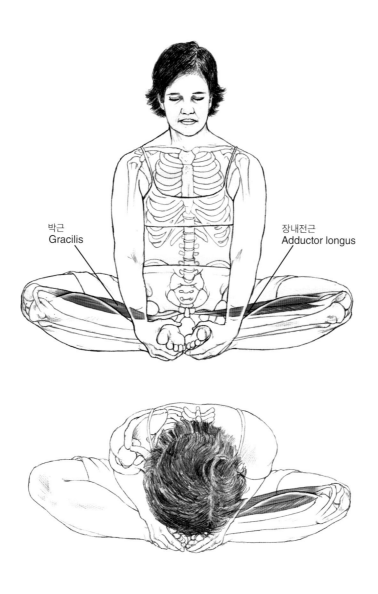

박근
Gracilis

장내전근
Adductor longus

관절 동작

척추	하지
경미한 굴곡 후 축성 신전으로 움직임	천장관절 골반 숙이기; 고관절 굴곡, 외회전 및 외전; 슬관절 굴곡; 발목관절 족배굴곡; 발 회외

근육 작용

척추	
신장성 수축	
척추의 길이에 걸쳐 굴곡의 분산: 척추 신근	

하지	
신장성 수축	또한 신장
고관절의 외회전: 내/외폐쇄근, 대퇴방형근, 이상근, 상/하쌍자근	대/장/단내전근, 박근

지침

파스치모타나아사나(284페이지)에서처럼, 여기서 의도가 머리를 바닥으로 내리는 것이라면 동작은 골반(천장관절과 고관절)보다는 척추에서 더 일어난다(굴곡). 의도가 배꼽을 발로 가져가는 것이라면, 전방 동작의 초점이 고관절과 골반에 더 맞춰지고 척추는 신전으로 움직일 것이다.

발이 골반에 얼마나 가까이 있는지에 따라, 다리의 외회전을 돕기 위해 활성화되는 외회전근이 달라지고 신장되는 내전근도 달라진다. 발을 골반에서 서로 다른 거리에 둔 채 이 자세를 수행하면 서로 다른 근육의 신장을 경험하게 되어 유용할 수 있다.

밧다 코나아사나는 무릎에 어려운 자세가 될 수 있다. 발의 회외(발바닥이 천장을 향함)는 경골의 회전을 일으키고 이는 슬관절 굴곡과 결합되어 무릎의 통합성을 지지하는 무릎 인대의 역할을 감소시킨다. 엉덩이가 그리 가동적이지 않고 다리를 밀어 이 자세를 취하는 사람은 하퇴부의 회전우력(torque)이 너무 많이 슬관절로 이동할 수 있다. 슬관절을 보호하는 한 가지 방법은 발의 외번(eversion, 발의 바깥쪽 가장자리를 바닥으로 누르는 동작)을 일으켜 바깥쪽 발목의 근육을 활성화하는 것이다. 이 방법은 근막 연결을 통해 무릎의 외측 인대를 안정화하고 이 인대가 지나치게 비틀리지 않도록 도울 수 있다.

지도지침: '엉덩이 열기'란 관절 동작은 없다

'엉덩이 열기(hip opening)'는 관절 동작이 아닌데, 비록 많은 아사나(밧다 코나아사나처럼)가 '엉덩이를 여는 자세(hip opener)'라고 불리긴 하지만 말이다. '엉덩이 열기'라는 용어는 흔히 고관절에서의 움직임을 묘사하기 위해 사용되지만, 실제로 특정한 관절 동작이 아니다. 관절은 3차원적이기 때문에, 고관절(또는 아무 관절)에서 움직임이 있으면 항상 열기라고 불릴 수 있는 부분과 닫기라고 불릴 수 있는 부분이 있다. 예를 들어 고관절이 신전되면 관절의 앞쪽은 열리고 관절의 뒤쪽은 닫힌다고 말할 수 있다. 고관절이 굴곡되면 앞쪽이 닫히고 뒤쪽이 열린다. 뼈들이 서로 정 반대쪽으로 당겨져 관절에서 탈구가 일어나지 않는 한 고관절에서 반대쪽의 닫힘을 동반하지 않는 열림 움직임은 없다.

호흡

이 자세에서 의도가 척추를 더 구부린 채 머리를 바닥으로 가져가는 것일 경우에 호흡운동은 어떠한가? 이는 의도가 척추를 더 편 상태로 유지하고 골반으로부터 몸통을 앞으로 움직임으로써 배꼽을 발쪽으로 가져가는 것일 경우의 호흡운동과 어떻게 비교되는가? 아니면 호흡의 역점을 복부에 비해 폐의 뒤쪽에 둘 경우에 자세로 들어가는 움직임은 어디에서 시작되는가?

숩타 밧다 코나아사나
Supta Baddha Konasana

누워 잠근 각 자세 Reclining Bound Angle Pose

숩타(supta) = 휴식하는, 자려고 누운; 밧다(baddha) = 구속된;
코나(kona) = 각도

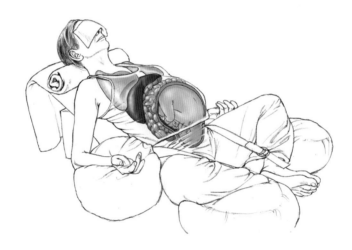

지침

밧다 코나아사나를 잠재적으로 보다 휴식하는 형태로 응용한 이 자세는 척추를 중립 정렬 또는 아주 경미한 신전으로 둔 채 지지하여 호흡을 부드럽게 연다. 이는 흔히 회복 자세로 이용된다. 베개, 담요와 방석 같은 받침대를 사용하면 다양한 방식으로 변형시킬 수 있다.

쿠르마아사나
Kurmasana

거북이 자세 Turtle Pose

koor-MAHS-anna

쿠르마(kurma) = 거북이

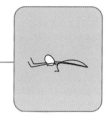

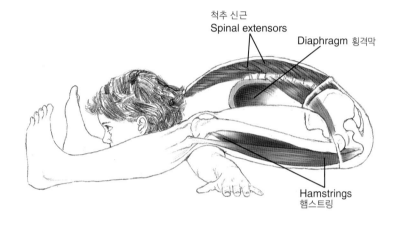

척추 신근
Spinal extensors

Diaphragm 횡격막

Hamstrings
햄스트링

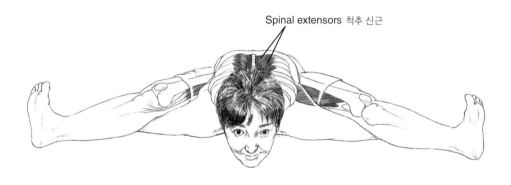

Spinal extensors 척추 신근

관절 동작

척추	상지	하지
경추 신전, 흉추 및 요추 굴곡 후 신전으로 움직임	견갑골 하방 회전 및 외전, 어깨관절 외전 및 내회전, 팔꿈치관절 신전, 전완 회내	천장관절 골반 숙이기, 고관절 굴곡 및 외전, 슬관절 신전, 발목관절 족배굴곡

근육 작용

척추	
단축성 수축	**신장성 수축**
다리 및 팔 자세의 저항에 대항한 척추의 신전: 척추 신근	**경추의 과신전에 대한 저항:** 목 굴근

상지	
단축성 수축	**신장성 수축**
어깨관절의 내회전과 보호: 회전근개(특히 견갑하근) **팔이 다리 밑에 들어간 후 견갑골의 내전:** 능형근, 승모근 **다리에 대해 팔 밀기:** 후삼각근	**팔꿈치관절의 과신전에 대한 저항:** 상완이두근

하지	
단축성 수축	**신장성 수축**
팔 위로 슬관절의 신전: 슬관절근, 광근 **다리의 내전 및 내회전:** 치골근, 장/단내전근	**전방 굴곡을 조절하면서 팔에 대해 다리 누르기:** 중/소둔근, 이상근, 상/하쌍자근, 내폐쇄근, 햄스트링

지침

이 자세를 준비하기 위해서는 척추가 굴곡되고, 견갑골이 외전되고, 고관절이 굴곡 및 외전되고, 슬관절이 굴곡되어야 한다. 일단 팔이 다리 밑에 위치하면, 자세를 심화시키는 동작은 준비의 경우와 반대이다. 즉 척추 신전, 견갑골 내전, 고관절 신전 및 내전과 슬관절 신전이다. 이렇게 척추와 견갑골에서 일어나는 반대의 동작은 등의 근육이 매우 신장된 자세로부터 단축성으로 수축하도록 요구된다는 의미이다. 따라서 이는 보다 어려운 자세의 하나이다.

팔이 다리 밑에 잠겨 있기 때문에 동작이 어쩔 수 없이 취약한 부위로 몰릴 가능성이 있다. 척추가 요추 또는 흉추 부위에서 지나치게 굴곡되거나, 혹은 다리의 뒤쪽이 그 좌골결절 부착부에서 지나치게 움직일 수 있다.

호흡

이 자세로 들어갈 때에는 횡격막이 상당한 압박을 받을 수 있다. 그러한 압박을 인식한다면, 어떻게 해야 복강과 흉강에서 호흡 공간의 재확립에 도움이 될 수 있을까? 호흡이 척추의 자세를 잡는 방식에 영향을 미치는가?

쿠르마아사나 응용자세

숩타 쿠르마아사나 Supta Kurmasana

누운 거북이 자세 Reclining Turtle Pose

숩타(supta) = 누운; 쿠르마(kurma) = 거북이

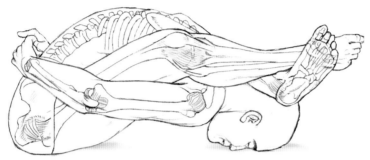

관절낭이 파란색으로 표시되어 있다.

지침

이 자세는 어렵거나 아주 쉬울 수 있다. 팔과 다리가 잠겨 있는 상태에서는, 몸의 모든 관절에서 자세로 들어갈 정도의 가동범위가 존재한다면 자세의 유지에 필요한 작용은 거의 없다. 동작이 모든 관절에 걸쳐 분산되지 않으면, 이 자세에서는 너무 많은 힘이 척추와 천장관절로, 그리고 팔이 이 자세로 잠겨 있는 상태에서는 어깨관절의 앞쪽으로 쏠릴 가능성이 있다. (회전근개가 상완골을 내회전시키고 전인 [내밂]으로부터 관절을 보호하는 작용을 한다.) 견갑골이 흉곽 위에서 더 자유로이 활주할수록 상완와 관절과 그 관절낭으로 쏠리는 힘은 덜하다.

두개골과 경추 뒤에서 다리를 포갠 자세는 아마도 목의 뒤쪽을 지나치게 신장시키거나 다리의 미는 힘에 대항하는 목 근육을 지나치게 작용시켜 이 부위에 스트레스를 일으킬 가능성이 있다. 척추의 나머지 부위에서 가동성이 충분하지 않으면 경추가 과다 굴곡해야 다리가 머리 뒤로 위치할 수 있고 그러면 다리가 목에 부담이 될 정도로 머리를 앞으로 당길 수 있다.

호흡

일단 이러한 잠근 자세로 고정되면, 복근은 할 일이 많지 않으므로 복식호흡을 위해 이완될 수 있다. 이는 적절한 선택일 수 있는데, 부하를 받는 몸통 굴곡 중 과도한 흉부 동작은 이미 굴곡된 상부 흉추에 스트레스를 줄 수도 있다.

앉은 자세 **303**

아르다 마첸드라아사나
Ardha Matsyendrasana

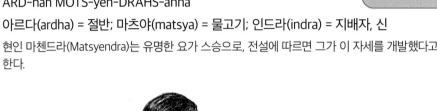

반 물고기 신 자세 Half Lord of the Fishes Pose

ARD-hah MOTS-yen-DRAHS-anna

아르다(ardha) = 절반; 마츠야(matsya) = 물고기; 인드라(indra) = 지배자, 신

현인 마첸드라(Matsyendra)는 유명한 요가 스승으로, 전설에 따르면 그가 이 자세를 개발했다고
한다.

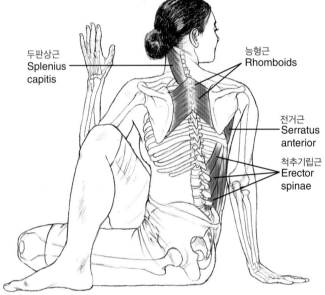

두판상근
Splenius
capitis

능형근
Rhomboids

전거근
Serratus
anterior

척추기립근
Erector
spinae

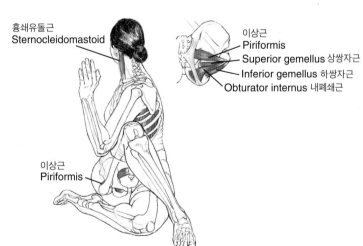

흉쇄유돌근
Sternocleidomastoid

이상근
Piriformis

Superior gemellus 상쌍자근

Inferior gemellus 하쌍자근

Obturator internus 내폐쇄근

이상근
Piriformis

관절 동작

척추	상지		하지	
	앞쪽 팔 (위쪽 다리 대측)	뒤쪽 팔	위쪽 다리	아래쪽 다리
위쪽 다리 방향으로 회전	어깨관절 외전, 팔꿈치관절 굴곡	어깨관절 신전, 팔꿈치관절 신전, 손목 배측굴곡	고관절 굴곡 및 내전, 슬관절 굴곡, 발의 바닥 접촉	고관절 굴곡, 외회전 및 내전; 슬관절 굴곡; 발목관절 족저굴곡

근육 작용

척추

단축성 수축	신장
팔의 압력에 대항해 신전의 유지: 척추 신근 **위쪽 다리 방향으로 척추의 회전:** 내복사근, 척추기립근, 두판상근(위쪽 다리 측); 외복사근, 회선근, 다열근(아래쪽 다리 측) **머리의 회전:** 흉쇄유돌근(아래쪽 다리 측)	외복사근, 회선근, 다열근, 흉쇄유돌근(위쪽 다리 측); 내복사근, 척추기립근, 두판상근, 광배근(아래쪽 다리 측)

상지

앞쪽 팔(위쪽 다리 대측)	뒤쪽 팔
단축성 수축	단축성 수축
상완골두의 안정화: 회전근개 **흉곽 위에서 견갑골의 위치 유지와 이 견갑골의 외전에 대한 저항:** 능형근 **다리에 대항한 팔의 신전:** 후삼각근 **팔꿈치관절의 굴곡:** 상완이두근	**상완골두의 안정화:** 회전근개 **흉곽 위에서 견갑골의 위치 유지와 이 견갑골의 내전에 대한 저항:** 전거근 **어깨관절과 팔꿈치관절의 신전:** 상완삼두근

하지

위쪽 다리		아래쪽 다리	
단축성 수축	신장	단축성 수축	신장
다리의 굴곡 및 내전: 장/단내전근, 치골근	이상근, 상/하쌍자근, 내/외폐쇄근, 대퇴방형근, 대/중/소둔근	**고관절의 외회전:** 내/외폐쇄근, 대퇴방형근, 이상근, 상/하쌍자근 **고관절과 슬관절의 외회전 및 굴곡:** 봉공근 **슬관절의 굴곡:** 햄스트링 **다리의 굴곡 및 내전:** 장/단내전근	중/소둔근

지침

회전은 척추가 중립 신전 상태(네 개의 만곡이 모두 존재한다)일 때 척추 전체에 걸쳐 가장 기능적으로 분산된다. 이 아사나에서 중립 척추로 시작하는 것은 가장 큰 도전의 하나일 수도 있는데, 다리의 작용이 골반을 당겨 후방으로 경사시키고 요추 역시 굴곡시킬 수 있기 때문이다. 요추가 골반에 의해 당겨져 굴곡되면 흉추가 수직으로 앉으려는 노력으로 평평하게 신전될 수도 있다. 이는 척추를 통한 회전의 분산을 방해할 수 있는데, 요추의 굴곡이 지나친 회전 움직임을 허용하는 반면 흉추의 신전은 거기서 회전을 억제하기 때문이다. 근육의 측면에서 보면 몸통의 모든 부위, 즉 앞쪽 좌우측과 뒤쪽 좌우측의 서로 다른 근육 층이 이러한 비틀기에 기여한다.

이 자세의 비트는 동작은 견갑골의 움직임을 강조하고 견갑골의 내전(뒤쪽 견갑골)과 외전(앞쪽 견갑골)을 허용하면 척추보다는 거의 견갑대에서 일어날 수 있다. 척추 동작을 강조하려면 팔을 사용하지 않으면서 회전하도록 하고, 척추에서 가능한 동작을 찾은 후 팔의 지레작용은 나중에 이용하면 된다.(팔을 과다 사용하면 너무 많은 힘이 척추에서 취약한 부위, 특히 일부 사람들의 경우에 11번 및 12번 흉추로 쏠릴 수 있다.) 이 자세에서 척추를 비트는 동작의 강도에 작용하는 또 다른 요인은 다리의 배치이다. 이는 골반의 회전 움직임을 크게 제한하고 사실 척추의 회전과 반대 방향으로 골반을 역회전시킨다.

호흡

이 자세는 브라마나/랑가나(brhmana/langhana), 프라나/아파나(prana/apana) 및 스티라/수카(sthira/sukha)의 원리와 관련이 있으므로, 호흡의 기본 역학을 탐구할 기회를 제공한다.

하체는 이 자세에서 안정적인 지지기반이며, 랑가나(복식호흡) 패턴은 하복부, 고관절 및 골반저의 긴장을 풀어주는 데 도움이 될 수 있다. 이러한 호흡 접근법은 아파나가 신체에서 아래로 흘러 지면으로 가는 경험을 동반한다.

상체는 이 자세에서 가동적이고 지지받는 측면이며, 브라마나(흉식호흡)는 여기서 그저 들숨을 시작하면서 복벽을 안정화함으로써 이루어질 수 있다. 이는 횡격막의 작용을 흉곽과 늑추관절로 이동시킬 수 있고, 이는 흉추에서 깊은 회전성 이완을 강화한다. 하복부 근육을 사용하여 날숨을 위로 몰아 몸 밖으로 나가도록 하는 것은 아파나의 상향 운동과 관련되어 있다.

고무카아사나
Gomukhasana

소 얼굴 자세 Cow-Faced Pose

go-moo-KAHS-anna

고(go) = 암소; 무카(mukha) = 얼굴

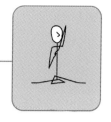

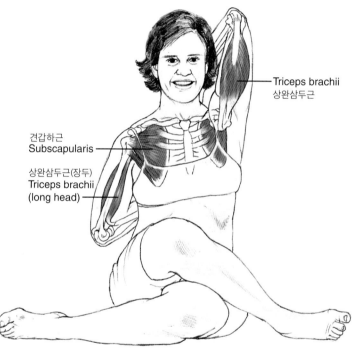

Triceps brachii
상완삼두근

견갑하근
Subscapularis

상완삼두근(장두)
Triceps brachii
(long head)

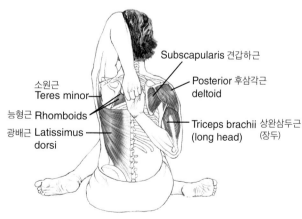

Subscapularis 견갑하근

소원근
Teres minor

Posterior 후삼각근
deltoid

능형근 Rhomboids

광배근 Latissimus
dorsi

Triceps brachii 상완삼두근
(long head)   (장두)

관절 동작

척추	상지		하지
	위쪽 팔	아래쪽 팔	
흉추에서 약간의 신전이 있는 척추 중립	견갑골 상방 회전, 상승 및 내전; 어깨관절 외회전 및 굴곡; 팔꿈치관절 굴곡; 전완 회외	견갑골 하방 회전, 내전 및 하강; 어깨관절 내회전 및 신전; 팔꿈치관절 굴곡; 전완 회내	고관절 굴곡, 외회전 및 내전; 슬관절 굴곡

근육 작용

척추

단축성 및 신장성 수축의 보정과 척추의 중립 정렬 유지: 척추 신근 및 굴근

상지

위쪽 팔		아래쪽 팔	
단축성 수축	신장	단축성 수축	신장
견갑골의 상방 회전: 전거근 **견갑골의 내전:** 능형근 **어깨관절의 외회전:** 극하근, 소원근 **머리 위로 팔의 굴곡:** 전삼각근 **전완의 회외:** 회외근	상완삼두근, 광배근, 대원근, 소흉근	**견갑골의 하방 회전 및 내전:** 하승모근, 능형근 **어깨관절의 내회전:** 견갑하근 **어깨관절의 내회전 및 신전:** 대원근, 광배근 **팔의 신전:** 상완삼두근(장두), 후삼각근 **팔꿈치관절의 굴곡:** 상완이두근 **전완의 회내:** 원회내근	상완이두근(장두), 대흉근, 전거근, 상승모근

하지

단축성 수축	신장
고관절의 외회전: 내/외폐쇄근, 대퇴방형근, 이상근, 상/하쌍자근 **고관절과 슬관절의 외회전 및 굴곡:** 봉공근 **슬관절의 굴곡:** 햄스트링 **다리의 굴곡 및 내전:** 장/단내전근	중/소둔근

지침

이 자세에서 견갑골이 자유로이 움직일 수 있도록 하면 팔의 자세가 어깨관절 자체에 너무 많은 압력을 가하지 않도록 할 수 있다. 이렇게 하는 한 가지 방법은 등에서 견갑골을 서로 당기기(내전) 전에 이 뼈의 상방 및 하방 회전에 역점을 두는 것이다. '등을 따라 어깨를 아래로 당기는' 패턴이 있을 경우에 견갑골의 내전은(이 뼈를 척추 쪽으로 당기면) 필요한 상방 또는 하방 회진을 억제할 수도 있다. 견갑골에서 이러한 회전이 일어나지 않으면 상완와관절에서 움직임이 너무 많을 수 있어 관절낭의 손상 또는 근육 건의 충돌을 초래할 수 있다.

고관절의 가동성이 충분하지 않으면 자누 시르샤아사나(287페이지)에서와 동일한 이유로 과도한 회전우력이 슬관절에 전달될 수 있다.

호흡

복벽을 이완시키고 호흡을 하복부로 돌리면 골반저 및 고관절의 이완에 도움이 될 수도 있다. 들숨의 첫째 부분에서 하복부를 죄면 호흡을 흉부로 돌려 어깨 구조물의 움직임을 강화한다.

하누만아사나
Hanumanasana

원숭이 자세 Monkey Pose

ha-new-mahn-AHS-anna

하누마트/하누만(hanumat/hanuman) = 큰 턱을 가진; 원숭이 대장

하누만은 라마신을 섬기는 원숭이 군대의 반신(半神, semidivine) 대장이었다.
힌두 서사시 《라마야나(Ramayana)》에 나오듯이 하누만은 한때 한 번의 도약으로 인도 남부와
스리랑카 사이의 거리를 건너뛰었다. 아래에서 다리를 앞뒤로 엇갈려 벌린 자세는 하누만의 유명한
도약과 비슷하다.

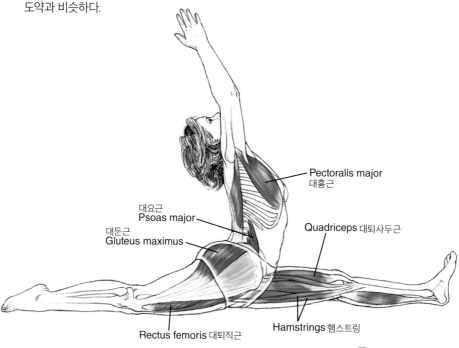

Pectoralis major
대흉근

대요근
Psoas major

대둔근
Gluteus maximus

Quadriceps 대퇴사두근

Rectus femoris 대퇴직근

Hamstrings 햄스트링

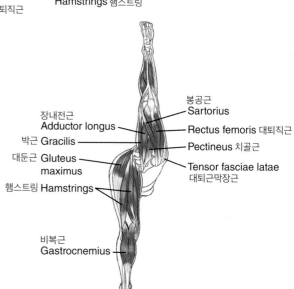

장내전근
Adductor longus

박근 Gracilis

대둔근 Gluteus
maximus

햄스트링 Hamstrings

봉공근
Sartorius

Rectus femoris 대퇴직근

Pectineus 치골근

Tensor fasciae latae
대퇴근막장근

비복근
Gastrocnemius

관절 동작

척추	상지	하지	
		앞쪽 다리	뒤쪽 다리
신전	견갑골 상방 회전, 외전 및 상승; 어깨관절 굴곡 및 내전; 팔꿈치관절 신전	천장관절 골반 숙이기; 고관절 굴곡, 내회전 및 내전; 슬관절 신전; 발목관절 족배굴곡	천장관절 골반 들기; 고관절 신전, 내회전 및 내전; 슬관절 신전; 발목관절 족저굴곡

근육 작용

척추	
단축성 수축	신장성 수축
척추의 신전: 척추 신근	중력으로 쓰러지지 않으면서 척추 신전(후방 굴곡)의 허용: 소요근, 복근, 경장근, 수직근, 설골상근 및 설골하근(suprahyoid and infrahyoid muscles)

상지	
단축성 수축	신장
견갑골의 외전, 상방 회전 및 상승: 전거근, 상승모근 어깨관절의 안정화, 굴곡 및 내전: 회전근개, 오훼완근, 대흉근(상부 섬유), 전삼각근, 상완이두근(단두)	능형근, 광배근, 대흉근(하부 섬유), 소흉근

하지		
앞쪽 다리		뒤쪽 다리
단축성 수축	신장성 수축	신장성 수축
슬관절 신전의 유지: 슬관절근, 광근 내전과 내회전: 치골근, 장/단내전근	앞쪽 고관절이 지나치게 관절 움직임을 일으키는 것에 대한 저항과 내회전 및 내전의 유지: 햄스트링, 중/소둔근(후방 섬유), 대둔근, 이상근, 대내전근, 가자미근, 비복근	내전과 내회전을 유지하면서 고관절의 지나친 신전에 대한 저항: 대요근, 장골근, 대퇴직근, 봉공근, 치골근, 장/단내전근, 박근, 대퇴근막장근

지침

극단적인 이 자세에서는 앞쪽 다리 및 한쪽 골반의 전방 굴곡 동작에 뒤쪽 다리 및 다른 쪽 골반의 후방 굴곡 동작이 대응한다. 그래서 척추가 이러한 두 가지 대립하는 동작 사이에서 균형을 찾아야 하는 도전을 받을 수 있다.

파스치모타나아사나(284페이지)처럼 대칭형의 전방 굴곡 자세에서는 전방 굴곡 동작의 일부가 하지는 물론 척추에서도 온다. 마찬가지로 우르드바 다누라아사나(urdhva dhanurasana, 420페이지)와 같은 후방 굴곡 자세에서도 후방 굴곡 동작은 하지와 척추에서 함께 온다. 그러나 하누만아사나에서 두 다리와 양쪽 골반이 반대의 동작을 수행하고 있다는 사실은 전방 굴곡 및 후방 굴곡 동작이 거의 전적으로 다리와 천장관절로 옮겨져 이들 두 측면이 보다 심해진다는 것을 의미한다.

일반적으로 고관절의 가동범위는 신전에서보다는 굴곡에서 더 크기 때문에, 이 자세에서는 뒤쪽 다리의 움직임이 대개 척추에 더 큰 영향을 미치고 척추의 신전(앞쪽 다리 위로 척추의 굴곡이 아니라)에는 보통 더 노력이 필요하다. 각각의 다리에서 동작은 반대쪽 다리에 의해 제한되기 때문에 하누만아사나는 일종의 잠근 자세이며, 이에 따라 힘이 공간으로 분산되기보다는 잠재적으로 취약한 부위로 쏠린다.

중력이 존재한다는 것은 몸을 당겨 이 자세를 잡는 어느 근육도 단축성으로 수축시킬 필요가 없다는 것을 의미한다. 대신 체중 자체가 동작을 심화시킨다. 하지만 힘을 취약한 부위로부터 멀리 분산시키는 식으로 자세를 수행하기 위해서는 몸을 그저 중력에 맡겨서는 안 된다.

신장하는 근육의 신장성 작용에 주의를 기울이면서 하누만아사나를 능동적으로 수행하면, 자세의 움직임이 여러 관절에 걸쳐 일어날 수 있다. 많은 부위에서 조금씩 움직임이 일어나면 힘이 안전하게 분산될 수 있다. 이렇게 하려면 각자가 고정하거나 풀어주는 부위를 지향하는 나름의 경향을 인식해 매우 가동적인 부위는 안정화하고 고정된 부위는 가동화할 수 있도록 해야 한다.

마지막으로, 다리를 중립 회전 상태로 두는 것에 대해 지적할 점은 다리의 자세가 내회전 및 외회전 면에서 중립이긴 하지만 이러한 중립 자세를 유지하기 위해서는 특히 뒤쪽 다리에서 능동적인 내회전이 필요하다는 것이다. (이전에 지적하였듯이, 관절의 중립 자세가 항상 근육 작용을 최소로 요하는 자세는 아니며, 그건 중력 및 나머지 사지의 작용에 따라 다르다. 중립 자세를 유지하는 것은 흔히 근육적 측면에서 아주 격렬한 작용일 수 있다.)

이 자세에서 뒤쪽 다리가 외회전되도록 하면 이 다리가 바닥에 더 가까워지기가 보다 쉬워질 수 있다. 그러나 이렇게 뒤쪽 다리가 바깥으로 기울도록 하면 요추와 뒤쪽 다리의 천장관절 및 무릎에 비트는 압력을 가할 수 있다. 또한 이는 뒤쪽 다리의 내전근에도 압력을 더 가하며, 그 결과 내측 다리가 과다 작용하고 아울러 지나치게 신장되는 반면 대퇴부의 앞쪽은 가능한 한 많이 신장되지 않는다. 몸을 가능한 한 낮추려는 충동을 자제하고 자세의 통합성을 유지하기 위해 필요에 따라 받침대(블록 및 담요)를 사용하는 것은 또 다른 종류의 훈련을 요한다.

호흡

한 가지 흥미로운 관점은 호흡을 더 자유로이 할 수 있는 사람은 이 자세를 보다 효과적으로 수행하고 있는 셈이라는 것이다. 굴곡, 신전 및 회전을 일으키는 힘이 모두 균형 잡혀 있고 척추가 쉽게 신전할 수 있을 때까지는 호흡이 힘들고 거칠 가능성이 더 크다. 받침대를 사용해 호흡의 리듬을 과도하게 방해하지 않는 점진적인 방식으로 자세를 취할 수 있는지 실험해보도록 한다.

나바아사나
Navasana

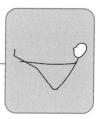

보트 자세 Boat Pose

nah-VAHS-anna

나바(nava) = 보트

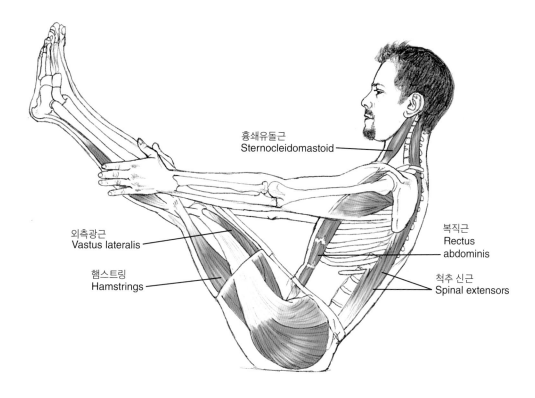

흉쇄유돌근
Sternocleidomastoid

외측광근
Vastus lateralis

햄스트링
Hamstrings

복직근
Rectus
abdominis

척추 신근
Spinal extensors

관절 동작

척추	상지	하지
중립	어깨관절 굴곡	고관절 굴곡 및 내전, 슬관절 신전

근육 작용

척추

단축성 수축	신장성 수축
척추의 중립 만곡 유지: 척추 신근	**중력의 당김에 대항해 척추 중립의 유지와 요추의 과신전에 대한 저항:** 대요근(상부 섬유), 복근

상지

단축성 수축
흉곽 위에 견갑골의 고정: 전거근, 능형근 **어깨관절의 굴곡:** 오훼완근, 전삼각근 **팔꿈치관절의 신전:** 상완삼두근, 주근

하지

단축성 수축
고관절의 굴곡: 대요근, 장골근, 대퇴직근 **슬관절 신전의 유지:** 슬관절근, 광근 **내전과 내회전:** 치골근, 박근, 장/단내전근

지침

이 자세에서 어려운 점은 자세 자체라기보다는 자세의 중력에 대한 관계이다. 만일 몸의 자세를 45도 회전시켜 올린다면, 그건 단다아사나에서 수직으로 앉는 자세가 될 것이다(단다아사나에서도 분명 나름의 어려움이 있을 수 있다; 281페이지 참조).

이상적이라면 이 자세에서 체중은 좌골결절과 미골 사이에 분배된다. 체중이 전부 천골에 실려서는 안 된다. 단다아사나가 다리 뒤쪽의 단축 때문에 어렵다면, 그러한 단축이 여기서도 있을 경우에는 다리를 편 채 나바아사나를 지지하기가 어려울 것이다. 이러한 경우에 무릎을 구부려 척추가 중립을 유지할 수 있도록 하는 것이 좋다.

이 아사나는 흔히 복근을 단련시킨다고 한다. 이는 사실이지만 복근은 몸을 당겨 이 자세를 취하게 하지 않으며, 대신 복근은 상체가 중력에 저항하도록 도와 뒤로 넘어가지 않게 한다. 이 자세에서 몸을 받치는 동작은 고관절 굴곡이다.

무릎을 구부리면 아래 지레팔(lower lever arm, 관절축의 아래 구조물)의 길이가 단축되어 이 자세가 더 쉬워지듯이, 팔을 머리 위로 뻗으면 위 지레팔(관절축의 위 구조물)이 신장되어 자세가 더 어려워진다.

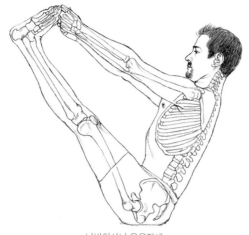

나바아사나 응용자세

호흡

이 자세에서 안정과 균형을 유지하면 호흡이 절제되고 집중되어 있는 느낌이 들 수 있다. 이 자세를 수행하면서 호흡운동이 어디에서 일어날 수 있는지(그리고 일어날 수 없는지)에 주목한다. 실험적으로 깊은 복식호흡을 하면서 나바아사나를 수행하도록 한다. 그러한 호흡이 이 자세를 유지하는 능력에 영향을 미치는가?

무릎 꿇은 자세 KNEELING POSES

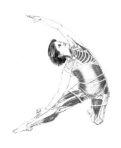

무릎을 꿇을 때에는 체중이 무릎, 정강이와 발등에 실린다. 무릎을 꿇으면 무게중심이 서 있을 때보다 지면에 더 가까워지나, 좌골결절을 바로 바닥에 댄 채 앉아 있을 때보다는 지면에서 더 멀어진다. 성장과정에서 무릎 꿇기(무릎 앉기와 무릎 서기 둘 다 포함)는 앉기에서 서기로 움직이는 법을 배우는 아기들에게 중요한 이행이 일어나는 곳이다.

역사적으로 이 자세는 온순함 또는 숭배라는 의미에서 자신을 낮추는 것과 관련이 있다. 이는 아마도 사람이 무릎을 꿇으면 서 있을 때보다 더 취약하고, 특히 머리를 숙이면 그렇다는 사실에서 유래하였을 것이다.

또한 무릎 꿇기는 다음 페이지에 나와 있는 바즈라아사나(vajrasana)와 비라아사나(virasana)에서 보듯이 힘 및 준비와 관련이 있는 이완된 경계의 자세일 수 있다. 무술들에서 무릎 꿇기는 바닥에서 빨리 서기가 책상다리로 앉는 경우보다 더 쉬워 대기 자세로 사용되며, 합기도의 연습에서는 무릎을 꿇고 메치기를 하는 훈련을 하기도 한다.

아사나에서 무릎 꿇은 자세는 흔히 고관절의 가동화를 돕기 위해 사용된다. 발과 하퇴부의 가동성이 지지기반으로 인해 제거되면, 주의가 고관절, 골반 양측 및 골반저의 작용으로 집중될 수 있다. 아울러 무릎 꿇은 자세는 안정적이고 대칭적인 지지기반을 제공해 이를 토대로 무게중심을 올려 척추를 완전히 신전시킬 수 있는 데, 이는 우스트라아사나(ustrasana, 326페이지)와 에카 파다 라자카포타아사나(eka pada rajakapotasana, 329페이지) 같은 자세들에서 아름답게 표현된다.

바즈라아사나 Vajrasana

번개 자세 Thunderbolt Posture

vahj-RAHS-anna

바즈라(vajra) = 번개, 금강

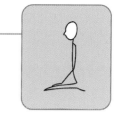

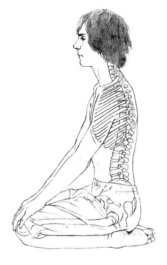
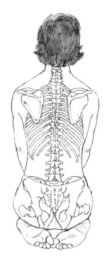
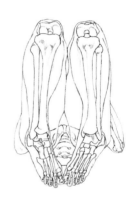

비라아사나 Virasana

영웅 자세 Hero's Posture

veer-AHS-anna

비라(vira) = 남자, 영웅, 대장

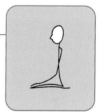

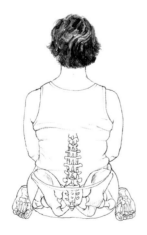
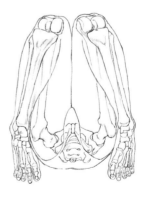

공통적인 관절 동작(앞의 2가지 자세에서)

척추	하지
중립 또는 축성 신전	고관절 굴곡, 내회전 및 내전; 슬관절 굴곡; 발목관절 족저굴곡

지침

수카아사나(276페이지), 싯다아사나(276페이지)와 파드마아사나(277페이지) 같은 앉은 자세에서처럼, 목표는 안정성과 편안함, 즉 스티라와 수카이다. 이 두 가지는 파탄잘리(Patañjali)가 《요가 수트라(Yoga Sutras)》에서 말한 바와 같이 모든 아사나의 기본적인 특성이다. 다리를 서로 교차시키지 않고 무릎을 꿇은 자세의 대칭성은 다리를 교차시키는 경우보다 주의산만을 거의 일으키지 않는데, 다리를 교차시키면 골반과 엉덩이에서 비대칭적인 작용이 일어나고 이러한 작용은 척추에서도 느껴질 수 있다. 또한 비라아사나와 바즈라아사나는 프라나야마와 명상을 위해 오감을 내면으로 돌릴 수 있도록 척추와 두개골을 지지하기에 아주 좋은 자세이다(275페이지에서 시작되는 앉은 자세들처럼).

일부 사람들의 경우에 이와 같은 무릎 꿇은 자세는 책상다리로 앉는 자세보다 엉덩이와 무릎에 더 편안한데, 싯다아사나 또는 수카아사나에서 하듯이 고관절을 외회전시키거나 외전시킬 필요가 없기 때문이다. 다른 일부의 경우에 무릎, 정강이와 발에 가해지는 압력으로 인해 무릎 꿇은 자세는 책상다리로 앉는 자세보다 훨씬 더 어렵다.

발라아사나
Balasana

아기 자세 Child's Pose

bah-LAHS-anna

발라(bala) = 어린, 어린애 같은, 완전히 성숙하거나 발달하지 않은

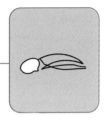

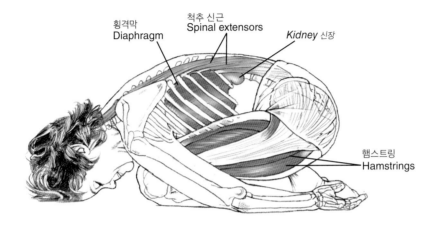

횡격막
Diaphragm

척추 신근
Spinal extensors

Kidney 신장

햄스트링
Hamstrings

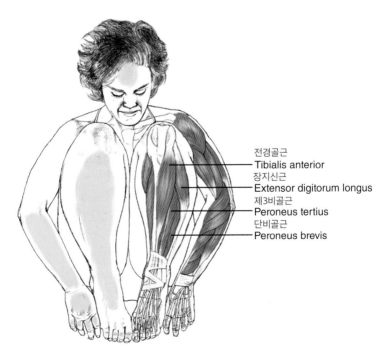

전경골근
Tibialis anterior
장지신근
Extensor digitorum longus
제3비골근
Peroneus tertius
단비골근
Peroneus brevis

관절 동작

척추	하지
굴곡	천장관절 골반 숙이기, 고관절 굴곡 및 내전, 슬관절 굴곡, 발목관절 족저굴곡

지침

이 자세에서는 중력이 몸을 더 깊이 당겨 자세로 들어가게 하고 몸에서 습관적으로 고정되는 부위를 드러낼 수 있다.

이 자세에서 한 가지 가능성 있는 목표는 좌골결절을 발뒤꿈치로 그리고 이마를 바닥으로 가져가는 것이다. 그렇게 하기 위해서는 몸통과 둔부의 뒤쪽, 대퇴부와 정강이의 앞쪽, 발등처럼 여러 부위의 많은 근육이 신장되어야 한다.

응용자세로는 무릎을 벌리는 것(이는 척추의 중립 신전을 증가시키고 복부와 가슴에 공간을 열어줄 수 있다), 양팔을 머리 위로 뻗는 것, 양손으로 발뒤꿈치를 움켜쥐는 것, 이마 밑에서 양팔을 교차시키는 것, 머리를 한쪽으로 돌리는 것 등이 있다.

때로는 고관절의 앞쪽에서 충혈감이 생긴다. 이 감각은 몸통을 대퇴부로 당겨 내리는 동작에 중력을 이용하는 것이 아니라 습관적으로 고관절의 전방 근육을 사용할 경우에 유발될 수 있다. (또한 충혈감은 고관절 굴근에서 근막 분화[myofascial differentiation]의 결핍으로 올 수도 있다.)

또한 발가락 신근이 습관적으로 고정되거나(그래서 발가락이 늘 들려 있다) 발에서 뼈들의 가동성이 부족하면 발등에서도 제한이 느껴질 수 있다. 아울러 발에서 내재근의 과소 사용이 이 자세 및 비슷한 자세(비라아사나, 바즈라아사나 등)에서 일어나는 경련의 근원일 수도 있다.

호흡

이 아사나는 흔히 휴식 또는 이완 자세로 사용되지만, 그 효과가 일률적으로 진정시키는 것은 아니다. 고관절이 완전히 굴곡 및 내전되어 있고 몸통의 앞쪽이 대퇴부의 전면에 얹혀 있는 상태에서는 복부와 전방 흉곽에서 호흡이 제한된다. 이에 따라 허리 및 흉곽의 뒤쪽에서 호흡운동이 더 요구된다. 이 자세에서 팔의 위치를 바꾸면 호흡하는 능력이 증가하는가 혹은 감소하는가?

숩타 비라아사나
Supta Virasana

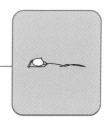

누운 영웅 자세 Reclining Hero Pose

soup-tah veer-AHS-anna

숩타(supta) = 기댄, 자려고 누운;

비라(vira) = 용감하거나 특출한 사람, 영웅, 대장

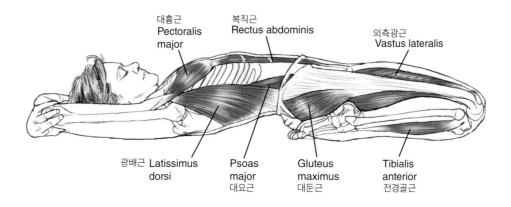

대흉근
Pectoralis
major

복직근
Rectus abdominis

외측광근
Vastus lateralis

광배근 Latissimus
dorsi

Psoas
major
대요근

Gluteus
maximus
대둔근

Tibialis
anterior
전경골근

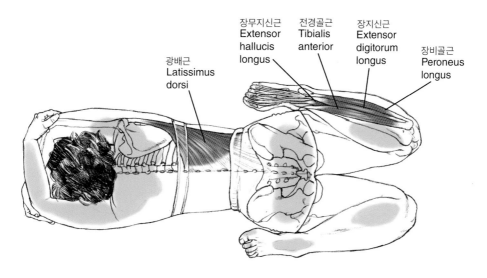

장무지신근
Extensor
hallucis
longus

전경골근
Tibialis
anterior

장지신근
Extensor
digitorum
longus

장비골근
Peroneus
longus

광배근
Latissimus
dorsi

관절 동작

척추	하지
축성 신전	천장관절 골반 들기; 고관절 신전, 내회전 및 내전; 슬관절 굴곡 및 내회전; 발목관절 족저굴곡

근육 작용

척추	
단축성 수축	**신장**
요추의 과도한 움직임 방지: 소요근, 복근	대요근

하지	
단축성 수축	**신장**
무릎을 모은 상태의 유지: 박근, 대내전근	대요근, 대퇴직근, 광근, 봉공근, 전경골근, 장지신근, 장무지신근

지침

이 자세에서는 팔을 몸의 양옆에 두거나, 머리 위로 뻗거나, 팔꿈치로 받치는 등 팔의 위치가 다양한 응용자세가 있다. (등의 천층 근육이 신장될 수 없는 경우에, 팔을 머리 위로 뻗으면 견갑골과 척추 사이의 근육 때문에 척추의 과신전을 일으킬 수 있다.)

규칙적으로 의자에 앉는 사람들은 흔히 엉덩이를 고정하는 습관이 있으며, 그러면 고관절 신전이 제한된다. 고관절 신전은 일반적으로 고관절이 외회전보다 내회전 상태에 있을 때 더 어렵다. 숩타 비라아사나에서는 고관절의 내회전이 체중에 의해 잠겨 있으므로, 엉덩이에서 일어나기로 되어 있는 후방 움직임이 고관절 신전이 아니라 척추 신전(후방 굴곡)으로 나타날 수도 있다.

이 자세를 어떻게든 바닥으로 강제해 잡으면 또 고관절 굴근이 신장할 수 없으면, 힘이 허리 또는 무릎으로 전달될 수 있다. 바닥에 이르는 데 초점을 두는 대신, 몸에서 힘을 보다 고르게 분산시키기 위해 최대의 고관절 신전을 허용하는 방식으로 자세를 지지하는 데 초점을 맞추면 어떨까? 또한 발의 활성화를 유지하여 발의 회외를 피하면 슬관절의 통합성을 유지하는 데 도움이 된다.

이 자세는 서서히 그리고 고관절의 내회전 및 신전에 주의를 기울인 채 수행하면 일부 사람들에서 좌골신경통 및 요통의 완화에 도움을 준다. 그러나 다른 일부에서는 이 자세가 요통을 악화시킬 수 있다.

호흡

이 자세에서 대요근과 복벽이 팽팽하면 복강의 후방 또는 전방에서 압력이 생긴다. 이러한 영향은 복근을 활성화하여 요추 만곡을 펼 때 확대될 수 있다. 그에 따른 호흡 패턴은 복강 압력 위 및 아래의 운동을 선호할 것이다. 호흡은 흉곽의 후방 또는 골반의 바닥 쪽으로 이완시킴으로써 이 자세에 적응할 수 있다. 골반에서의 호흡운동에 초점을 두면 엉덩이와 둔부에서 긴장의 이완에 도움이 된다.

우스트라아사나
Ustrasana

낙타 자세 Camel Pose

oosh-TRAHS-anna

우스트라(ustra) = 낙타

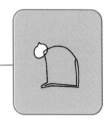

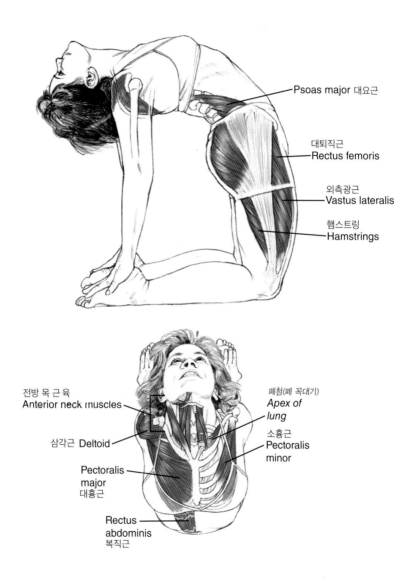

Psoas major 대요근

대퇴직근
Rectus femoris

외측광근
Vastus lateralis

햄스트링
Hamstrings

전방 목 근육
Anterior neck muscles

폐첨(폐 꼭대기)
Apex of lung

삼각근 Deltoid

소흉근
Pectoralis minor

Pectoralis
major
대흉근

Rectus
abdominis
복직근

관절 동작

척추	상지	하지
신전	견갑골 내전 및 하방 회전, 어깨관절 신전 및 내전, 팔꿈치관절 신전	천장관절 골반 들기, 고관절 신전 및 내전, 슬관절 굴곡, 발목관절 족저굴곡

근육 작용

척추		
단축성 수축	**신장성 수축**	**또한 신장**
척추의 신전(신전 동작의 대부분이 중력에 의해 일어나지만): 척추 신근	**요추의 과도한 움직임 방지:** 소요근, 복근 **머리를 신전시키면서 경추의 과신전에 대한 저항:** 전방 목 근육	대요근

상지		
단축성 수축		**신장**
견갑골의 내전, 상승 및 하방 회전: 능형근, 견갑거근 **어깨관절의 안정화와 상완골두의 전인(내밂) 방지:** 회전근개	**어깨관절의 신전 및 내전:** 상완삼두근(장두), 대원근, 후삼각근 **팔꿈치관절의 신전:** 상완삼두근	대/소흉근, 상완이두근, 오훼완근

하지	
단축성 수축	**신장성 수축**
고관절의 신전, 내전 및 내회전: 햄스트링, 대내전근, 대둔근	**고관절 신전 및 슬관절 굴곡에 대한 저항:** 대퇴직근 **슬관절 굴곡에 대한 저항:** 슬관절근, 광근

지침

이론상, 중력이 몸통을 후방 굴곡으로 당기는 반면 이러한 후방 움직임을 멈추는 것은 팔 그리고 몸의 앞쪽에 있는 척추 굴근의 신장성 작용이다. 이 아사나에서 잠재적인 어려움의 하나는 신전 움직임을 척추 전체에 걸쳐 분산시키는 것이다. 척추의 경추부와 요추부가 일반적으로 흉추부보다 더 쉽게 신전된다. 자신의 척추에서 신전을 덜 찾아야 할 부위와 더 찾아야 할 부위를 배우는 것은 수행 과정의 일부이다.

  목의 비닥 또는 흉추의 꼭대기에서 척추의 지지적 신전을 찾기는 어려울 수 있다. 특히 머리의 무게를 뒤로 이동시키는 동작의 수행은 많은 사람에게 두렵지는 않을지라도 방향감각을 혼란스럽게 한다.

경추에서는 목의 전방 근육이 신장성 작용으로 머리를 지지하고 요추에서는 복부의 앞쪽 근육이 또한 신장성으로 활성화한다. 점차 목, 가슴과 복부의 앞쪽에서 작용 및 신장의 감각을 찾는 방법을 배우면 이 아사나의 이용 가능성을 증진시키는 데 도움이 될 수 있다.

다리를 외회전시키면(무릎을 벌리고 발을 모으는 경우에서처럼) 천장관절이 더 자유로이 움직일 수도 있다. 일부 사람들의 경우에 이것이 후방 굴곡의 깊이를 증가시킬 것이며, 다른 일부의 경우에 이것은 천장관절에서 너무 많은 움직임을 일으킬 것이다. (다리의 내회전을 유지하면 천장관절의 앞쪽이 정렬되도록 촉진해 천장관절의 안정화에 도움이 될 것이며, 이는 천골의 움직임보다는 고관절 신전을 강조할 것이다.)

기타 깊은 후방 굴곡 자세처럼 우스트라아사나도 소화계, 특히 식도에 강도 높은 움직임일 수 있으므로, 열공탈장(hiatal hernia)이 있는 수행자는 주의해서 접근해야 한다.

지도지침: 후방 굴곡은 '가슴 열기'인가?

우스트라아사나와 기타 후방 굴곡 자세는 흔히 '가슴을 여는 자세(heart opener)'로 규정된다. 가슴은 3차원적 구조물이기 때문에, 어느 척추 움직임도 가슴의 한쪽을 열고 다른 쪽을 닫을 수 있다. 예를 들어 척추 신전은 가슴의 앞쪽은 확장하면서 뒤쪽은 압축할 것이며, 반면 척추 굴곡은 가슴의 앞쪽은 압축하면서 뒤쪽은 확장할 것이다. (그리고 측면 굴곡은 가슴의 한쪽 또는 다른 쪽을 확장할 것이다.)

심장으로 흘러 들어가고 나오는 주요 혈관이 심장의 후방면에 있다는 사실은 '가슴 열기'로서 후방 굴곡의 가치에 대해 의문을 제기할 수도 있으며, 또한 이러한 사실은 물리적으로 가슴을 확장하는 것이 도대체 가치가 있는지(우리가 은유적으로 무엇을 의도하든지 간에)란 의문을 초래할 수도 있다.

호흡

우스트라아사나에서 복벽은 신장되고 흉부 구조물들의 앞쪽은 들숨 자세로 유지된다. 이 때문에 이들 부위로 한층 더 깊이 호흡하기가 어렵다. 그러면 다른 어느 부위에서 호흡운동이 일어날 수 있을까? 아마도 완전한 호흡보다는 조용하고 효율적인 호흡이 가능한 대안이다. 이와 관련해 내측 사각근(전사각근 안쪽에 있는 소사각근)이 폐첨(apex of lung)에 부착되어 있어 폐를 들어 올리는 작용으로 이 부위에서 작지만 중요한 호흡운동과 관련이 있다는 점에 주목하면 흥미롭다. 사각근은 전체적으로(전/중/후사각근이 일체로) 1번 및 2번 늑골을 들어 올려 깊은 숨을 유도하는 보조호흡근으로 알려져 있다.

에카 파다 라자카포타아사나
Eka Pada Rajakapotasana

외다리 비둘기의 왕 자세
One-Legged Royal Pigeon Pose

eh-KAH pah-DAH rah-JAH-cop-poh-TAHS-anna

에카(eka) = 하나; 파다(pada) = 발, 다리; 라자(raja) = 왕; 카포타(kapota) = 비둘기

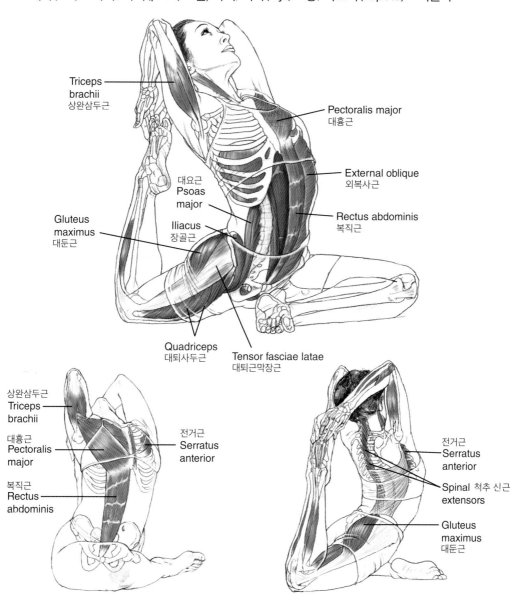

Triceps brachii
상완삼두근

Pectoralis major
대흉근

대요근
Psoas major

External oblique
외복사근

Gluteus maximus
대둔근

Iliacus
장골근

Rectus abdominis
복직근

Quadriceps
대퇴사두근

Tensor fasciae latae
대퇴근막장근

상완삼두근
Triceps brachii

대흉근
Pectoralis major

복직근
Rectus abdominis

전거근
Serratus anterior

전거근
Serratus anterior

Spinal 척추 신근 extensors

Gluteus maximus
대둔근

관절 동작

척추	상지	하지	
		앞쪽 다리	뒤쪽 다리
신전	견갑골 상방 회전, 외전 및 상승; 어깨관절 굴곡, 내전 및 외회전; 전완 회외; 손 및 손가락 굴곡	천장관절 골반 숙이기, 고관절 굴곡 및 외회전, 슬관절 굴곡, 발목관절 족저굴곡, 발 회외	천장관절 골반 들기; 고관절 신전, 내회전 및 내전; 슬관절 굴곡; 발목관절 족저굴곡

근육 작용

척추

단축성 수축		신장성 수축
척추의 신전: 척추 신근	**뒤쪽 다리의 자세로 인한 비틀림의 중화:** 내복사근(앞쪽 다리 측), 외복사근(뒤쪽 다리 측)	**요추의 과신전 방지:** 소요근, 복근

상지

단축성 수축	
견갑골의 외전, 상방 회전 및 상승: 전거근, 상승모근 **어깨관절의 안정화, 굴곡 및 내전:** 회전근개, 대흉근(상부 섬유), 전삼각근, 상완이두근(단두)	**전완의 회전 및 발 붙잡기:** 손 및 손가락의 회외근과 굴근

하지

앞쪽 다리	뒤쪽 다리	
신장성 수축	단축성 수축	신장
고관절 굴곡에 대한 저항: 햄스트링, 이상근, 내폐쇄근, 상/하쌍자근	**고관절의 신전과 슬관절의 굴곡:** 햄스트링 **고관절의 신전, 내회전 및 내전:** 대내전근	장골근, 대요근, 대퇴직근

지침

모든 자세가 그렇듯이 이 아사나에서도 각자의 관심, 근력, 균형감 및 가동범위에 따라 다양한 경험을 할 수 있다. 이 자세는 무릎 꿇기가 한 가지 가능한 시작 자세이기 때문에 무릎 꿇은 자세로 분류되나, 지지기반으로 보면 사실 무릎 꿇은 자세가 아니다. 하누만아사나(310페이지)와 비슷하게 이 아사나에서 지지기반은 앞쪽 다리의 뒷면과 뒤쪽 다리의 앞면이다.

이 아사나에서는 하중이 앞쪽 무릎, 앞쪽 다리의 햄스트링 부착부, 또는 뒤쪽 다리의 내측 엉덩이 및 대퇴부에 추가로 압력을 가할 수 있다. 골반저와 다리 및 골반의 뒤쪽을 신장성으로 작용시키면 중력의 힘에 의해 생성된 하중을 자세의 지지기반 전체에 분산시키는 데 도움이 될 수 있다.

앞쪽 다리가 외회전되어 있지만, 이 자세는 여전히 엉덩이의 외측에서 외회전 근육의 상당한 길이를 요한다. 그 이유는 이들 근육이 고관절 신근 및 외전근이기도 한데, 앞쪽 다리의 동작은 고관절 굴곡 및 내전이기 때문이다. 앞쪽 다리가 더 내전될수록 그러한 근육들이 더 강조될 것이다.

앞쪽 무릎이 더 신전되면(90도 굴곡을 향해) 고관절의 회전이 심해진다. 이는 무릎에 압력을 더 가하고 특히 고관절에 제한이 있으면 그러하며, 무릎은 굴곡이 90도일 때 비트는 힘에 한층 더 취약하다. 이 경우에 발과 발목의 동작이 무릎의 안정화와 보호에 도움을 줄 수 있다.

호흡

우스트라아사나에서(또는 깊은 후방 굴곡이면 어느 자세에서나) 제시된 많은 호흡 지침이 비둘기 자세와도 관련이 있으며, 여기서는 머리 위로 올린 팔의 자세가 폐상엽(upper lobe)의 호흡에 어떠한 영향을 미치는지에 추가로 초점을 둔다. 이는 낙타 자세에서 팔을 뒤로 뻗는 것과 대조를 이룬다.

에카 파다 라자카포타아사나 응용자세

몸을 전방으로 접은 자세 Folded Forward

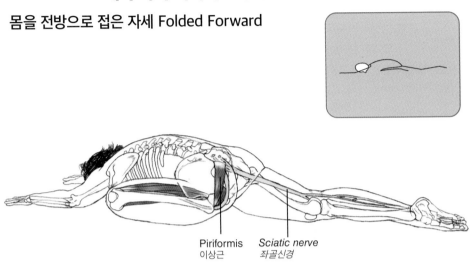

Piriformis
이상근

Sciatic nerve
좌골신경

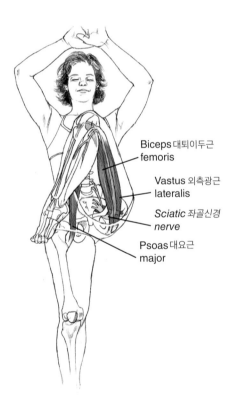

Biceps 대퇴이두근
femoris

Vastus 외측광근
lateralis

Sciatic 좌골신경
nerve

Psoas 대요근
major

지침

이 응용자세는 고관절의 굴곡이 더 깊고 앞쪽 다리에 하중이 더 실리기 때문에, 앞쪽 다리에서 대퇴부의 뒤쪽 근육과 기타 고관절 신근의 작용을 강화한다. 동시에 이 자세는 뒤쪽 엉덩이와 척추의 작용을 감소시킨다.

이 자세는 좌골신경의 '스트레칭'에 자주 사용된다. 그러나 좌골신경통이 있는 경우에 좌골신경의 신장이 반드시 유용한 것은 아니다. 이 아사나를 수행하면 흔히 이 통증의 완화에 도움이 되는 것은 정말로 사실일 수도 있으나, 엉덩이 및 골반의 가동화와 모든 하체 근육에 미치는 효과가 통증을 완화시킬 가능성이 더 많다.

아래 그림은 다양한 자세에서 좌골신경과 이상근의 관계를 보여준다.

1. 고관절 중립 자세(그림 a).
2. 고관절 외회전 및 외전, 이는 이상근을 단축시킨다(그림 b).
3. 고관절 굴곡, 이는 이상근과 기타 외회전근의 신장을 시작하게 한다(그림 c).
4. 고관절 굴곡 및 내전, 이는 이상근을 좌골신경과 더불어 최대로 신장시킨다(그림 d).

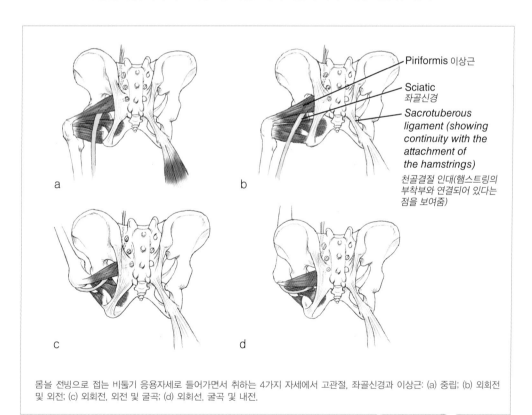

몸을 전빙으로 접는 비둘기 응용자세로 들어가면서 취하는 4가지 자세에서 고관절, 좌골신경과 이상근: (a) 중립; (b) 외회전 및 외전; (c) 외회전, 외전 및 굴곡; (d) 외회선, 굴곡 및 내전.

파리가아사나 Parighasana

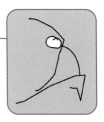

빗장 자세 Gate-Latch Pose

par-ee-GOSS-anna

파리가(parigha) = 대문을 잠그기 위해 사용하는 쇠막대

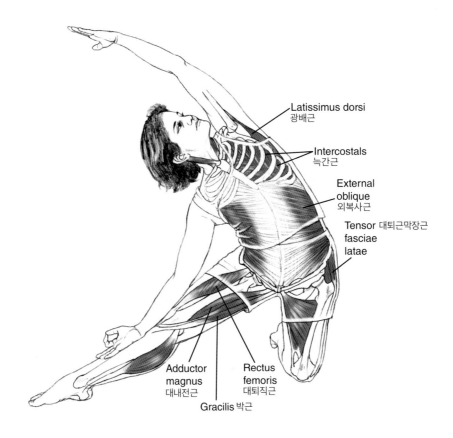

Latissimus dorsi
광배근

Intercostals
늑간근

External oblique
외복사근

Tensor fasciae latae 대퇴근막장근

Adductor magnus
대내전근

Rectus femoris
대퇴직근

Gracilis 박근

관절 동작

척추	상지		하지	
	위쪽 팔	아래쪽 팔	무릎 꿇은 다리	신전된 다리
측면 굴곡, 경추 회전 및 신전	견갑골 상방 회전 및 상승, 어깨관절 외전, 팔꿈치관절 신전	어깨관절 외전, 전완 회외	고관절 신전 및 내전, 슬관절 굴곡, 발목관절 족배굴곡	고관절 굴곡, 외회전 및 외전; 슬관절 신전; 발목관절 족저굴곡

근육 작용

척추

단축성 수축	신장성 수축
몸통을 앞쪽으로 향하게 하기: 내복사근(굴곡된 다리 측), 외복사근(신전된 다리 측)	**중력으로 쓰러지는 것에 대한 저항:** 외복사근, 요방형근(굴곡된 다리 측)

상지

위쪽 팔

단축성 수축	신장성 수축
견갑골의 상방 회전, 외전 및 상승: 전거근 **어깨관절의 안정화:** 회전근개 **팔꿈치관절의 신전:** 상완삼두근, 주근	**중력으로 무너지지 않으면서 머리 위로 팔 뻗기:** 대원근, 광배근

하지

신전된 다리		무릎 꿇은 다리		
단축성 수축	신장성 수축	단축성 수축	신장성 수축	또한 신장
다리의 회전 및 외전: 봉공근, 이상근, 상/하쌍자근, 내폐쇄근	**고관절로 무너지지 않도록 하기:** 햄스트링	**고관절의 신전, 내전 및 내회전:** 햄스트링, 대내전근, 대둔근	**고관절 신전 및 슬관절 굴곡에 대한 저항:** 대퇴직근 **슬관절 굴곡에 대한 저항:** 슬관절근, 광근	중/소둔근, 대퇴근막장근

지침

척추를 측면으로 굴곡시키면 추간관절에서 회전도 일어난다. 중력의 당김과 몸통에서 근육의 나선형 주행 경로가 함께 작용해, 이러한 측면 굴곡 아사나(아울러 파리브리타 자누 시르샤아사나 참조, 290페이지)를 수행할 때에는 몸통을 회전시키는 경향을 일으킬 수 있다(대개 밑에 있는 다리 쪽으로). 회전을 최소화하고 측면 굴곡을 최대로 이루는 한 가지 방법은 서서히 자세로 들어가면서 척추의 각 부분(경추, 흉추와 요추)에서 가용한 측면 굴곡을 찾고 회전, 굴곡과 신전도 일어나는 경향이 있는 부위에 주목하는 것이다.

　무릎 꿇은 다리 쪽 고관절의 외측 근육에서 습관적인 고정 패턴이 있을 경우에, 그쪽 고관절은 중립 신전 및 내전을 유지하기보다는 굴곡하려 할 수도 있다. 능의 근육에서 습관직인 고정이 있을 경우에,

팔을 머리 위로 들어 올리면 흉곽이 앞으로 밀릴 수 있고(부유늑골의 움직임을 제한하고 호흡 전반을 억제함), 아니면 팔이 들려지면서도 견갑골이 아래로 당겨질 수 있고 이로 인해 어깨관절을 지나가는 근육들의 충돌을 일으킬 가능성이 있다.

지도지침: 순수한 측면 굴곡의 수행은 가능한가?

수련생들에게 마치 2개의 유리판 사이에서 하듯이 단순한 측면 굴곡(또는 평평하거나 2차원적인 움직임)을 수행하라고 요청하면, 움직임은 그 자세만큼 그리 단순하지 않다. 모든 움직임은 3차원적이라는 점과 단순한 자세 및 움직임이라도 척추 및 사지의 관절, 인대와 근육에서 복잡한 조정과 타협을 요할 수도 있다는 점을 깨닫는 것이 중요하다.

척추를 측면으로 굴곡시킬 때에는 언제나 추간관절에서 회전도 일어난다. 추골 관절면의 각도 때문에 측면 굴곡은 항상 그 단일 관절에서 굴곡 또는 신전의 요소를 내포하며, 축성 회전도 디스크의 비대칭적 압축과 반대쪽에서 일어나는 척추 인대의 인장 때문에 항상 일어난다.

순수한 측면 굴곡은 척추의 단일 추간관절(2개의 추골 사이)에서 수행하기는 불가능하다. 굴곡 또는 신전의 요소가 없는 단순한 측면 굴곡을 수행하는 경우라도 실제로는 척추 전체에 걸쳐 많은 추간관절에서 일어나는 굴곡과 신전이 균형이 잡히는 복잡한 동작을 수행하고 있는 셈이다.

호흡

고도로 비대칭적인 이러한(또는 어떤) 자세에서 호흡은 횡격막과 그것의 장기 관계 자체가 극히 비대칭적이기 때문에 흥미로운 사실을 알려줄 수 있다. 이 자세에서 어느 쪽 횡격막이 더 움직이는 듯한가? 신장된 왼쪽인가, 혹은 압박된 오른쪽인가? 이와 같은 이례적인 자세에서 몸의 앞쪽부터 뒤쪽까지 호흡이 고르게 분산되어 있다고 느껴지는가? 이들 질문에 대한 답이 몸의 양측에서 동일한가?

심하아사나 Simhasana

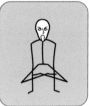

사자 자세 Lion Pose

sim-HAHS-anna

심하(simha) = 사자

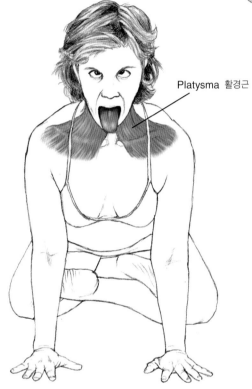

Platysma 활경근

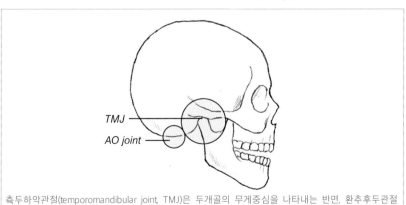

TMJ

AO joint

측두하악관절(temporomandibular joint, TMJ)은 두개골의 무게중심을 나타내는 반면, 환추후두관절
(atlanto- occipital joint, AO joint)은 그 지지기반이다.

관절 동작

환추후두관절 굴곡, 척추 중립, 안구의 내전 및 상승

지침

혀의 신장성 활성화는 설골(hyoid bone)을 들어 올리며, 이는 설골근, 흉골, 복직근, 치골, 골반저와 소화계에 영향을 미칠 수 있다.

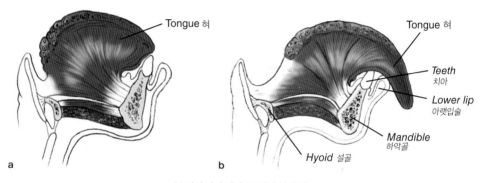

(a) 안정 시의 혀와 (b) 신전 시의 혀

강한 날숨(사자의 포효)은 3가지 격막, 즉 횡격막, 골반 격막과 성대 격막을 활용한다. 또한 심하아사나에서는 활경근(platysma, 목의 전방 양측을 덮고 있는 평평하고 얇은 직사각형의 근육)도 동원될 수 있다. 아울러 주시를 안쪽 및 위쪽으로 향하게 하기 위해 눈 주변의 내측직근(medial rectus)과 상직근(superior rectus)이 둘 다 수축한다.

심하아사나는 흔히 간과되는 여러 근육을 자극하고 이완시킬 수 있다. 혀와 턱은 목의 앞쪽이라고 생각할 수 있으며, 목의 긴장은 종종 이들 구조물의 습관적인 고정과 관련이 있을 수 있다. 위와 같은 근육을 의식적으로 동원하면 숨을 들이쉬는 노력을 하는 동안 이들 근육을 이완시키는 능력이 증가한다.

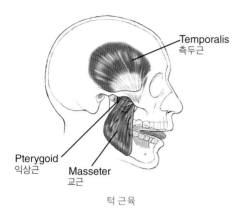

턱 근육

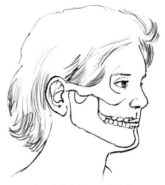

측두하악관절(TMJ)의 위치

호흡

이 자세는 대개 입으로 강한 날숨을 쉬면서 수행된 다음, 들숨이 이어지면서 자세가 이완된다. 여러 차례 호흡하는 동안 자세를 유지하면서 턱을 넓게 벌리고 혀를 내민 채 입으로도 들숨을 쉬면 어떨까? 턱을 넓게 벌린 채 혀를 연구개 쪽으로 감아올릴 수 있는가? 그것이 호흡을 위해 기도를 개방한 상태로 유지하는 능력에 영향을 미치는가?

바로 누운 자세   SUPINE POSES

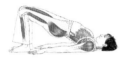 바로 누운 자세(supine pose)란 얼굴을 위로 향해 누운 자세를 의미한다. 이의 반대는 엎드려 누운 자세(prone pose)로, 이는 얼굴을 아래로 향해 누운 자세를 뜻한다. 마찬가지로 회외(supination)는 손, 발, 또는 사지를 위로 돌리는 것을 의미하는 반면, 회내(pronation)는 이들을 아래로 돌린다는 것을 말한다.

두 단어 모두 라틴어 supinus와 pronus에서 유래한다. 전자는 '뒤로 기울이는 것' 그리고 후자는 '앞으로 기울이는 것'을 의미한다. 흥미롭게도 이는 각각의 자세에서 통상적으로 일어나는 움직임의 반대이다. 일반적으로 몸을 공간으로 움직이는 동작은 바로 누운 자세에서는 척추 및 사지의 굴곡이며, 엎드려 누운 자세에서는 척추 또는 사지의 신전이다.

타다아사나(213페이지)가 기본적인 선 자세이듯이, 사바아사나(savasana, 343페이지)도 바로 누운 자세의 기본이다. 사바아사나에서 신체의 후면은 거의 완벽히 바닥과 접촉해 지지를 받는다. 넘어질 곳이 없으므로 자세근은 중력과의 끊임없는 작용에서 벗어나 이완될 수 있으며, 그래서 기타 패턴이 드러날 수도 있다.

사바아사나는 무게중심이 가장 낮으며 바로 누운 모든 자세의 시작 자세이다. 또한 이 자세는 그러한 아사나들이 대개 종료되는 자세이기도 하다. 바로 누운 자세에서는 몸을 안정화하기 위한 노력이 거의 요구되지 않기 때문에, 이로부터 발전된 자세들은 대개 랑가나(langhana)로 분류되고 무게중심이 더 높이 올라가면서 보다 브라마나(brhmana; 181페이지 참조)가 되나, 이전에 지적하였듯이 개인의 반응은 다를 수도 있다.

사바아사나
Savasana

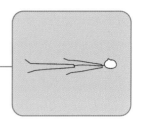

송장 자세 Corpse Pose

shah-VAHS-anna

사바(sava) = 송장

이 자세는 사망 자세, 즉 므리타아사나(mrtasana)라고 말하기도 한다. 므리타(mrta)는 사망을 의미한다.

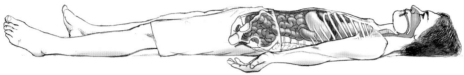

지침

사바아사나는 수행하기가 가장 쉬운 아사나이지만 터득하기가 가장 힘든 자세라고들 한다. 기타 아사나들이 우리의 균형감, 근력, 또는 유연성에 어떠한 요구를 하든지 간에, 노력이나 분발 없이 인식을 유지하는 도전은 또 다른 방식으로 행동과 사고의 습관적인 패턴을 드러낸다.

사바아사나에서 바닥과 완전한 체중 부하 접촉을 하는 구조물들은 신체의 1차 만곡을 나타낸다(124페이지 그림 5-30 참조). 여기에는 발뒤꿈치, 종아리, 대퇴부, 둔부, 흉곽, 흉추, 견갑골 및 두개골의 후방면들이 있다. 바닥에서 떨어져 있는 구조물들은 신체의 2차 만곡을 반영하며, 특히 발목, 슬관절, 요추 및 경추의 뒤쪽 오목한 곳들이 있다.

팔의 접촉점은 사람마다 아주 다양하며, 팔은 다양한 자세로 배치할 수 있다.

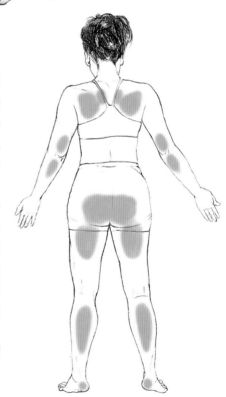

파란색 부위는 대부분의 1차 만곡을 포함해 주요 체중 부하 구조물들을 나타낸다.

대칭

흔히 사바아사나에서는 사지를 외부에서 볼 때 대칭이 되도록 주의해서 위치시킨다. 이는 신체의 운동감각(kinesthetic), 즉 고유수용감각(proprioceptive) 피드백과 상충될 수 있는데, 대칭적으로 '보이는' 것이 항상 대칭적으로 '느껴지는' 것은 아니기 때문이다. 우리는 이와 같은 내부 및 외부 경험의 대조를 다양한 방식으로 처리할 수 있다.

사지를 가능한 한 대칭적으로 위치시킨 다음, 반응할 필요는 없이 비대칭 감각에 관한 운동감각 피드백을 받을 수 있는지 알아보면 유용할 수 있다. 아마도 당신의 고유수용감각기는 심지어 이러한 새 정보에 적응해 당신의 중립 지각을 다시 정의할 수 있다.

아니면 사지가 얼마나 비대칭적으로 배치되어 있는지에 상관없이 보다 내부로부터 조정하고 내면의 편안 및 고요를 추구해도 유용할 수 있다. 우리는 대칭적이지 않으면서도 균형을 찾을 수 있다. 이는 모든 사람이 알아야 하는 유용한 특성인데, 우리의 내부 구조물들 가운데 아무것도 대칭적이지 않기 때문이다. 그럼에도 불구하고 그들 구조물은 모두 균형과 조화를 찾을 수 있다. 모든 인간 신체는 내재적으로 비대칭적이기 때문에, 이러한 사실을 어느 정도 수긍하는 편이 정서와 육체가 통합된 상태를 이루는 데 도움이 될 수 있다.

호흡

사바아사나의 육체적 정지는 신체가 완전한 안정 상태에 있도록 해서 신체 대사가 중력과 씨름해야 하는 요구로부터 자유로워질 수 있다. 이렇게 산소 요구량이 감소하면 호흡이 아주 조용해질 수 있는데, 정말 그런가? 몸이 이 자세에서 실제로 조용하게 느껴지는가, 혹은 당신이 이 자세에서 온갖 미묘한 움직임을 인식하는가? 마음이 정지 또는 활동을 경험하는가? 당신은 호흡을 인식하기는 하지만 조절하지는 않을 수 있는가?

지도지침: 사바아사나는 이완시키는 것인가?

지도자가 이 자세에서 수련생들에게 완벽한 이완을 경험하길 바라는 만큼이나, 수련생들은 종종 그 반대로 느낄 수도 있다. 많은 수련생이 의도적인 몸의 정지뿐만 아니라 고요, 이완, 혹은 편안을 느껴야 한다는 지도자의 제안에 의해 불안해진다. 사바아사나(그리고 그 문제와 관련해서는 모든 아사나)의 수행에서 수련생들에게 무엇을 느껴야 하는지를 말해주기보다는 실제로 무엇을 인식하는지를 탐구해보라고 하는 것이 가장 좋다.

아파나아사나
Apanasana

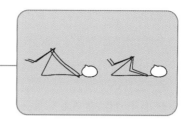

아파나 자세, 바람 배출 자세
Apana Pose, Wind Release Pose

ap-an-AHS-anna

아파나(apana) = 신체에서 노폐물을 배출하는 생명력 있는 공기

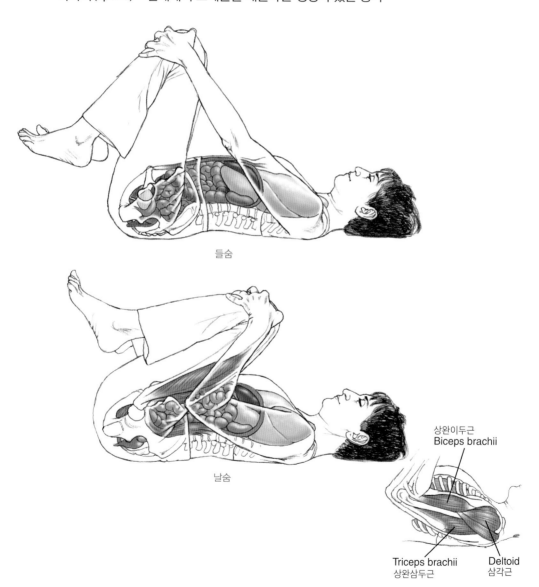

들숨

날숨

상완이두근
Biceps brachii

Triceps brachii
상완삼두근

Deltoid
삼각근

지침

아파나아사나는 호흡과 신체 움직임을 직접 연결하는 단순하고도 이용하기 쉬운 수행이기 때문에 치료적 요가의 주요 방법으로 여겨진다. 이 단순한 빈야사(또는 연속 동작)에서 손은 무릎 위에 둔다. 들숨과 함께 다리가 몸통의 반대쪽으로 움직이며, 날숨과 함께 다리가 몸통 쪽으로 움직인다. 이러한 움직임은 다양한 방식으로, 즉 부드러운 호흡 움직임, 단순한 사지 움직임, 또는 보다 격렬한 척추 움직임을 통해 일어날 수 있다. 각각의 응용자세는 호흡과 움직임 간의 관계와 관련해 서로 다른 경험을 제공한다.

호흡

아파나아사나에서 무릎을 몸통으로 당기는 동작은 팔의 도움 없이 복근과 고관절 굴근을 능동적으로 사용하거나, 아니면 팔을 사용하여 대퇴부를 복부로 '퍼 올리고(pump)' 복근과 고관절 굴근은 수동적으로 놔두어 이루어질 수 있다. 이 두 방법을 교대로 해보고 어느 방법이 날숨에서 횡격막을 위쪽으로 이완시키는 데 가장 효과적인지를 알아본다.

허리 불편은 때로 횡격막의 고정 패턴으로 인해 발생할 수 있다. 아파나아사나는 복부 내장을 가동화함으로써 그리고 복근이 자세를 지지하도록 횡격막의 공간을 증가시킴으로써 허리를 돕는 단순하고도 효과적인 방법일 수 있다.

드뷔 파다 피탐(Dwi Pada Pitham, 350페이지)과 아파나아사나는 함께 역자세를 취하는 움직임으로 짝이 되어 현저한 변화와 치유를 촉진할 수 있다.

지도지침: 아파나가 실제로 발생한다

아파나아사나의 또 다른 이름은 '방귀를 뀌는 자세'이다. 특히 한 다리 응용자세로 수행할 경우에 그렇다. 그룹 지도에서 누군가 실제로 방귀를 뀔 경우에 이러한 언급을 해주는 것이 유용할 수도 있다. 그러한 언급은 수련생들이 방귀를 뀌어 당혹감을 느끼기보다는 수행의 목표를 성공적으로 성취하였다는 기분이 들도록 도울 것이다.

세투 반다아사나
Setu Bandhasana

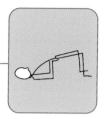

브리지 자세 Bridge Pose

SET-too bahn-DAHS-anna

세투(setu) = 댐, 제방, 교각; 반다(bandha) = 잠금;
세투반다(setubandha) = 둑길 또는 교각 만들기

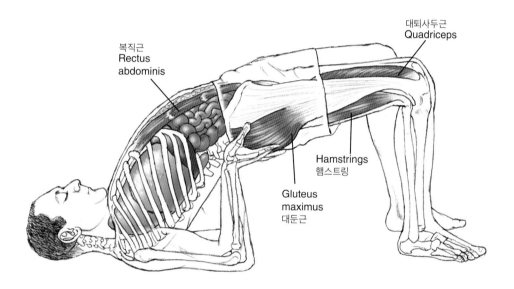

복직근
Rectus abdominis

대퇴사두근
Quadriceps

Hamstrings
햄스트링

Gluteus maximus
대둔근

관절 동작

척추	상지	하지
경추 및 상부 흉추 굴곡, 하부 흉추 및 요추 신전	견갑골 내전, 하방 회전 및 상승; 어깨관절 신전 및 내전; 팔꿈치관절 굴곡; 전완 회외; 손목 배측굴곡	천장관절 골반 들기, 고관절 신전, 슬관절 신전, 발목관절 족배굴곡

근육 작용

척추	
단축성 수축	**신장성 수축**
하부 흉추 및 요추의 신전: 척추 신근	**요추 과신전에 대한 저항:** 소요근, 복근

상지	
단축성 수축	**신장성 수축**
견갑골의 내전, 상승 및 하방 회전: 능형근, 견갑거근 **어깨관절의 안정화와 상완골두의 전인(내밂) 방지:** 회전근개 **어깨관절의 신전 및 내전:** 상완삼두근(장두), 대원근, 후삼각근 **팔꿈치관절의 굴곡과 전완의 회외:** 상완이두근, 상완근	**골반의 하중을 받고 지지하기:** 손목과 손의 굴근

하지	
단축성 수축	**신장**
고관절의 신전: 햄스트링, 대둔근 **고관절의 신전, 내전 및 내회전:** 대내전근, 박근 **슬관절의 신전:** 슬관절근, 광근	대요근, 장골근

지침

이 자세는 고관절과 하부 척추의 신전을 모두 요한다. 이 자세에서 아울러 고관절을 외전시키거나 외회전시키지 않으면서 완전히 신전시키는 것은 어려울 수 있다. 고관절의 외전 또는 외회전은 무릎을 벌린다. 함께 고관절의 신전, 외전 및 외회전을 일으키는 근육이 이 관절을 신전, 내전 및 내회전시키는 근육보다 더 활성화되면, 골반을 더 낮게 유지하고 다리에서 (무릎을 가능한 한 높이 들어 올린 후 당겨 모으는 대신) 다른 근육 패턴을 찾는 수행을 할 수도 있다. 무릎의 최종 자세는 굴곡된 형태이지만 그러한 자세로 가는 과정은 일종의 신전인데, 무릎이 더한 굴곡에서 덜한 굴곡으로 움직이기 때문이다.

견갑골의 상승과 내전은 견갑골을 바닥으로 움직인 다음 흉곽을 바닥 반대쪽으로 들어 올린다. 동시에 견갑골이 하방 회전해 상완골이 몸 아래에서 상대 쪽으로 움직일 수 있도록 한다. 이러한 하방 회전, 상승과 내전의 결합은 모순되는 듯할 수도 있지만 가능하고 이 자세의 토대를 마련하는 데 중요하다. 그러한 토대의 일부로, 견갑골이 하강되어 있거나 등 아래로 당겨져 있지 않는 것이 중요한데, 그러면 견갑골이 경추에서 멀어져 견갑대 대신 굴곡된 목이 상체의 하중을 지지하게 되기 때문이다.

또한 견갑대와 팔의 동작은 살람바 사르반가아사나(salamba sarvangasana, 352페이지)와 비파리타 카라니(viparita karani, 358페이지)를 위한 토대가 되기도 하며, 엉덩이와 다리의 동작은 우르드바 다누라아사나(urdhva dhanurasana, 420페이지)로 들어 올리기 위한 자세와 동일하다.

호흡

브리지 자세에서 척추의 자세는 후방 굴곡을 목의 전방 굴곡과 결합한다. 이 자세에서 호흡의 요소들 또는 부위들이 제한되는 느낌인가 혹은 촉진되는 느낌인가? 이 자세에서 더 완전한 아니면 더 조용한 호흡이 몸의 지탱에 도움을 주는가? 손을 어디에 두든지 간에 그 밑에서 호흡운동을 감지할 수 있는가?

세투 반다아사나 응용자세

드뷔 파다 피탐 Dwi Pada Pitham

양다리 탁자 자세 Two-Legged Table

dvee PA-da PEET-ham

드뷔(dwi) = 둘; 파다(pada) = 발; 피탐(pitham) = 의자, 좌석, 벤치

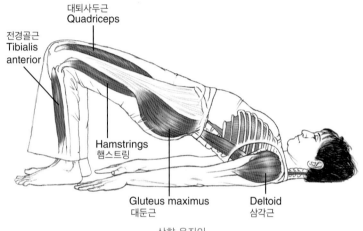

상향 움직임

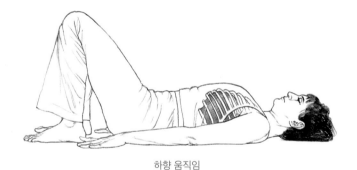

하향 움직임

지침

팔 자세를 제외하면, 이 자세에서 근육, 척추 및 관절 작용은 세투 반다아사나의 경우와 거의 동일하다. 세투 반다아사나와 드뷔 파다 피탐 사이에 주요 차이점은 드뷔 파다 피탐이 빈야사, 즉 들숨 및 날숨과 조화를 이루는 동적 움직임이라는 것이다.

단순하지만 변형하기 쉬운 이 아사나는 다양한 방식으로 사용하여 척추와 호흡 구조물의 긴장을 풀어줄 수 있다. 또한 이는 세투 반다아사나와 우르드바 다누라아사나(urdhva dhanurasana, 420페이지)처럼 비슷한 자세를 지지하는 다리와 엉덩이의 작용이 균형을 이루도록 도와줄 수 있다.

호흡

이 자세에서는 척추를 들어 올리고 내리면서 많은 호흡 패턴을 활용할 수 있다. 들숨 시에 들어 올리고 날숨 시에 내리거나 그 반대의 경우, 날숨 시에만 움직이거나 들숨 시에만 움직이는 경우 등이다. 주요 목적이 들어 올리고 내리면서 척추에서 대부분의 관절 움직임을 경험하는 것이라면, 어떤 호흡 패턴이 그러한 경험을 촉진하는가? 그 대답은 날마다 변할 수도 있음을 명심한다.

또 다른 목표는 척추를 바닥 쪽으로 내리면서 3가지 반다의 활성화를 느끼는 것일 수 있다. 날숨의 종료 시에 호흡을 정지한 상태(바야 쿰바카[bhaya kumbhaka])에서 척추를 내려 본다. 이렇게 하면 복부 내장이 흉강에서 압력이 낮아진 부위로 올라가면서 골반저가 들리는 데 도움을 줄 수 있다. 그런 다음 들숨을 쉬면 골반저가 아래로 풀리는 감각과 때로 긴장되어 있는 이 부위에서 뚜렷한 이완감이 생길 수 있다.

살람바 사르반가아사나
Salamba Sarvangasana

지지형 어깨로 물구나무서기 자세
Supported Shoulder Stand

sah-LOM-bah sar-van-GAHS-anna

살람바(salamba) = 지지받는(sa = ~가 있는, alamba = 지지);
사르바(sarva) = 모든; 앙가(anga) = 사지

다음에 소개되는 아사나도 어깨로 물구나무서기 자세이지만 지지받는(salamba) 이번 아사나와
달리 지지받지 않는(niralamba) 아사나란 점에서 차이가 있다.

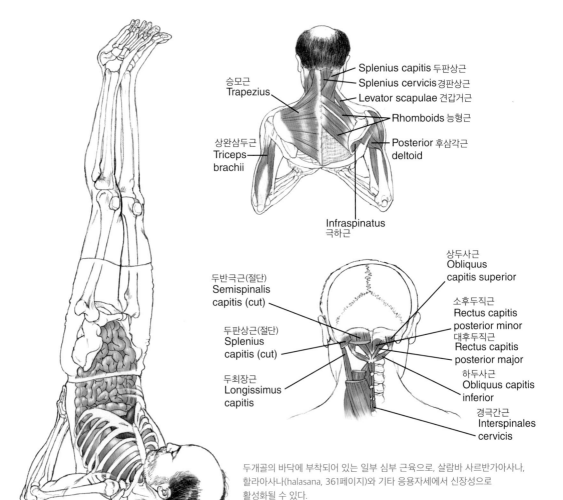

승모근
Trapezius

상완삼두근
Triceps
brachii

Splenius capitis 두판상근
Splenius cervicis 경판상근
Levator scapulae 견갑거근
Rhomboids 능형근
Posterior 후삼각근
deltoid

Infraspinatus
극하근

두반극근(절단)
Semispinalis
capitis (cut)

두판상근(절단)
Splenius
capitis (cut)

두최장근
Longissimus
capitis

상두사근
Obliquus
capitis superior

소후두직근
Rectus capitis
posterior minor
대후두직근
Rectus capitis
posterior major

하두사근
Obliquus capitis
inferior

경극간근
Interspinales
cervicis

두개골의 바닥에 부착되어 있는 일부 심부 근육으로, 살람바 사르반가아사나,
할라아사나(halasana, 361페이지)와 기타 응용자세에서 신장성으로
활성화될 수 있다.

관절 동작

척추	상지	하지
경추 및 상부 흉추 굴곡, 하부 흉추 및 요추 신전	견갑골 내전, 하방 회전 및 상승; 어깨관절 신전 및 내전; 팔꿈치관절 굴곡; 전완 회외; 손목 배측굴곡	고관절 신전 및 내전, 슬관절 신전, 발목관절 족배굴곡

근육 작용

척추

척추를 지지하기 위한 단축성 및 신장성 수축의	신장성 수축
보정: 척추 신근 및 굴근	**체중으로 인한 굴곡에 대한 저항:** 경추 신근

상지

단축성 수축	
견갑골의 내전, 상승 및 하방 회전: 능형근, 견갑거근 **어깨관절의 안정화와 상완골두의 전인(내밂) 방지:** 회전근개	**어깨관절의 신전 및 내전:** 상완삼두근(장두), 대원근, 후삼각근 **팔꿈치관절의 굴곡과 전완의 회외:** 상완이두근, 상완근 **흉곽의 지지:** 손목과 손의 굴근

하지

단축성 수축
다리가 얼굴 쪽으로 넘어가는 것에 대한 저항: 햄스트링, 대둔근 **고관절의 신전, 내전 및 내회전:** 대내전근, 박근 **슬관절의 신전:** 광근

지침

세투 반다아사나(347페이지)에서처럼 이 자세의 토대는 견갑대이다(목이 아니다). 진정으로 어깨로 물구나무서기 자세가 되기 위해서는 견갑골을 상승, 내전 및 하방 회전 시키는 근육이 견갑골에 전신의 체중이 얹혀 있음에도 불구하고 견갑골을 그러한 자세로 유지할 정도로 강해야 한다. 이 자세를 준비할 때에는 견갑골이 나머지 동작과 함께 반드시 상승되어 있어야 한다. 견갑골이 하강되어 있으면 경추가 굴곡 자세에서 전신의 체중을 받아 지나친 관절 움직임으로 인해 손상에 보다 더 취약해진다.

할라아사나(halasana, 361페이지)에서 이 자세로 들어가면 척추, 특히 흉추의 신근이 더 힘든데, 이러한 신근이 신장된 상태에서 수축해야 하기 때문이다. 세투 반다아사나에서 이 자세로 들어가면 어깨관절 신근과 척추 굴근이 더 힘들다.

척추 및 복부 근육의 관점에서 보면 이 자세로 들어가는 것이 이 자세를 유지하는 것보다 더 어렵다. 그러나 견갑골의 근육 면에서는 이 자세를 유지하는 것이 더 어려운데, 그들 근육이 정적 체중 부하를 지탱하기 때문이다.

호흡

이 자세에서는 견갑대에서 가동성과 안정성이 더 있을수록 호흡이 더 자유로워진다. 이 자세는 견갑대 전체에서 유연성과 근력을 꽤 많이 필요로 한다. 견갑대의 통합성이 없으면 체중이 흉부로 내려앉아 횡격막의 움직임에 저항을 증가시킨다. 손을 어디에 두든지 간에 그 밑에서 호흡운동을 감지할 수 있는가?

여느 전도 자세가 그렇듯이 흉곽의 바닥을 열린 상태로 유지하는 것에 초점을 두면 횡격막과 복부 내장이 두측으로 효과적으로 이동할 수 있다. 그러한 머리 쪽 이동이 호흡에 어떠한 영향을 미치는가?

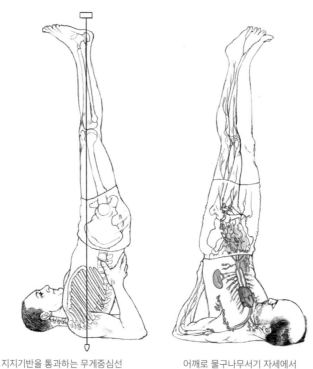

지지기반을 통과하는 무게중심선

어깨로 물구나무서기 자세에서
림프액 배출(lymph drainage)

니랄람바 사르반가아사나
Niralamba Sarvangasana

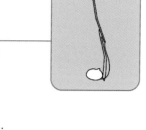

비지지형(팔 안 대고) 어깨로 물구나무서기 자세
Unsupported(No-Arm) Shoulder Stand

neera-LOM-bah sar-van-GAHS-anna

니랄람바(niralamba) = 지지 없는, 독립적인, 스스로 지지하는;
사르바(sarva) = 모든; 앙가(anga) = 사지

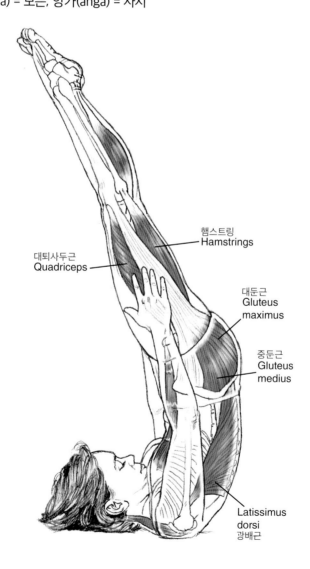

대퇴사두근
Quadriceps

햄스트링
Hamstrings

대둔근
Gluteus
maximus

중둔근
Gluteus
medius

Latissimus
dorsi
광배근

관절 동작

척추	상지	하지
경추 및 상부 흉추 굴곡, 하부 흉추 및 요추 신전	견갑골 내전, 상방 회전 및 상승; 어깨관절 내전; 팔꿈치관절 신전; 전완 회내	고관절 신전 및 내전, 슬관절 신전, 발목관절 족저굴곡

근육 작용

척추

척추를 지지하기 위한 단축성 및 신장성 수축의 보정: 척추 신근 및 굴근	신장성 수축
	체중으로 인한 굴곡에 대한 저항: 경추 신근

상지

단축성 수축	
견갑골의 내전, 상승 및 상방 회전: 승모근, 견갑거근 **견갑골의 상방 회전:** 전거근 **중력의 당김에 대항해 어깨관절의 굴곡 및 내전:** 소원근, 오훼완근	어깨관절의 안정화와 상완골두의 전인(내밂) 방지: 회전근개 **어깨관절의 내전과 팔꿈치관절의 신전:** 상완삼두근

하지

단축성 수축	
다리가 얼굴 쪽으로 넘어가는 것에 대한 저항: 햄스트링, 대둔근	고관절의 신전, 내전 및 내회전: 대내전근, 박근 **슬관절의 신전:** 광근

지침

이 자세에서 견갑골은 상승 및 내전되고 약간 상방 회전된다. 이는 팔의 지레작용이 없으므로 흉곽 위에서 견갑골을 움직이는 근육이 강하게 작용하도록 요구한다. 견갑골의 상승, 내전 및 상방 회전을 동시에 수행하는 것은 모순되는 것처럼 생각될 수도 있다. 그러나 그건 정말로 가능하고 사실 이 자세에서는 목을 보호하기 위해 필요하다. 견갑골의 내전이 유지되지 못하면 체중이 척추로 쏠리고, 견갑골이 상방 회전되지 못하면 팔을 몸과 나란히 위치시키기가 어렵다. (팔을 무릎으로 신전시킬 때 견갑골은 중립 회전으로 위치하나, 견갑골은 살람바 사르반가아사나의 하방 회전 상태로부터 이 자세를 위해 팔을 무릎으로 가져가면서 상방 회전으로 움직인다.)

이 자세에서는 흉추 및 상부 요추를 굴곡시키는 근육이 강하게 동원되어 흉추에서 척추의 굴곡을 유지한다. 팔의 지지가 없으므로 요추 굴곡이 일어나 다리를 머리 뒤쪽으로 더욱 기울이고 중력의 당김과 균형을 맞춘다. 이렇게 요추 굴곡으로 치우치는 경향에 저항하면 척추 신근이 훨씬 더 힘써 신장성으로 작용해 체중이 바닥으로 쏠리는 경향에 대항한다.

이와 같은 척추 굴근 및 신근 간의 균형 작용에서 대개 감지할 수 없는 불균형이 나타날 수도 있는데, 팔의 지레작용을 이용하여 균형을 잡을 수 없기 때문이다. 이러한 불균형이 생기면 이 자세에서 균형을 잡기가 그만큼 훨씬 더 어려워진다.

호흡

니랄람바 사르반가아사나에서 몸통 굴근 및 신근군의 강도 높은 작용은 호흡의 형태 변화에 대해 상당한 저항을 일으킬 수 있다. 이 자세는 복부 및 흉부 근육조직의 안정화 작용을 많이 요하는 어려운 균형 자세이기 때문에, 전신에서 이러한 주요 근육군의 활성화로 현저한 산소공급이 요구됨에도 심호흡을 시도하면 자세가 불안정해질 것이다.

근육 작용의 효율성을 확보하면, 즉 자세를 유지하기 위해 필요한 최소한의 작용을 찾으면 제한된 호흡운동으로도 자세를 지탱할 정도의 에너지를 공급할 수 있다.

비파리타 카라니 Viparita Karani

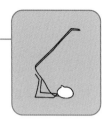

전도 자세 Inverted Pose

vip-par-ee-tah car-AHN-ee

비파리타(viparita) = 반전된, 뒤집힌, 전도된;
카라니(karani) = 하기, 수행하기, 동작

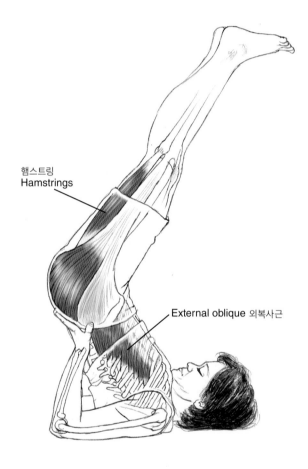

햄스트링
Hamstrings

External oblique 외복사근

관절 동작

척추	상지	하지
경추 및 상부 흉추 굴곡, 하부 흉추 및 요추 신전	견갑골 내전, 하방 회전 및 상승; 어깨관절 신전 및 내전; 팔꿈치관절 굴곡; 전완 회외; 손목 배측굴곡	고관절 굴곡 및 내전, 슬관절 신전, 발목관절 족배굴곡

근육 작용

척추

단축성 수축	신장성 수축
하부 흉추의 신전: 척추 신근	**요추 과신전에 대한 저항과 다리의 하중에 대한 대항:** 대/소요근, 복근

상지

단축성 수축	신장성 수축
견갑골의 내전, 상승 및 하방 회전: 능형근, 견갑거근 **어깨관절의 안정화와 상완골두의 전인(내밂) 방지:** 회전근개 **어깨관절의 신전 및 내전:** 상완삼두근(장두), 대원근, 후삼각근 **팔꿈치관절의 굴곡과 전완의 회외:** 상완이두근, 상완근	**골반의 하중을 받고 지지하기:** 손목과 손의 굴근

하지

단축성 수축	신장성 수축
슬관절의 신전: 광근	**다리가 얼굴 쪽으로 넘어가는 것에 대한 저항:** 햄스트링, 대둔근 **고관절의 신전, 내전 및 내회전:** 대내전근, 박근

지침

비파리타 카라니에서는 복근이 신장성 수축으로 활성화한다. 복근에 신장을 조절하는 능력이 없으면 골반의 하중이 손 또는 손목으로 내려앉을 수도 있다. 이 자세로 들어가고 나오는 수행을 하면 복근의 신장성 조절을 요하는 기타 동작들에 도움이 될 수 있다. 그러한 동작들로는 머리로 또는 손으로 물구나무서기 자세에서 다리를 내려 우르드바 다누라아사나(urdhva dhanurasana, 420페이지)를 취하는 것, 브릭샤아사나(232페이지)를 제어하는 것, 타다아사나(213페이지)에서 등을 내려 우르드바 다누라아사나를 취하는 것 등이 있다.

신체 비율 및 상체와 하체 간 체중 분포의 개인차가 이 자세의 경험에 큰 영향을 미친다. 하체의 체중이 더 나가는 사

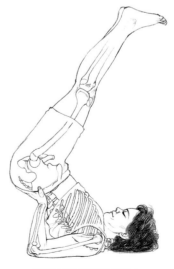

하체를 내린 비파리타 카라니

람들은 상체의 체중이 더 나가는 사람들보다 움직임의 제어가 더 어려울 수도 있다.

호흡

기타 전도된 아사나를 위한 호흡 지침이 이 자세에도 적용된다. 지지형의 이 자세를 베개, 접은 담요, 또는 벽을 사용해 실험해본다. 이 모든 것은 회복적 요가 수행에 유용한 주요 방법이 될 수 있다.

할라아사나
Halasana

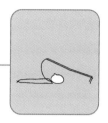

쟁기 자세 Plow Pose

hah-LAHS-anna

할라(hala) = 쟁기

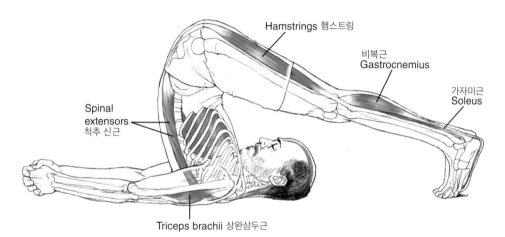

Hamstrings 햄스트링

비복근
Gastrocnemius

가자미근
Soleus

Spinal
extensors
척추 신근

Triceps brachii 상완삼두근

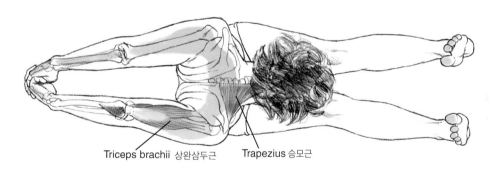

Triceps brachii 상완삼두근   Trapezius 승모근

관절 동작

척추	상지	하지
굴곡	견갑골 내전, 하방 회전 및 상승; 어깨관절 신전 및 내전; 팔꿈치관절 신전; 전완 회내; 손목 신전; 손 및 손가락 굴곡	천장관절 골반 숙이기, 고관절 굴곡 및 내전, 슬관절 신전, 발목관절 족배굴곡, 발가락 신전

근육 작용

척추		
신장성 수축		
체중으로 인한 굴곡에 대한 저항: 척추 신근		

상지	
단축성 수축	
견갑골의 내전, 상승 및 하방 회전: 능형근, 견갑거근 **어깨관절의 안정화와 상완골두의 전인(내밂)** **방지:** 회전근개	**어깨관절의 신전 및 내전:** 상완삼두근(장두), 대원근, 후삼각근 **팔꿈치관절의 신전:** 상완삼두근 **손 깍지끼기:** 손과 손가락의 굴근

하지		
단축성 수축	신장성 수축	또한 신장
슬관절의 신전: 광근 **발목관절의 족배굴곡과 발가락 밀어 넣기:** 전경골근, 발가락 신근	**다리의 정렬 유지:** 햄스트링, 대내전근, 박근	비복근, 가자미근

지침

이 자세에는 많은 응용자세가 있어, 척추를 다소 신전시키거나, 팔을 머리 위로 두거나, 혹은 살람바 사르반가아사나(352페이지)에서처럼 손으로 등을 받칠 수도 있다. 이들 응용자세의 일부에서는 다른 일부에서보다 척추로 압력이 더 쏠린다. 예를 들어 팔을 머리 위로 뻗고 발가락을 서로 붙이면 견갑골이 상방 회전하고 척추에서 멀어지며, 체중이 상부 척추로 쏠린다. 이러한 응용자세는 흉추와 경추에서 많은 움직임을 요하며, 다리의 하중과 발의 미는 작용으로 인해 강도 높은 압력이 가해질 가능성이 있고 다리와 골반의 뒤쪽이 자유로이 움직이지 못할 경우에 고관절 굴곡의 제한으로 척추 굴곡이 더 커질 수밖에 없어 그러한 압력이 생길 가능성이 있다.

이 자세는 척추, 특히 경추 부위에 강도 높은 굴곡을 일으킬 수 있기 때문에, 다리를 바닥으로 가져가는 것보다는 견갑골과 경추 및 흉추의 통합성을 유지하는 것이 더 중요하다. 필요하다면 다리를 지지하여 자세의 토대를 유지한다.

호흡

할라아사나는 호흡에 흥미로운 도전을 제기할 수 있다. 이 자세로 들어가기 위한 가동범위와 유연성을 지니는 것과 이 자세를 유지하고 편안히 호흡할 수 있을 정도로 횡격막 및 장기가 자유로운 것은 별개이다.

살람바 사르반가아사나에서처럼 흉곽의 바닥이 열린 상태를 유지하면 횡격막과 복부 내장이 머리 쪽으로 효과적으로 이동해 전도 자세의 완전한 효과를 볼 수 있다. 이 자세에서는 이것이 훨씬 더 어려울 수 있는데, 친도 지세에 고간절 굴곡이 추가되어 복강 내압이 증가하는 경향이 있기 때문이다. 이것이 호흡운동의 여유에 영향을 미치는가? 폐 상부, 등과 심지어 겨드랑이에서 호흡운동을 감지할 수 있는가?

카르나피다아사나
Karnapidasana

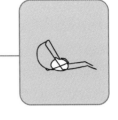

귀로 무릎 닿기 자세 Ear-to-Knee Pose

KAR-na-peed-AHS-anna

카르나(karna) = 귀; 피다나(pidana) = 조임, 압력

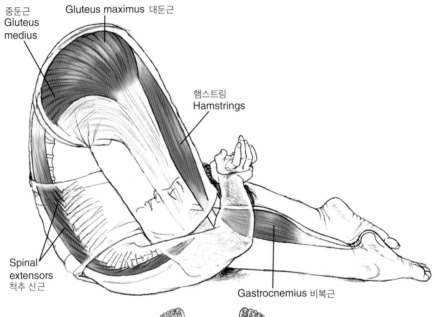

중둔근
Gluteus
medius

Gluteus maximus 대둔근

햄스트링
Hamstrings

Spinal
extensors
척추 신근

Gastrocnemius 비복근

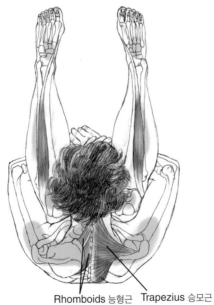

Rhomboids 능형근 Trapezius 승모근

관절 동작

척추	상지	하지
굴곡	견갑골 외전 및 상방 회전, 어깨관절 굴곡, 팔꿈치관절 굴곡, 손 및 손가락 굴곡	천장관절 골반 숙이기, 고관절 굴곡, 슬관절 굴곡, 발목관절 족저굴곡

근육 작용

척추
신장

척추 신근

상지	
단축성 수축	신장
팔꿈치관절의 굴곡: 상완이두근 **손 붙잡기:** 손과 손가락의 굴근	능형근, 승모근

하지
신장

대둔근

지침

이 자세로 들어갈 때 팔은 머리 위로 움직이고 견갑골은 척추에서 멀어져 서로 벌어진다. 체중 부하는 견갑골에서 흉추의 극돌기로 이동한다.

척추의 신근이 모두 신장에 관여할 수 있으면, 이러한 깊은 굴곡은 흉추와 경추에서 지나친 움직임을 일으키기보다는 척추 전체에 걸쳐 분산될 수 있다. (다리와 골반의 하중이 목과 등 상부에서 잠재적으로 취약한 근육에 직접 압력을 가할 수 있다.)

이 자세에서는 사르반가아사나(352 및 355페이지)에서와 역으로 척추가 굴곡되고 견갑골이 외전된다는 점에서 어깨로 물구나무서기 자세와 반대이므로, 활성화되었던 근육이 이제는 신장된다.

호흡

사르반가아사나와 할라아사나를 비교해보았듯이, 할라아사나와 카르니피다아사나를 자유로운 호흡에 대한 도전이란 측면에서 비교해본다. 이 자세에서는 하체의 체중 부하가 최대로 굴곡되어 있는 몸통으로 가해지므로 호흡이 상당한 제약을 받는다. 어디에서 호흡이 제한된다는 생각이 들며, 이렇게 전도되고 하체를 밀어 넣은 자세에서 어디로 호흡이 이동할 수 있는가? 몸통의 뒤쪽에서 형태 변화를 이용할 수 있는가? 골반 격막이 호흡과 함께 움직일 수 있는가?

자타라 파리브리티
Jathara Parivrtti

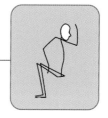

배 비틀기 Belly Twist

JAT-hara par-ee-VRIT-ti

자타라(jathara) = 위, 배, 복부, 장, 어떤 것의 내부;
파리브리티(parivrtti) = 회전시키기, 돌리기

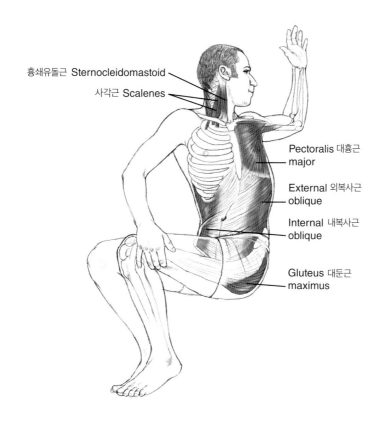

흉쇄유돌근 Sternocleidomastoid

사각근 Scalenes

Pectoralis 대흉근 major

External 외복사근 oblique

Internal 내복사근 oblique

Gluteus 대둔근 maximus

관절 동작

척추	상지		하지
	다리 반대 측 팔	다리 붙잡는 팔	
회전	견갑골 내전, 어깨관절 외전 및 외회전, 팔꿈치관절 굴곡	견갑골 외전, 어깨관절 외전 및 내회전, 팔꿈치관절 굴곡	고관절 굴곡, 슬관절 굴곡

근육 작용

척추		
	신장	
외복사근, 늑간근, 횡돌극근(위쪽 다리 측); 내복사근, 늑간근, 척추기립근의 사근(아래쪽 다리 측)		

상지		
	신장	
대/소흉근, 오훼완근, 광배근(다리 반대 측 팔)		

하지		
	신장	
대/중/소둔근, 이상근, 상/하쌍자근, 내폐쇄근(위쪽 다리 측)		

지침

척추 중립을 유지하면 이 자세에서 비트는 동작이 척추 전체에 고르게 분산되도록 도울 것이다. 이 자세에서는 요추 만곡을 유지하는 것이 흔히 어려운데, 고관절 굴곡이 또한 요추 굴곡이 되는 경우가 흔하기 때문이다. 요추의 굴곡은 회전을 더 허용할 수도 있지만, 그것은 아울러 잠재적으로 너무 많은 힘이 위쪽의 흉추 추골로 분산되기보다는 요추 추골 및 디스크로 쏠리도록 할 수 있다.

또한 중력이 다리의 하중을 당겨 몸통을 더욱 비튼다. 이는 비트는 동작의 심화에 도움이 되지만 너무 많은 힘을 생성할 수도 있다.

호흡

몸을 중력에 맡겨 바닥이 몸을 완전히 지지하도록 할 수 있기 때문에, 자타라 파리브리티에서는 호흡 및 자세 근육이 자유로이 움직인다. 그러므로 호흡을 다양한 방식으로 전환하여 특정한 효과를 볼 수 있다. 예를 들어 호흡운동을 복부로 가져가면 복벽과 골반저에서 근육의 긴장도가 풀어진다. 들숨 중 복벽을 죄는 반대의 패턴은 횡격막의 작용을 흉부 구조물로 돌려 늑추관절을 가동화한다. 앉아서 비틀기를 해도 비슷한 효과를 볼 수 있다(304페이지에 소개된 아르다 마첸드라아사나에 관한 설명 참조).

자타라 파리브리티 응용자세

다리를 신전시킨 자세 With Legs Extended

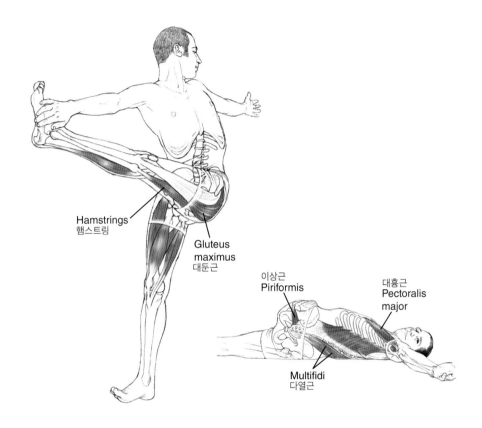

Hamstrings
햄스트링

Gluteus
maximus
대둔근

이상근
Piriformis

대흉근
Pectoralis
major

Multifidi
다열근

지침

다리를 신전시키면 척추에 힘이 더 쏠린다. 다리의 뒤쪽이 쉽게 신장되지 않으면 이러한 신전 움직임이 요추를 당겨 굴곡시킬 수 있다.

마츠야아사나
Matsyasana

물고기 자세 Fish Pose

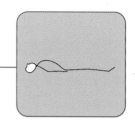

mots-YAHS-anna

마츠야(matsya) = 물고기

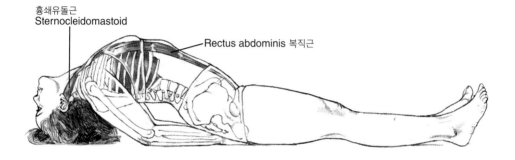

흉쇄유돌근
Sternocleidomastoid

Rectus abdominis 복직근

관절 동작

척추	상지	하지
신전	견갑골 하방 회전 및 내전, 어깨관절 신전 및 내전, 팔꿈치관절 굴곡, 전완 회내	고관절 굴곡 및 내전, 슬관절 신전

근육 작용

척추	
단축성 수축	**신장성 수축**
신전으로 바닥에서 척추 들어 올리기: 척추 신근 **척추의 신전(과 고관절의 굴곡):** 대요근	**경추와 요추의 과신전에 대한 저항:** 전방 목 근육, 소요근, 복근

상지	
단축성 수축	**신장**
어깨관절의 안정화: 회전근개 **어깨관절에서 팔의 내회전, 신전 및 내전:** 광배근 **어깨관절의 신전과 손을 바닥으로 누르기:** 상완삼두근 **견갑골의 내전:** 승모근, 능형근 **손을 바닥 쪽으로 돌리기:** 방형회내근, 원회내근	오훼완근, 대/소흉근

단축성 수축

고관절의 굴곡(과 척추의 신전): 대요근, 장골근　　**고관절의 굴곡과 슬관절의 신전:** 대퇴사두근
다리의 접지: 햄스트링

지침

이 자세는 척추 신근을 사용하거나 팔꿈치로 지지하는 데 집중하면서 수행할 수 있다. 팔꿈치의 지지를 이용하면 몸통 근육의 작용이 줄며 아마도 호흡이 더 쉽고 흉곽이 보다 확장될 것이다.

척추를 신전시키는 근육에 집중하면서 이 자세를 수행하면 팔을 바닥에서 들어 올릴 때 목을 더 잘 보호할 수 있다. 또한 이 자세는 척추 밑에 블록을 받치거나 밧다 코나아사나(297페이지) 또는 파드마아사나(277페이지)에서처럼 발을 위치시켜 수행할 수도 있다.

이 자세는 살람바 사르반가아사나(352페이지)에 대한 즉각적인 역자세로 자주 사용되는데, 경추의 자세를 극단적인 굴곡에서 극단적인 신전으로 역전시키기 때문이다. 그러나 하나의 정적 극단에서 다른 극단으로 가는 것이 살람바 사르반가아사나의 스트레스를 보상하는 가장 유익한 방법은 아닐 수도 있다. 살람바 사르반가아사나의 동작과 균형을 이루는 동적 접근법은 부장가아사나(bhujangasana, 376페이지)로 이어지는 단순한 빈야사를 통해 목의 움직임을 점진적으로 역전시키는 방법일 것이다.

호흡

마츠야아사나는 누운 후방 굴곡 자세이므로 진정을 시키고 활력을 불어넣는 호흡의 가능성을 모두 탐구할 수 있다. 물고기 자세에서 가슴의 앞쪽은 확장되나, 팔의 지지를 받는 우르드바 다누라아사나(urdhva dhanurasana, 420페이지)에서만큼 최대로 확장되지는 않는다. 그 결과 호흡 작용이 늑골을 가동화해 흉강의 형태 변화를 일으킬 여지가 여전히 존재할 수도 있다. 이 자세에서 흉부, 복부, 혹은 몸통의 뒤쪽으로 호흡을 하면 무엇을 인식하게 되는가? 이러한 호흡 패턴 가운데 어느 것이 보다 진정을 시키거나 활력을 불어넣는 효과를 일으키는가?

마츠야아사나 응용자세
팔과 다리를 들어 올린 자세 With Arms and Legs Lifted

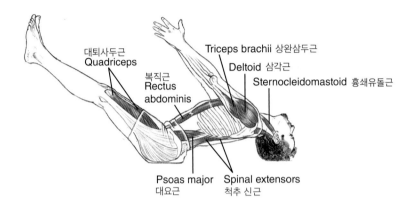

대퇴사두근
Quadriceps

복직근
Rectus
abdominis

Triceps brachii 상완삼두근

Deltoid 삼각근

Sternocleidomastoid 흉쇄유돌근

Psoas major
대요근

Spinal extensors
척추 신근

지침

다리를 바닥에서 들어 올리면 다리에서 작용이 크게 증가하며, 특히 고관절 굴근이 그렇다.

아난타아사나
Anantasana

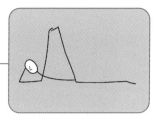

누운 비슈누 소파 자세
Reclining Vishnu Couch Pose

anan-TAHS-anna

아난타(ananta) = 끝없는, 영원한(anta = 끝, an = ~이 없는)

아난타는 비슈누 신이 소파처럼 기대는 신화 속의 뱀에 붙여진 이름이기도 하다.

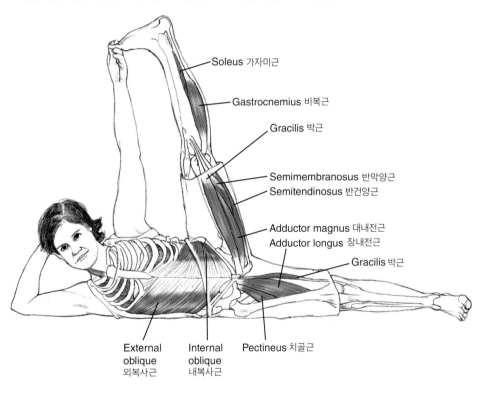

Soleus 가자미근

Gastrocnemius 비복근

Gracilis 박근

Semimembranosus 반막양근
Semitendinosus 반건양근

Adductor magnus 대내전근
Adductor longus 장내전근

Gracilis 박근

External oblique 외복사근

Internal oblique 내복사근

Pectineus 치골근

관절 동작

척추	상지		하지	
	위쪽 팔	아래쪽 팔	위쪽 다리	아래쪽 다리
측면 굴곡	어깨관절 외전, 팔꿈치관절 신전	견갑골 상방 회전 및 상승, 어깨관절 굴곡, 팔꿈치관절 굴곡	고관절 굴곡, 외전 및 외회전; 슬관절 신전	고관절 중립 신전, 슬관절 신전

근육 작용

척추		
단축성 수축	**신장성 수축**	**신장**
측면 굴곡: 척추 신근, 내/외복사근, 요방형근(위쪽 측면)	**척추 만곡의 안정화:** 척추 신근, 내/외복사근(아래쪽 측면)	요방형근(아래쪽 측면)

하지		
위쪽 다리		**아래쪽 다리**
단축성 수축	**신장**	**단축성 수축**
외회전과 외전: 중/소둔근(후방 섬유), 이상근, 내폐쇄근, 상/하쌍자근 **고관절의 굴곡:** 대요근, 장골근 **고관절의 굴곡과 슬관절의 신전:** 대퇴사두근	햄스트링, 대내전근, 비복근, 가자미근	**고관절 굴곡에 대한 저항:** 햄스트링 **안정성을 위해 하퇴부를 바닥으로 누르기:** 중/소둔근

지침

다리를 들어 올리는 자세에서는 골반과 하체가 뒤로 기울 수도 있다. 여기서 한 가지 어려운 점은 척추 회전을 통해서보다는 고관절의 외전근 및 외회전근을 통해서 균형을 잡는 움직임을 취하는 것이다.

호흡

진정으로 옆으로 누운 자세는 몇 안 되는데, 아난타아사나는 그 중 하나이다. 옆으로 누운 자세에서는 중력으로 인해 바닥에 가까운 횡격막의 돔이 두측으로(머리 쪽으로) 이동하고 반대쪽 돔은 미측으로 (꼬리뼈 쪽으로) 이동할 수 있다. 이러한 현상은 주로 중력이 복강 장기에 미치는 영향 때문에 일어나는데, 이들 장기는 바닥으로 밀리고 횡격막도 딸려간다. 아울러 바닥에 가까운 폐(아래쪽 폐)는 지지를 더 받게 되고 그 조직이 보다 유연해질 수 있는데, 이는 아래쪽 폐가 기계적 장력을 덜 받고 횡격막의 작용에 더 쉽게 반응할 수 있다는 의미이다. 이 자세에서 호흡운동을 일으켜 이상과 같은 효과를 인식할 수 있는가?

이러한 호흡 기전의 비대칭을 의식적으로 조장하면 고질적인 호흡 습관을 타파하는 데 유용할 수도 있다. 예를 들어 이 자세는 몸의 한쪽 측면으로만 누워 자는 습관이 있어 이를 고치려고 하는 사람들에게 유익할 수 있다.

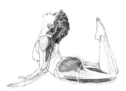

12 엎드려 누운 자세   PRONE POSES

엎드려 누운 자세(prone pose)는 '얼굴을 아래로 향해 누운 자세'를 의미한다. 이는 (이론상) 아기가 태어나면서부터 쉽게 할 수 있는 자세이나, 많은 성인은 불편함을 느낀다. 때로 그러한 불편은 목과 등 상부에서 움직임이 제한되어 머리를 측면으로 돌리기가 어려워지기 때문에 생긴다. 또한 이 자세는 복부의 움직임이 체중에 의해 억제되고 편하게 호흡하기 위해서는 신체의 뒤쪽이 더 가동적이어야 하기 때문에 불편하게 느껴질 수 있다.

일부 사람들에게는 이 자세가 무릎을 꿇는 것보다 굴복을 더 강하게 함축하고 꽤 취약하다는 느낌이 들도록 한다. (많은 종교적 전통에서 신체의 전면 전체를 바닥에 대는 것은 완전한 굴복으로 알려져 있다.) 다른 일부에게는 이 자세가 바로 누운 자세보다 더 안전하다고 느껴지는데, 취약한 앞쪽 신체 및 장기가 보다 보호를 받기 때문이다.

엎드려 누운 자세에서 가장 하기 쉬운 동작은 척추와 사지의 신전이며, 이러한 동작은 신체의 후방 근육조직을 사용한다. 이 때문에 등을 강화하는 많은 운동이 이 자세에서 시작된다. 이 자세에서 무게중심은 바닥에 가깝지만, 신체를 바닥에서 반대쪽으로 들어 올리는 데 필요한 에너지 때문에 여기서 발전하는 자세들은 꽤 힘들 수 있다.

부장가아사나
Bhujangasana

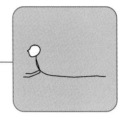

코브라 자세 Cobra Pose

boo-jang-GAHS-anna

부장가(bhujanga) = 뱀(bhuja = 팔 또는 어깨; anga = 사지)

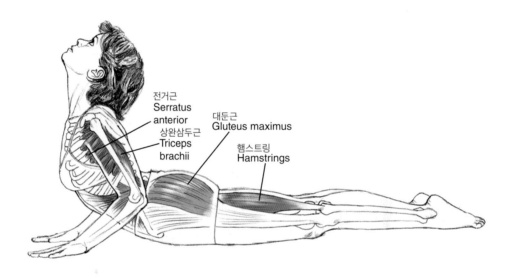

전거근
Serratus
anterior
상완삼두근
Triceps
brachii

대둔근
Gluteus maximus

햄스트링
Hamstrings

관절 동작

척추	상지	하지
신전	팔꿈치관절 신전, 전완 회내	천장관절 골반 들기, 고관절 신전 및 내전, 슬관절 신전, 발목관절 족저굴곡

근육 작용

척추	
단축성 수축	**신장성 수축**
척추의 신전: 척추 신근 **흉추의 신전과 밑에 있는 일부 척추 신근과의 협력:** 상후거근(serratus posterior superior)	**요추의 지나친 움직임 방지:** 소요근, 복근

상지	
단축성 수축	
흉곽 위에서 견갑골의 안정화와 팔의 밀기를 쇄골로 전달하기: 전거근 **어깨관절의 안정화:** 회전근개	**팔꿈치관절의 신전:** 상완삼두근 **전완의 회내:** 방형회내근, 원회내근

하지	
단축성 수축	
고관절의 신전, 내전 및 내회전: 햄스트링, 대내전근	**슬관절의 신전:** 광근 **발목관절의 족저굴곡:** 가자미근

지침

이 자세에서는 등에서 척추를 신전시키면서 아울러 견갑골 및 늑골과도 연결되어 있는 보다 천층의 근육 대신 척추 신전의 작용을 수행하는 보다 심층의 내재근을 동원하면 늑골이 호흡과 함께 더 자유로이 움직일 수 있을 것이다.

이 자세에서 팔 밀기는 척추를 들어 올리는 데 도움을 줄 수 있으며, 특히 견갑골을 늑골에 연결하는 근육을 동원하여 견갑골이 위로 밀리지 않도록 할 경우에 그렇다. 전완의 뼈들이 가동성을 보이면 손에서 손목, 팔꿈치와 어깨로 전달되는 힘의 균형을 잡는 데 도움이 될 수 있다. 코브라 자세에서 다리는 반드시 체중 부하를 받는 것은 아니지만, 여전히 활성화되어 척추의 신전을 지지한다.

지도지침: 머리의 중립 자세가 목을 보호하지 않는다

엎드려 누워 후방 굴곡 자세(그리고 기타 자세)에서 수련생들은 손상으로부터 목을 보호하기 위해 머리를 중립 자세로 유지하라는 지시를 받을 수도 있다. 목(또는 어떤 관절)에 손상이 있다면 통증을 일으키는 움직임을 피하는 것은 일반적으로 좋은 생각이다(이것이 사실이 아닌 경우가 일부 있기는 하지만 말이다).

그러나 목에 손상이 있지 않다면 특정한 움직임을 피하는 방안이 목을 더 안전하게 하는 데 도움을 주지는 않을 것이다. 경추는 굴곡, 신전, 회전 및 양측으로 측면 굴곡을 일으킬 수 있다. 수련생이 관리 가능한 가동범위에 머문다면 굴곡과 측면 굴곡 또는 신전과 회전처럼 움직임을 안전하게 결합할 수 있다. 관절강의 균형이 잡힐 수 있는 자세들이 더 있는 경우가 안전하다고 하는 한 자세를 고르는 경우보다 손상으로부터 관절(또는 목과 같은 관절의 그룹)을 더 보호할 것이다.

호흡

표준 지침은 후방 굴곡으로 들어가면서 숨을 들이쉬는 것이지만, 날숨 시에 이러한 기본적인 후방 굴곡으로 들어가도록 하면 유용할 수 있다. 흉곽의 앞쪽이 들숨 시에 확장되는 것처럼 느껴질 수도 있지만, 이 자세로 들어가면서 날숨의 방출과 함께 척추와 폐의 뒤쪽이 보다 편안하게 느껴질 수도 있다. 두 가지 방식으로 다 해보고 무엇을 인식하게 되는지 알아본다. 한 자세로 들어가면서 어느 호흡을 사용하기로 선택하느냐는 그 자세를 유지하고 계속해서 호흡하면서 하는 경험에 상당한 영향을 미칠 수 있다.

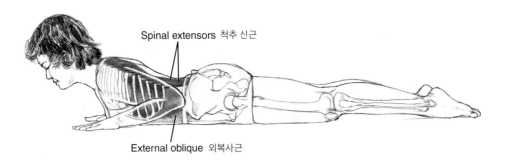

Spinal extensors 척추 신근

External oblique 외복사근

부장가아사나 응용자세

무릎을 구부린 자세 With Knees Flexed

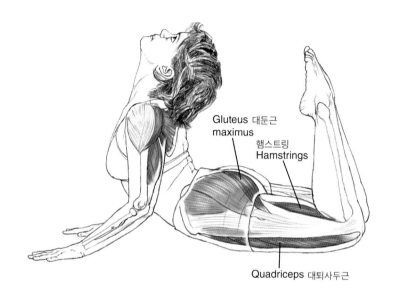

Gluteus 대둔근
maximus

햄스트링
Hamstrings

Quadriceps 대퇴사두근

지침

다리를 내전시키고 서로 평행하게 한 상태를 유지하는 것은 무릎을 구부린 경우보다 편 경우에 더 쉬울 수도 있다. 이 자세에서 무릎을 굴곡시키고 엉덩이를 신전시킬 경우에 다리의 뒤쪽 전체 길이가 매우 짧은 반면 다리의 앞쪽은 고관절과 슬관절 위에서 모두 신장된다.

다누라아사나
Dhanurasana

활 자세 Bow Pose

don-your-AHS-anna

다누(dhanu) = 활

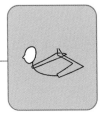

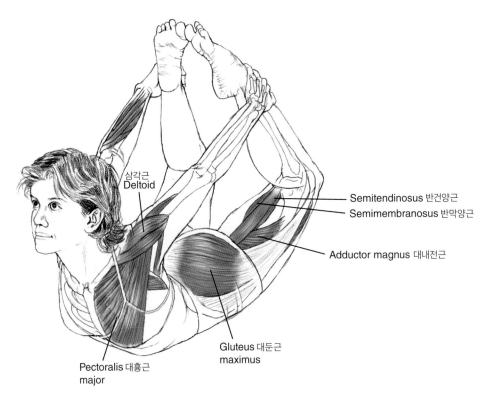

- 삼각근 Deltoid
- Semitendinosus 반건양근
- Semimembranosus 반막양근
- Adductor magnus 대내전근
- Gluteus 대둔근 maximus
- Pectoralis 대흉근 major

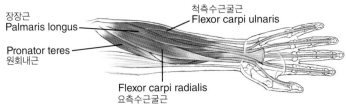

- 장장근 Palmaris longus
- 척측수근굴근 Flexor carpi ulnaris
- Pronator teres 원회내근
- Flexor carpi radialis 요측수근굴근

관절 동작

척추	상지	하지
신전	견갑골 내전; 어깨관절 내회전, 신전 및 내전; 팔꿈치관절 신전; 전완 회내; 손가락 및 손 굴곡	천장관절 골반 들기, 고관절 신전 및 내전, 슬관절 굴곡, 발목관절 족저굴곡

근육 작용

척추	
단축성 수축	신장성 수축
척추의 신전: 척추 신근	**요추의 지나친 움직임 방지:** 소요근, 복근

상지	
단축성 수축	신장성 수축
견갑골의 내전: 능형근 **어깨관절의 안정화:** 회전근개 **어깨관절의 신전:** 후삼각근, 대원근, 상완삼두근 **전완의 회내:** 방형회내근, 원회내근	**팔의 견갑골 당김에 대한 저항:** 대/소흉근, 오훼완근, 전삼각근

하지
단축성 수축
고관절의 신전, 내전 및 내회전과 슬관절의 굴곡: 햄스트링, 대내전근, 대둔근 **발목관절의 족저굴곡:** 가자미근

지침

이 자세는 서로 다른 동작을 강조함으로써 다양한 방식으로 수행할 수 있다. 즉 척추의 동작을 심화시키거나, 고관절 신전을 증가시키거나, 혹은 슬관절 신전을 이용하여 척추 및 고관절 신전을 심화시키는 방식 등으로 수행할 수 있다. 엉덩이와 무릎에서 움직임의 균형은 다리의 뒤쪽을 동원하느냐(엉덩이를 신전시키기 위해) 또는 다리의 앞쪽을 동원하느냐(무릎을 신전시키기 위해)에 따라 영향을 받을 것이다.

이는 손으로 발목을 붙잡는 잠근 자세이기 때문에, 많은 힘이 관절들로 향할 가능성이 있다. 무릎과 어깨관절 앞쪽이 특히 취약할 수도 있다. 엉덩이에서 다리의 조정과 발의 활성화가 무릎의 통합성을 유지하는 데 도움이 될 수 있으며, 견갑골의 가동화가 어깨에서 관절강의 균형에 도움을 줄 수 있다.

호흡

이 자세에서 한 가지 호흡 탐구는 숨을 들이쉴 때마다 배를 바닥 쪽으로 밀어 몸통을 앞뒤로 흔드는 것이다. 또한 들숨을 복부로부터 멀어지게 해서 몸통 흔들림을 최소화해보는 것도 흥미롭다. 움직임과 정지에서 모두 탐구할 만한 효과가 있는데, 당신의 경험은 어떤가?

살라바아사나
Salabhasana

메뚜기 자세 Locust Pose

sha-la-BAHS-anna

살라바(salabha) = 메뚜기

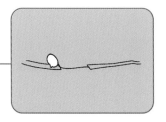

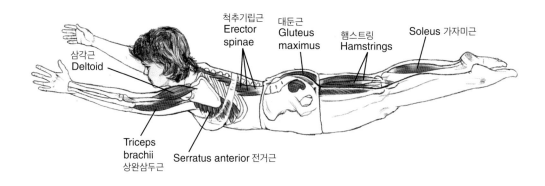

삼각근 Deltoid

척추기립근 Erector spinae

대둔근 Gluteus maximus

햄스트링 Hamstrings

Soleus 가자미근

Triceps brachii 상완삼두근

Serratus anterior 전거근

관절 동작

척추	상지	하지
신전	견갑골 상방 회전, 상승 및 외전; 어깨관절 굴곡; 팔꿈치관절 신전	천장관절 골반 들기, 고관절 신전 및 내전, 슬관절 신전, 발목관절 족저굴곡

근육 작용

척추
단축성 수축

척추의 신전: 척추 신근

상지
단축성 수축

견갑골의 상방 회전 및 상승: 전거근
어깨관절의 안정화: 회전근개
어깨관절의 굴곡: 전삼각근, 상완이두근(장두)

팔꿈치관절의 신전: 상완삼두근
전완의 회내: 방형회내근, 원회내근

하지
단축성 수축

고관절의 신전, 내전 및 내회전: 햄스트링, 대내전근, 대둔근
슬관절의 신전: 광근
발목관절의 족저굴곡: 가자미근

지침

엎드려 누운 자세에서 척추가 신전되어 있는 동안 팔을 들어 올리는 것은 어려울 수 있다. 견갑골과 팔 주위의 근육이 아울러 동원되어 척추를 신전시킬 경우에 이들 근육은 팔을 들어 올리는 움직임을 방해할 수 있다.

여기서 다리의 자세는 고관절 내전근, 내회전근 및 신근 사이의 복잡한 상호작용을 이용한다. 이 자세에서 몸을 들어 올리고 지지하는 많은 근육 작용이 기타 작용을 일으키고, 그러한 기타 작용은 대립근 또는 협동근에 의해 중화되어야 한다. 사람마다 서로 다른 우선순위 또는 초점이 서로 다른 경험을 가져올 것이며(모든 아사나에서처럼), 이러한 경험은 또한 어디서 시작하느냐와 각자의 기존 패턴 및 습관에 달려 있다.

호흡

흔들 것인가, 흔들지 않을 것인가? 이 자세에서 체중 부하는 모두 배에 실린다. 이 자세를 유지하면서 여러 차례 호흡을 해보면, 주요 호흡 패턴이 복식호흡일 경우에 횡격막의 작용으로 몸이 앞뒤로 흔들린다. 활 자세에서처럼 한 가지 흥미로운 도전은 흔들림을 막는 것인데, 그렇게 하려면 복부가 바닥의 저항에 대항해 미는 것이 아니라 바닥이 유연한 복부로 밀리도록 해야 한다.

비파리타 살라바아사나
Viparita Salabhasana

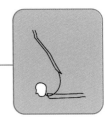

완전한 메뚜기 자세 Full Locust Pose

vip-par-ee-tah sha-la-BAHS-anna

비파리타(viparita) = 뒤집힌, 전도된; 살라바(salabha) = 메뚜기

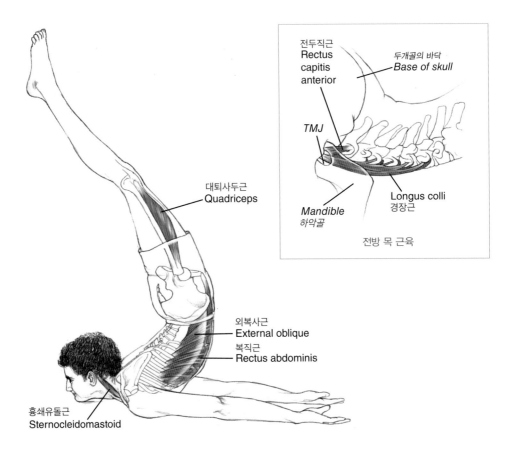

대퇴사두근
Quadriceps

전두직근
Rectus capitis anterior

두개골의 바닥
Base of skull

TMJ

Mandible
하악골

Longus colli
경장근

전방 목 근육

외복사근
External oblique

복직근
Rectus abdominis

흉쇄유돌근
Sternocleidomastoid

관절 동작

척추	상지	하지
신전	견갑골 하방 회전, 상승 및 외전; 어깨관절 내회전, 굴곡 및 내전; 팔꿈치관절 신전	천장관절 골반 들기, 고관절 신전 및 내전, 슬관절 신전, 발목관절 족저굴곡

근육 작용

척추
신장성 수축

골반과 다리가 바닥으로 처지지 않도록 하기: 복근, 소요근
경추의 과도한 움직임 방지: 전방 목 근육

상지
단축성 수축

어깨관절의 안정화: 회전근개
견갑골의 외전: 전거근
어깨관절의 굴곡과 체중 들어 올리기: 대흉근, 전삼각근, 상완이두근, 오훼완근

하지
신장성 수축

다리가 머리 뒤로 처지지 않도록 하기: 대요근, 광근

지침

이 자세로 들어가는 데 요구되는 작용은 이 자세를 유지하는 데 요구되는 작용과 거의 반대이다. 체중을 들어 올려 척추를 신전시키려면 팔과 척추 신근의 작용이 현저히 요구된다. 그런 다음 일단 몸이 수직 위치를 지나면, 중력이 체중을 당겨 신전시키므로 몸통 굴곡이 동원되어 과신전을 막아야 한다. 신근 및 굴근군에서 근력과 유연성의 균형에 따라, 완전한 메뚜기 자세를 취하지만 지속할 수는 없는 사람이 있는가 하면, 홀로 자세를 취하지는 못하지만 보조를 받아 자세를 잡으면 지속할 수는 있는 사람이 있다.

호흡

많은 후방 굴곡이 그렇듯이 몸을 들어 올려 메뚜기 자세를 취하면서 숨을 내쉬어보면 유용하다. 이 방식이 더 효과적일 수도 있는데, 횡격막의 수축이 이완되면 흉곽의 바닥과 척추의 앞쪽 사이에 공간이 더 생길 수 있기 때문이다. 이 자세에서는 흉곽의 바닥과 척추의 앞쪽이 서로 멀어진다.

이 자세를 유지하기 위해서는 복벽이 신장되고 아울러 활성화되어야 하는데, 이는 복식호흡 운동을 제한할 수 있다. 반면 팔을 바닥으로 미는 데 협력하는 근육의 작용은 흉식호흡 운동을 제한하는 경향이 있다. 아울러 체중 부하로 목이 신전되면 기도에 저항이 가해질 수 있다. 물론 이 모두는 전도된 자세에서 일어난다. 요컨대 이는 호흡하기가 매우 어려운 자세이다. 작용의 효율성이 관건이다.

팔로 지지한 자세   ARM SUPPORT POSES

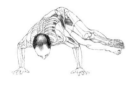

인체의 상지와 하지는 분명히 비슷함에도 서로 다른 기능을 수행하도록 진화했다. 발, 무릎, 엉덩이와 골반 같은 구조물을 보면 그들의 기능이 지지와 보행임을 알게 되며, 반면 손, 팔꿈치와 견갑대 같은 구조물은 가동성이 뛰어나 내뻗고 붙잡도록 진화했다.

손 및 발 구조물 내에서 비율을 비교해보면 체중 지지와 관절 구조물 사이에 반비례 관계가 성립한다. 발에서 무겁고 조밀한 족근골(tarsal bone, 발목뼈)은 발 구조물의 길이에서 절반을 차지한다. 여기에 중족골(metatarsal bone, 발허리뼈)의 체중 지지 기능을 더하면, 발 구조물의 4/5가 체중 지지에 기여하는 셈이다. 족지골(phalangeal bone, 발가락뼈)은 발 전체 길이의 1/5만 차지한다.

이와 같은 비율은 손에서 반대로 나타난다. 손 구조물의 길이에서 절반은 고도로 가동적인 수지골(phalangeal bone, 손가락뼈)로 이루어져 있고 중수골(metacarpal bone, 손허리뼈)도 매우 가동적이다(중족골에 비해). 반면 수근골(carpal bone, 손목뼈)은 손 전체 길이의 1/5만 차지한다.

체중 지지 자세들에서 상지를 사용할 때에는 대개 체중의 확실한 전달 경로를 확보하는 데 각별한 주의를 기울여 지나치게 움직이기가 쉬울 수도 있는 관절들로 너무 많은 힘이 쏠리지 않도록 해야 한다. 체중 지지가 손에서는 발에서만큼 쉽게 조정되지 않을 수도 있지만, 시간을 가지고 손과 상지를 통해 지지를 조정하는 방법을 배우면 사람들이 책상 앞에 앉아 컴퓨터를 사용하면서 손, 팔, 어깨 및 등 상부를 사용하는 습관적인 생활방식에 훌륭한 회복 방안이 될 수 있다.

아도 무카 스바나아사나
Adho Mukha Svanasana

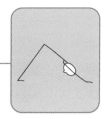

얼굴 아래로 향한 개 자세
Downward-Facing Dog Pose

AH-doh MOO-kah shvah-NAHS-anna

아도(adho) = 아래로; 무카(mukha) = 얼굴; 스바나(shvana) = 개

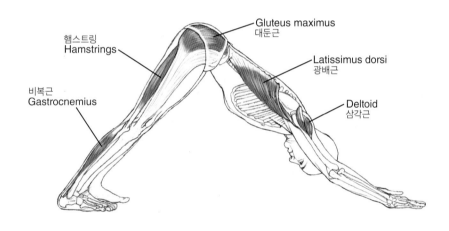

Gluteus maximus
대둔근

햄스트링
Hamstrings

Latissimus dorsi
광배근

비복근
Gastrocnemius

Deltoid
삼각근

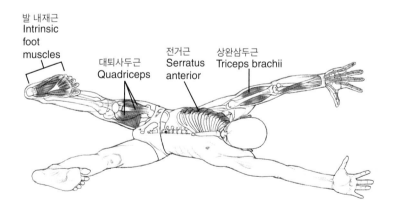

발 내재근
Intrinsic
foot
muscles

대퇴사두근
Quadriceps

전거근
Serratus
anterior

상완삼두근
Triceps brachii

관절 동작

척추	상지	하지
중립	견갑골 상방 회전 및 상승, 어깨관절 굴곡, 팔꿈치관절 신전, 전완 회내, 손목 배측굴곡	천장관절 골반 숙이기, 고관절 굴곡, 슬관절 신전, 발목관절 족배굴곡

근육 작용

척추
척추의 중립 정렬을 유지하기 위한 단축성 및 신장성 수축의 보정: 척추 신근 및 굴근

상지	
단축성 수축	
흉곽 위에서 견갑골의 상방 회전 및 외전: 전거근 **어깨관절의 안정화:** 회전근개 **어깨관절의 굴곡:** 삼각근, 상완이두근(장두)	**팔꿈치관절의 신전:** 상완삼두근 **전완의 회내:** 방형회내근, 원회내근 **손의 통합성 유지:** 손목과 손의 내재근

하지	
단축성 수축	**신장성 수축**
고관절의 내회전, 내전 및 고관절 소켓에서 대퇴골을 뒤로 이동시키기: 대내전근 **슬관절의 신전:** 슬관절근, 광근 **발목관절의 족배굴곡을 억제하지 않으면서 족궁의 유지:** 발의 내재근	**고관절의 지나친 움직임 방지:** 햄스트링

지침

아도 무카 스바나아사나의 수행에 대한 접근법, 이 자세를 올바로 수행하는 방법에 대한 견해, 그리고 이 자세의 효과에 대한 주장은 많다. 어느 아사나에서도 그렇듯이(제7장 참조), 이 아사나가 누구에게 어떤 효과가 있을 것이라고 말하기는 불가능하다. 우리는 이 자세의 잠재적인 효과를 분명히 말할 수 있으나, 그러한 변화가 유익할지 여부는 개인에게 달려 있다.

예를 들어 아도 무카 스바나아사나는 전도 자세로 규정되는데, 머리가 심장보다 낮으므로 심박수와 혈압에 영향을 미치기 때문이다. 그러한 영향이 정확히 무엇인지는 심혈관계의 탄력성에 달려 있으며, 사람에 따라 이들 수치가 처음에 증가한 후 상승한 상태로 머물거나 혹은 정상으로 되돌아갈 수 있다. 그러한 반응은 연령, 건강, 복용하는 약물 등 개인의 삶에서 다양한 상황에 의존한다. 그리고 그런 경험이 편안, 자극, 진정, 혹은 불안을 일으킬지는 개인의 과거 경험과 연상에 의존한다.

이 아사나는 척추의 지지에 팔과 다리를 모두 동원한다. 견갑대를 통한 체중의 확실한 전달 경로는 특히 중요한데, 팔이 머리 위로 위치하면서 아울러 체중을 받치고 있고 이는 익숙하지 않은 활동의 결합일 수도 있기 때문이다(아래의 지도지침 참조).

광배근이 흔히 '어깨 당겨 내리기'를 돕고 팔의 동작을 보조하기 위해 동원되나, 이 근육은 사실 팔을 내회전 및 신전시키고(팔을 머리 위로부터 당겨 내리고) 견갑골을 하강시키며(견갑골을 팔에서 떼어놓는다), 이는 어깨의 견봉돌기에서 충돌을 일으킬 수 있다.

체중의 나선형 전달 경로(발에서의 경로처럼)를 찾아 유지하는 손의 내재적 작용이 팔 전체의 통합을 이루고 체중의 지지에 발이 가담하는 데 중요하다. 전완에서 요골과 척골 사이에 회전이 제한되면 결국 팔꿈치 또는 손목에서 지나친 관절 움직임이 일어날 수 있다.

척추로 가는 상지와 하지의 체중 전달 경로는 중력의 당김에 대해 각도를 이루고 있다(바닥과 직각을 이루는 대신). 이는 바닥에 대해 직각인 경우보다 다른 근육 패턴을 요구할 수도 있고 자신의 통상적인 패턴 및 습관을 인식하도록 도울 수도 있다.

호흡

호흡의 관점에서 보면 이는 전도 자세이다. 전도 자세에서는 자연히 중력으로 인해 횡격막이 두측으로 이동하는 경향이 있기 때문에 복근의 날숨 작용이 깊을 수 있다. 들숨을 시작할 때 하복부의 작용을 유지하면(물라 반다를 유지하면) 흉부 구조물의 가동화가 촉진될 수 있는데, 이는 팔로 지지하는 자세에서 어려울 수 있다.

지도지침: 견갑골을 당겨 내리지 말라

상지가 체중을 지지하는 자세에서 흔한 우려는 어떻게 하면 어깨관절을 안정화해 손상을 입지 않도록 하느냐이다. 이러한 이유로 수련생들은 흔히 어깨의 보호를 위해 "등을 따라 견갑골을 당겨 내려라"란 말을 듣는다. 그러나 흉곽 위에서 견갑골의 위치가 반드시 어깨관절의 통합성을 결정하는 것은 아니고 견갑골을 고정된 위치로 유지해야 어깨관절이 안전한 것은 아니다. 어깨관절과 견갑대가 작용하는 방식 때문에, 이렇게 당겨 내리면 대신 어깨관절이 지나치게 움직일 수 있다.

그 이유는 이렇다. 견갑대에는 상완와관절(상완골과 견갑골 사이), 견쇄관절(견갑골과 쇄골 사이), 흉쇄관절(흉골과 쇄골 사이), 견흉관절(견갑골과 늑골 사이) 등 4개의 관절이 있다. 이께관절은 전문용어로 상완와관절이라고 한다. 이 관절에서만의 가능한 가동범위는 앞쪽 및 옆쪽으로 약 90도이며, 뒤쪽으로는 더 작다. 팔을 앞쪽 또는 옆쪽으로 90도 이상으로(어깨높이 위로) 들어 올리려면 견갑골도 흉곽 위에서 움직여야 하며, 이는 견흉관절에서 일어나는 움직임이다. 이와 같이 흉곽 위에서 일어나는 견갑골의 움직임으로 인해 어깨관절(상완와관절)은 공간에서 움직일 수 있고 팔의 가동범위가 크게 증가한다.

팔을 머리 위로 들어 올리되 어깨를 등을 따라 당겨 내리면, 상완골을 견갑골에서 떨어지게 해서 상완와관절을 이루는 뼈들을 반대 방향으로 당기는 셈이다. 이렇게 떼어놓는 움직임은 상완와관절에서 관절강의 균형에 도움이 되지 않으며, 뼈들을 통한 체중의 확실한 전달 경로를 촉진하지 못한다(42페이지 참조).

우르드바 무카 스바나아사나
Urdhva Mukha Svanasana

얼굴 위로 향한 개 자세 Upward-Facing Dog Pose

OORD-vah MOO-kah shvah-NAHS-anna

우르드바(urdhva) = 오르거나 위로 향하는, 올린, 상승된; 무카(mukha) = 얼굴;
스바나(shvana) = 개

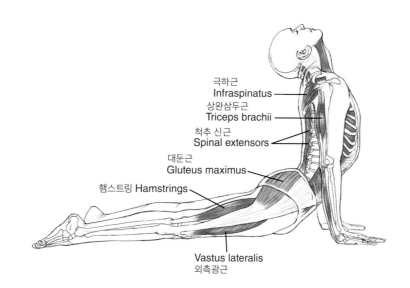

극하근
Infraspinatus

상완삼두근
Triceps brachii

척추 신근
Spinal extensors

대둔근
Gluteus maximus

햄스트링 Hamstrings

Vastus lateralis
외측광근

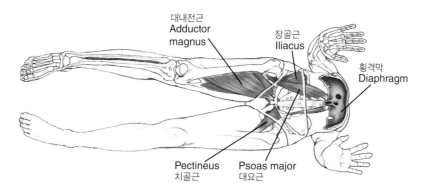

대내전근
Adductor
magnus

장골근
Iliacus

횡격막
Diaphragm

Pectineus
치골근

Psoas major
대요근

관절 동작

척추	상지	하지
신전	어깨관절 신전 및 내전, 팔꿈치관절 신전, 전완 회내	천장관절 골반 들기, 고관절 신전 및 내전, 슬관절 신전, 발목관절 족저굴곡

근육 작용

척추

단축성 수축	신장성 수축
척추, 특히 흉추 만곡의 신전: 척추 신근	**요추의 지나친 움직임 방지:** 소요근, 복근 **머리가 신전되면서 경추의 과신전에 대한 저항:** 전방 목 근육

상지

단축성 수축	
흉곽 위에서 견갑골의 안정화와 팔의 밀기를 쇄골로 전달하기: 전거근 **어깨관절의 안정화:** 회전근개	**어깨관절의 신전:** 후삼각근 **어깨관절과 팔꿈치관절의 신전:** 상완삼두근 **전완의 회내:** 방형회내근, 원회내근

하지

단축성 수축	
고관절의 신전, 내전 및 내회전: 햄스트링, 대내전근 **슬관절의 신전:** 슬관절근, 광근	**발목관절의 족저굴곡:** 가자미근

지침

이 자세에 접근하는 한 가지 방식은 척추 신전을 척추 전체에 걸쳐 분산시키도록 하는 것이다. 대부분의 사람에게 이는 요추와 경추에서 신전을 최소화하면서 흉추에서의 신전에 역점을 두도록 한다는 의미이다. 몸통 근육의 관점에서 보면 이는 흉추에서 신근의 단축성 작용과 경추 및 요추에서 굴근의 신장성 작용을 의미한다.

등을 따라 견갑골을 당겨 내리는 근육은 이 자세에서 도움이 되지 않는데, 이들 근육은 견갑골을 흉곽에 고정하고 흉추에서 신전을 억제할 수 있기 때문이다. 또한 이들은 상완골의 내회전과 견갑골의 하강 및 하방 회전을 일으키는데, 이는 흉추의 완전한 신전을 위해 일어나야 하는 작용과 반대된다.

견갑골이 어떻게 움직이는지와 수행자가 어떻게 자세로 들어가는지에 따라, 상완의 내회전 또는 외회전은 어느 쪽이든 유용할 수 있다. 손의 내재근은 압력을 손 전체에 분산시키도록 도와 손바닥을 보호하고 손목에서 압력을 감소시킨다.

차투랑가(399페이지), 얼굴 위로 향한 개 자세와 얼굴 아래로 향한 개 자세 순으로 이어지는 수행은 빈야사 수업에서 보편적인 연속 동작이 되었다. 흥미롭게도 이러한 움직임의 역순 수행은 수업 연속 동작에서 거의 하지 않는다.

호흡

이 자세는 흔히 숨을 내쉬면서 들어가는 아도 무카 스바나아사나(389페이지)의 역자세이므로 종종 지시가 숨을 들이쉬는 작용에 맞춰진다. 그러한 순서를 역으로 하면 무슨 일이 일어날까? 이 자세를 유지하면서 여러 차례 호흡을 하면, 들숨 작용은 흉추의 신전을 심화시킬 수 있는 반면 날숨 작용은 요추 및 경추 만곡의 안정화에 도움이 될 수 있다.

아도 무카 브릭샤아사나
Adho Mukha Vrksasana

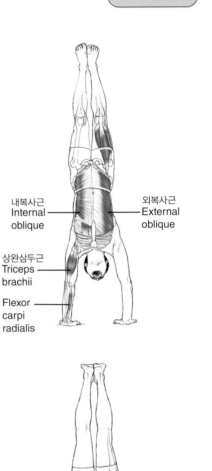

얼굴 아래로 향한 나무 자세
Downward-Facing Tree Pose

AH-doh MOO-kah vrik-SHAHS-anna

아도(adho) = 아래로; 무카(mukha) = 얼굴;
브릭샤(vrksa) = 나무

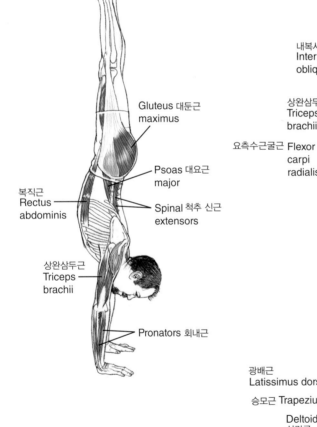

Gluteus 대둔근
maximus

Psoas 대요근
major

복직근
Rectus
abdominis

Spinal 척추 신근
extensors

상완삼두근
Triceps
brachii

Pronators 회내근

내복사근
Internal
oblique

외복사근
External
oblique

상완삼두근
Triceps
brachii

요측수근굴근 Flexor
carpi
radialis

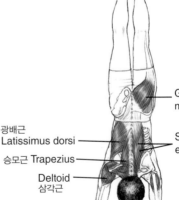

Gluteus 대둔근
maximus

광배근
Latissimus dorsi

Spinal 척추 신근
extensors

승모근 Trapezius

Deltoid
삼각근

관절 동작

척추	상지	하지
경추 신전, 약간의 흉추 및 요추 신전	견갑골 상방 회전 및 외전, 어깨관절 굴곡, 팔꿈치관절 신전, 전완 회내, 손목 배측굴곡	고관절 중립 신전 및 내전, 슬관절 신전, 발목관절 족배굴곡

근육 작용

척추
척추의 중립 정렬을 유지하기 위한 단축성 및 신장성 수축의 보정: 척추 신근 및 굴근

상지	
단축성 수축	
흉곽 위에서 견갑골의 상방 회전 및 외전: 전거근 **어깨관절의 안정화:** 회전근개 **어깨관절의 굴곡:** 삼각근, 상완이두근(장두)	**팔꿈치관절의 신전:** 상완삼두근 **전완의 회내:** 방형회내근, 원회내근 **손의 통합성 유지:** 손목과 손의 내재근

하지	
단축성 수축	**신장성 수축**
중립으로 다리의 신전, 내전 및 내회전: 햄스트링, 대내전근, 대둔근	**다리가 뒤로 넘어가는 것에 대한 저항:** 대요근, 장골근

지침

이는 물구나무서기로 균형을 잡으면서 손과 상지로 체중 전체를 지지하는 자세이다. 아도 무카 스바나아사나(389페이지)에서처럼, 상완골과의 관계를 유지하기 위한 견갑대의 움직임(상방 회전과 외전)은 팔을 머리 위로 두고 체중을 받치는 자세를 지지한다.

또한 아도 무카 스바나아사나처럼, 이 자세에서 척추는 신전, 축성 신전, 또는 중립 상태일 수 있다. 사람마다 이전 경험과 움직이는 습관에 따라 아사나를 수행하는 서로 다른 방식이 어려울 수도 쉬울 수도 있다.

손으로 체중 전체의 균형을 잡은 채 손의 통합성을 유지하기는 어려울 수 있지만, 손에서 내재근의 작용은 손목과 수근관(carpal tunnel)을 지나가는 신경에 중요한 지지가 된다. 심부의 내재근으로부터 지지를 찾으면 자세를 안정되고도 유연하게 하는 데 도움이 될 수 있으며, 이는 호흡하는 능력을 도울 수도 있다

호흡

이는 효과적으로 호흡하기가 가장 어려운 자세의 하나일 수 있는데, 균형 잡기, 몸의 전도, 그리고 강한 상체 작용의 수행이 어렵기 때문이다. 많은 사람이 이 자세에서 본능적으로 호흡을 멈춘다. 이는 부분적으로 두려움 때문이기는 하지만 척추의 많은 움직임을 안정화하여 단일의 무게중심을 만들어야 하기 때문이기도 하다. 물론 이러한 균형을 몇 초 이상 유지하기 위해서는 호흡이 자세와 통합되어야 한다. 여기서 호흡은 꼭 깊고 완전한 호흡이어야 하는 것은 아니며, 중심부 근육조직이 균형을 잡거나 안정화하는 작용을 방해하지 않는 효율적인 호흡이면 된다.

차투랑가 단다아사나
Chaturanga Dandasana

사지 막대 자세 Four-Limbed Stick Pose

chaht-tour-ANG-ah dan-DAHS-anna

차투르(chatur) = 넷; 앙가(anga) = 사지; 단다(danda) = 막대기, 지팡이

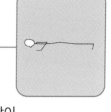

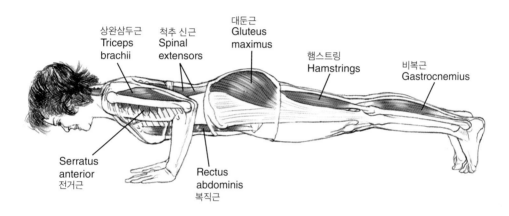

상완삼두근
Triceps
brachii

척추 신근
Spinal
extensors

대둔근
Gluteus
maximus

햄스트링
Hamstrings

비복근
Gastrocnemius

Serratus
anterior
전거근

Rectus
abdominis
복직근

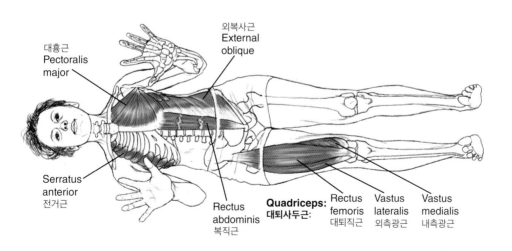

대흉근
Pectoralis
major

외복사근
External
oblique

Serratus
anterior
전거근

Rectus
abdominis
복직근

Quadriceps:
대퇴사두근:

Rectus
femoris
대퇴직근

Vastus
lateralis
외측광근

Vastus
medialis
내측광근

관절 동작

척추	상지	하지
중립	견갑골 외전, 팔꿈치관절 굴곡, 전완 회내, 손목 배측굴곡	고관절 중립 신전 및 내전, 슬관절 신전, 발목관절 족배굴곡

근육 작용

척추
척추의 중립 정렬을 유지하기 위한 단축성 및 신장성 수축의 보정: 척추 신근 및 굴근

상지	
단축성 수축	**신장성 수축**
견갑골 익상 현상(scapular winging, 견갑골이 날개처럼 들리는 현상)의 방지: 전거근 **어깨관절의 안정화 및 보호:** 회전근개, 삼각근 **전완의 회내:** 방형회내근, 원회내근 **손의 통합성 유지:** 손목과 손의 내재근	**중력의 당김으로 인한 어깨관절의 신전에 대한 저항:** 대/소흉근, 오훼완근 **팔꿈치관절의 신전:** 상완삼두근

하지	
단축성 수축	
고관절 중립 신전 및 내전의 유지: 햄스트링, 대내전근, 대둔근 **고관절의 내전:** 박근	**슬관절의 신전:** 슬관절근, 광근 **발목관절의 족배굴곡:** 전경골근 **발가락으로 다리 하중의 지지:** 발의 내/외재근

지침

이 자세에서 어려움의 하나는 척추를 바닥과 평행하도록 하면서 중립 만곡 상태로 유지하는 것이다. 중력이 엉덩이와 요추를 당겨 신전시키려 하므로, 척추를 과다 보상해 굴곡시키거나, 엉덩이를 굴곡시키거나, 혹은 어깨를 앞으로 구부리기가 쉽다.

사람마다 기존 습관 및 패턴에 따라, 엉덩이를 중립 신전으로(굴곡시키거나 바닥으로 처지게 하지 않으면서) 유지하는데, 견갑골을 쇄골 및 흉곽과 연결된 상태로(견갑골에서 지나치게 전인, 후인, 또는 날개처럼 들리는 익상 현상 없이) 유지하는데, 혹은 사지와 척추 간 연결의 통합성을 유지해준다고 느껴지는 정도로만 팔꿈치 굴곡을 일으키는 데 초점을 두어야 할 수 있다.

호흡

중력에 대해 이 자세를 유지하려면 팔 및 견갑대과 함께 모든 호흡근의 작용을 요한다. 이 정도의 근육 작용은 횡격막의 움직임에 강한 안정화 효과를 일으키므로, 횡격막은 상당한 저항에 대항해 작용한다. 이 자세에서 진전을 이루려면 근육 작용을 가능한 한 효율화해야 하며, 그러면 점점 더 오랫동안 정렬과 부드러운 호흡을 모두 유지하는 능력을 얻게 된다. 이 아사나에서 소리를 내는 것은 호흡과 자세의 통합성에 도전하고 이를 탐구하는 흥미로운 방법이다.

바카아사나
Bakasana

까마귀 자세, 두루미 자세 Crow Pose, Crane Pose

bak-AHS-anna

바카(baka) = 까마귀, 두루미, 왜가리

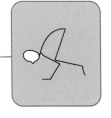

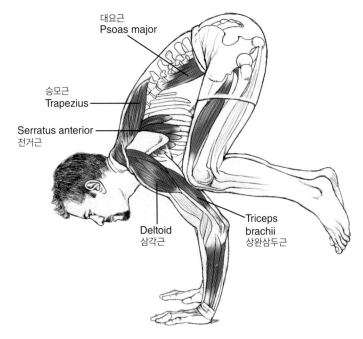

대요근
Psoas major

승모근
Trapezius

Serratus anterior
전거근

Deltoid
삼각근

Triceps
brachii
상완삼두근

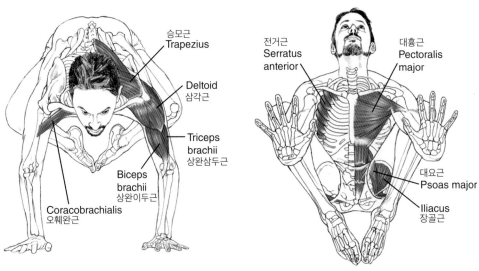

승모근
Trapezius

Deltoid
삼각근

Triceps
brachii
상완삼두근

Biceps
brachii
상완이두근

Coracobrachialis
오훼완근

전거근
Serratus
anterior

대흉근
Pectoralis
major

대요근
Psoas major

Iliacus
장골근

관절 동작

척추	상지	하지
경추 신전, 흉추 및 요추 굴곡	견갑골 외전, 어깨관절 굴곡 및 내전, 팔꿈치관절 굴곡 후 신전으로 움직임, 전완 회내, 손목 배측굴곡	천장관절 골반 숙이기, 고관절 굴곡 및 내전, 슬관절 굴곡

근육 작용

척추
단축성 수축

경추의 신전: 후두직근, 상두사근
요추의 깊은 굴곡: 대요근(상부 섬유), 소요근, 복근, 골반저근

상지
단축성 수축

견갑골의 외전: 전거근, 대/소흉근, 오훼완근 **전완의 회내:** 방형회내근, 원회내근
어깨관절의 안정화 및 보호: 회전근개, 삼각근 **손의 통합성 유지:** 손목과 손의 내재근
팔꿈치관절의 신전: 상완삼두근

하지
단축성 수축

고관절의 굴곡: 대요근, 장골근 **슬관절의 굴곡:** 하부 햄스트링
고관절의 내전 및 굴곡: 치골근, 장/단내전근

지침

새 자세들(까마귀, 독수리, 수탉, 공작 등)에서 공통의 관절 동작은 흉추의 굴곡, 견갑골의 외전과 경추의 신전이다. 이들 동작을 수행하려면 견갑골과 팔의 작용을 방해하는 근육을 동원하지 않으면서 경추를 신전시키기 위해 정밀성, 근력과 관절 움직임이 요구된다. 이 자세로 들어가기 위해 처음에는 무릎을 벌리지만 다리의 최종 동작은 내전인데, 무릎을 상완의 측면 또는 외측 어깨로 갖다 대기 위함이다.

호흡

이 자세에서는 흉부가 굴곡 상태로 유지되기 때문에 흉곽의 앞쪽에서 호흡운동이 최소화된다. 하복부의 움직임도 깊은 복부 및 엉덩이가 굴근의 작용으로 어느 정도 안정화되나, 상복부의 호흡운동은 비교적 자유롭다.

파르스바 바카아사나
Parsva Bakasana

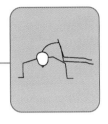

옆 까마귀 자세, 옆 두루미 자세
Side Crow Pose, Side Crane Pose

parsh-vah bak-AHS-anna

파르스바(parsva) = 옆; 바카(baka) = 까마귀, 두루미, 왜가리

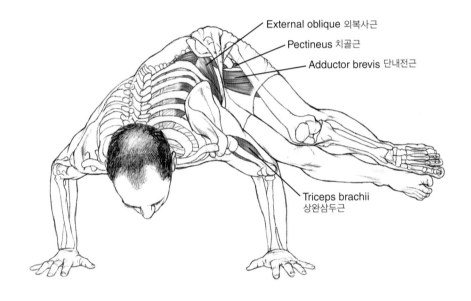

External oblique 외복사근
Pectineus 치골근
Adductor brevis 단내전근
Triceps brachii 상완삼두근

관절 동작

척추	상지	하지
경추 신전, 척추 회전	견갑골 외전, 어깨관절 굴곡 및 내전, 팔꿈치관절 굴곡 후 신전으로 움직임, 전완 회내, 손목 배측굴곡	고관절 굴곡 및 내전, 슬관절 굴곡

근육 작용

척추

단축성 수축

경추의 신전: 후두직근, 상두사근
척추의 회전: 내복사근, 척추기립근(아래쪽 측면); 외복사근, 다열근, 회선근(위쪽 측면)

상지

단축성 수축

견갑골의 외전: 전거근, 대/소흉근, 오훼완근
어깨관절의 안정화 및 보호: 회전근개, 삼각근
팔꿈치관절의 신전: 상완삼두근

전완의 회내: 방형회내근, 원회내근
손의 통합성 유지: 손목과 손의 내재근

하지

단축성 수축

고관절의 굴곡: 대요근, 장골근
고관절의 내전 및 굴곡: 치골근, 장/단내전근

지침

회전된 이 자세에서 척추는 이전의 바카아사나(402페이지)에서보다 더 신전된다. 이 자세에서 무릎이 벌어지면 척추에서보다 고관절에서 회전이 더 일어날 수도 있다.

호흡

이 자세에서 호흡은 바카아사나의 경우와 비슷하나, 척추가 비틀어져 있기 때문에 훨씬 더 제한된다.

아스타바크라아사나
Astavakrasana

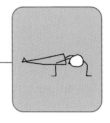

팔각 자세 Eight-Angle Pose

AHSH-tak-vah-KRAHS-anna

아스타(ashta) = 여덟; 바크라(vakra) = 구부러진, 휜, 굽은

아스타바크라(Astavakra)는 박식한 현인으로, 그의 어머니가 임신 중 베다 암송(Vedic chanting) 수업에 다녔다. 어머니의 배 속에 있는 동안 그는 자신의 아버지가 베다 기도문을 여덟 군데나 잘못 발음하는 것을 듣고 움찔하였으며, 그래서 몸의 여덟 곳이 굽은 채로 태어났다.

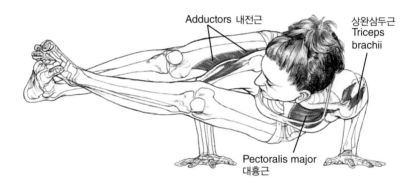

Adductors 내전근

상완삼두근
Triceps brachii

Pectoralis major
대흉근

관절 동작

척추	상지	하지
경추 신전, 척추 회전	견갑골 외전, 어깨관절 굴곡 및 내전, 팔꿈치관절 굴곡 후 신전으로 움직임, 전완 회내, 손목 배측굴곡	고관절 굴곡 및 내전, 슬관절 신전, 발목관절 족배굴곡, 발 외번

근육 작용

척추		
단축성 수축		

경추의 신전: 후두직근, 상두사근
척추의 회전: 내복사근, 척추기립근(아래쪽 측면); 외복사근, 다열근, 회선근(위쪽 측면)

상지		
단축성 수축		

견갑골의 외전: 전거근, 대/소흉근, 오훼완근
어깨관절의 안정화 및 보호: 회전근개, 삼각근
팔꿈치관절의 신전: 상완삼두근

전완의 회내: 방형회내근, 원회내근
손의 통합성 유지: 손목과 손의 내재

하지		
단축성 수축		

고관절의 굴곡: 대요근, 장골근
고관절의 내전 및 굴곡: 치골근, 장/단내전근
슬관절의 신전: 슬관절근, 광근

발목관절의 족배굴곡: 전경골근
발의 외번: 비골근

지침

이 자세는 이전의 파르스바 바카아사나(404페이지)와 거의 동일한 척추 동작을 요한다. 하지만 아스타바크라아사나에서는 척추가 약간 더 신전될 수도 있으며(중립으로), 이에 따라 회전이 척추 전체에 더 고르게 분산될 수 있다.

이 자세에서는 발을 포개므로 다리의 대칭이 유지된다. 다리와 고관절에서 이러한 대칭은 회전이 척추에서 더 일어나고 고관절에서 덜 일어나야 한다는 것을 의미한다. 다리가 팔을 감싼 상태에서는 파르스바 바카아사나에서보다 비틀기가 덜 필요한데, 아래쪽 다리가 팔의 꼭대기로 움직일 필요가 없고 그 아래로 머무르기 때문이다.

아르다 마첸드라아사나(304페이지)에서처럼, 척추가 이 자세를 위해 요구되는 정도로 회전할 수 없으면 비틀기가 흉곽 위의 견갑골에서 더 일어날 수도 있다. 또한 다리로 팔을 감싸면 상당히 안정적인 회전축이 생기며, 이에 따라 이 자세에서는 근력보다 균형과 유연성이 관건일 수 있다.

호흡

체중을 들어 올려 상완으로 지지하는 파르스바 바카아사나와 하체의 하중을 상완의 지지에 매달리게 하는 아스타바크라아사나를 비교해본다. 어느 자세에서 호흡이 더 쉬운가? 어느 자세에서 에너지의 소모가 더 많거나 적은가? 또 이를 한쪽에서 또는 다른 쪽에서 수행할 때 경험에 변화가 있는가?

마유라아사나
Mayurasana

공작 자세 Peacock Pose

ma-your-AHS-anna

마유라(mayura) = 공작

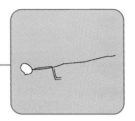

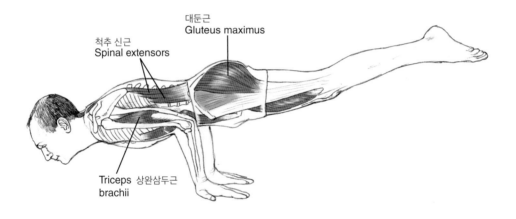

척추 신근
Spinal extensors

대둔근
Gluteus maximus

Triceps 상완삼두근
brachii

관절 동작

척추	상지	하지
경추 신전, 흉추 굴곡, 요추 신전	견갑골 외전, 어깨관절 내전, 팔꿈치관절 굴곡, 전완 회외, 손목 배측굴곡	고관절 신전 및 내전, 슬관절 신전, 발목관절 족저굴곡

근육 작용

척추

단축성 수축	
경추의 신전: 후두직근, 상두사근 **하부 흉추의 굴곡:** 대요근(상부 섬유)	**요추의 신전:** 척추 신근(하부 섬유)

상지

단축성 수축	신장성 수축
견갑골의 외전: 전거근, 대/소흉근, 오훼완근 **어깨관절의 안정화 및 보호:** 회전근개, 삼각근 **팔꿈치관절의 안정화:** 상완이두근, 상완근 **전완의 회외:** 회외근 **손의 통합성 유지:** 손목과 손의 내재근	**팔꿈치관절의 안정화:** 상완삼두근

하지

단축성 수축	
고관절의 신전, 내전 및 내회전: 햄스트링, 대내전근, 대둔근 **슬관절의 신전:** 슬관절근, 광근 **발목관절의 족저굴곡:** 가자미근	

지침

기타 새 자세들(독수리, 까마귀, 수탉 등)에서처럼, 마유라아사나는 흉추의 굴곡, 견갑골의 외전과 경추의 신전을 요한다. 팔로 균형을 잡는 대부분의 자세에서 전완은 회내 상태에 있다. 그러나 이 자세에서는 전완이 회외로 되어 있어 팔꿈치의 작용을 변화시키며, 다른 근육의 사용을 요할 수도 있다.

다리를 파드마아사나(277페이지)에서처럼 두는 마유라아사나 응용자세는 일반적으로 수행하기가 더 쉬운데, 다리를 접어들임으로써 다리의 지레팔이 단축되기 때문이다.

호흡

마유라아사나에서는 복근이 활성화되어 내장에 가해지는 팔꿈치의 압력에 저항한다. 복강 장기는 호흡 격막과 골반 격막에 의해 앞뒤로, 아울러 위아래로 강하게 조인다. 이 자세를 아주 오래 유지할 경우에 호흡을 위한 여지는 어디에 있는가? 이 자세를 유지하기 위해 얼마나 많은 근육 에너지를 소모하는지와 이 자세가 허용하는 최소한의 호흡량을 고려한다면, 호흡을 몇 차례 이상 하면서 자세를 유지하는 경우는 당연히 드물다.

핀차 마유라아사나
Pincha Mayurasana

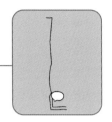

깃털 편 공작 자세 Feathered Peacock Pose

pin-cha ma-your-AHS-anna

핀차(pincha) = 꼬리 깃털; 마유라(mayura) = 공작

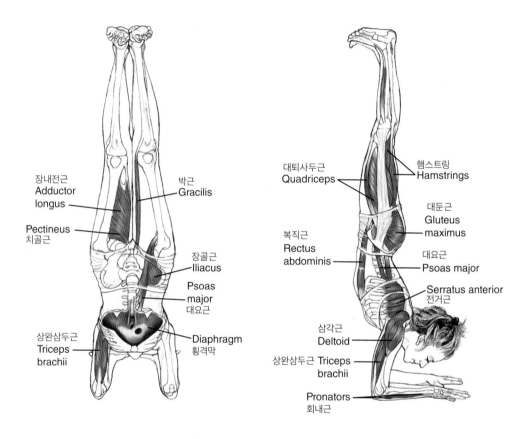

장내전근
Adductor
longus

박근
Gracilis

Pectineus
치골근

장골근
Iliacus

Psoas
major
대요근

상완삼두근
Triceps
brachii

Diaphragm
횡격막

대퇴사두근
Quadriceps

햄스트링
Hamstrings

대둔근
Gluteus
maximus

복직근
Rectus
abdominis

대요근
Psoas major

Serratus anterior
전거근

삼각근
Deltoid

상완삼두근 Triceps
brachii

Pronators
회내근

관절 동작

척추	상지	하지
신전	견갑골 상방 회전, 상승 및 외전; 어깨관절 굴곡 및 내전; 팔꿈치관절 굴곡; 전완 회내	고관절 내전 및 중립 신전, 슬관절 신전, 발목관절 족배굴곡

근육 작용

척추

단축성 수축	신장성 수축
바닥 반대쪽으로 머리 들어 올리기: 후두직근, 상두사근 **척추의 신전 유지와 굴곡으로 떨어지지 않도록 하기:** 척추 신근	**신전으로 넘어가지 않도록 하기:** 대요근(상부 섬유), 소요근, 복근

상지

단축성 수축	신장성 수축
견갑골의 상방 회전, 외전 및 상승: 전거근 **어깨관절의 안정화 및 보호:** 회전근개, 삼각근 **어깨관절 신전에 대한 저항:** 전삼각근 **어깨관절의 굴곡 및 내전:** 상완이두근, 전삼각근 **전완의 회내:** 방형회내근, 원회내근 **손의 통합성 유지:** 손목과 손의 내재근	**팔꿈치관절이 굴곡되는 것과 얼굴로 무너지는 것에 대한 저항:** 상완삼두근

하지

단축성 수축	신장성 수축
고관절 중립 신전 및 내전의 유지: 햄스트링, 대내전근, 대둔근 **고관절의 내전:** 박근 **슬관절의 신전:** 슬관절근, 광근 **발목관절의 족배굴곡:** 전경골근	**다리가 뒤로 넘어가는 것의 방지:** 대요근

지침

이 아사나에서 어깨관절의 확실한 연결을 찾으면 견갑골이 흉곽 위에서 자유로이 움직일 수 있으며, 그러면 흉추에서 신전하고 흉곽에서 호흡운동이 일어날 여지가 더 생길 수 있다. 흉추의 가동성이 도움이 될 수 있는데, 우르드바 무카 스바나아사나(393페이지)에서처럼 흉추의 신전이 클수록 요추와 경추에서 신전할 필요가 줄어든다.

전완에서(회외근에서나 요골과 척골 사이 골간막에서) 습관적인 고정 패턴이 완전한 회내를 제한하면 팔꿈치가 돌아가 벌어지거나 손이 모아질 수 있다. 이는 종종 어깨의 '긴장' 혹은 손목의 약화로 해석되나, 대신 전완의 가동성과 관련이 있다.

또한 등에서 근육(광배근 등)의 고정 패턴이 상완골을 내회전시킴으로써 팔꿈치를 당겨 벌릴 수 있다. 이는 '어깨의 긴장'처럼 느껴질 수 있으나, 사실 몸의 양옆과 등을 풀어주는 측면 굴곡과 기타 동작으로 해결할 수 있다.

팔로 지지한 자세 **411**

호흡

이 자세의 지지기반은 전완, 흉곽과 흉추에 의해 형성되며, 이들 구조물은 균형을 유지하기 위해 매우 안정적이어야 한다. 이 때문에 지나친 흉식호흡은 전완으로 물구나무서는 이 자세의 지지를 방해할 수 있다. 반면 다리 및 골반의 하중과 요추의 만곡은 복근으로 안정화해야 하므로, 복부의 움직임이 지나치면 역효과를 낸다. 이러한 요인들 때문에 몸 전체에 걸쳐 고르고 부드럽게 움직이는 호흡 패턴이 요구된다.

살람바 시르샤아사나
Salamba Sirsasana

지지형 머리로 물구나무서기 자세
Supported Headstand

sah-LOM-bah shear-SHAHS-anna

사(sa) = ~가 있는; 알람바(alamba) = 의지하거나 기대는 대상, 지지; 시르샤(sirsa) = 머리

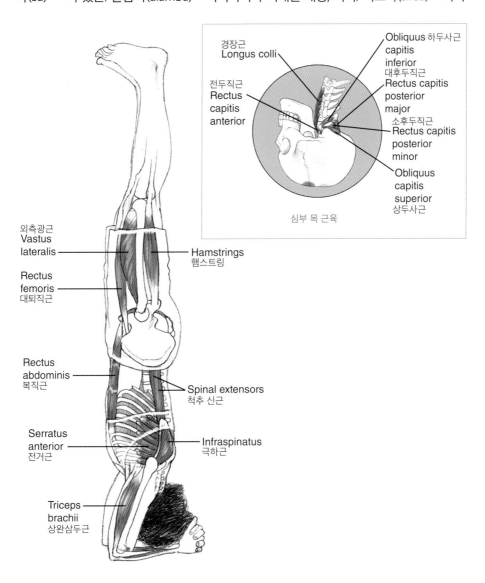

경장근
Longus colli

전두직근
Rectus
capitis
anterior

Obliquus 하두사근
capitis
inferior
대후두직근
Rectus capitis
posterior
major
소후두직근
Rectus capitis
posterior
minor
Obliquus
capitis
superior
상두사근

심부 목 근육

외측광근
Vastus
lateralis

Hamstrings
햄스트링

Rectus
femoris
대퇴직근

Rectus
abdominis
복직근

Spinal extensors
척추 신근

Serratus
anterior
전거근

Infraspinatus
극하근

Triceps
brachii
상완삼두근

관절 동작

척추	상지	하지
중립	견갑골 상방 회전, 어깨관절 굴곡 및 내전, 팔꿈치관절 굴곡, 전완 및 손 중립, 손가락 굴곡	고관절 내전 및 중립 신전, 슬관절 신전, 발목관절 족배굴곡

근육 작용

척추	
척추의 중립 정렬을 유지하기 위한 단축성 및 신장성 수축의 보정: 척추 신근 및 굴근	환추축추관절과 환추후두관절의 균형 및 안정화: 전두직근, 대/소후두직근, 상/하두사근, 두장근, 경장근

상지	
단축성 수축	**신장성 수축**
견갑골의 상방 회전: 전거근 어깨관절의 안정화 및 보호: 회전근개, 삼각근 손의 통합성 유지: 손목과 손의 내재근	팔꿈치관절 굴곡에 대한 저항: 상완삼두근

하지	
단축성 수축	**신장성 수축**
고관절 중립 신전 및 내전의 유지: 햄스트링, 대내전근, 대둔근 고관절의 내전: 박근 슬관절의 신전: 슬관절근, 광근 발목관절의 족배굴곡: 전경골근	다리가 뒤로 넘어가는 것의 방지: 대요근

지침

머리로 물구나무서기를 위해 두개골에서 체중을 어디에 위치시켜야 하느냐에 대해서는 많은 말이 있다. 일부 사람들의 경우에 두개골에서 체중을 위치시키기에 이상적인 지점은 정수리점(bregma), 즉 관상 봉합(coronal suture)과 시상 봉합(sagittal suture)의 교차점이다. 여기는 전두골과 2개의 두정골이 만나는 지점이다. 이렇게 위치시키면 최종 자세가 약간 더 아치를 이루며, 이러한 자세에서는 몸의 앞쪽보다 뒤쪽 근육이 더 동원되고 균형 잡기가 더 쉬워진다. 체중을 보다 두정부 쪽으로 위치시키면 척추가 더 중립이 되고 몸의 앞쪽과 뒤쪽이 모두 더 작용한다.

척추가 비대칭이고 약간 회전되어 있는 사람이 많은데, 이러한 체형이 때로 이 자세에서 더 뚜렷해진다. 다음 그림은 살람바 시르샤아사나 자세를 취한 한 저자를 나타내는데, 회전 이동과 기타 비대칭에 주목한다.

일부 사람들의 경우에 이 자세에서 완전한 고관절 신전을 이루기가 어려울 수 있다. 복근이 이 자세에서 지지를 이루는 방식의 일부가 되지 않는 사람은 고관절을 굴곡시켜 균형을 유지하고 등의 근육에 더 초점을 두어 자세를 유지할 수도 있다.

이 자세(그리고 기타 전도 자세)에서는 중력의 당김이 머리로 흐르는 혈류를 증가시키기 때문에 뇌에 대한 산소 공급이 증가한다고 흔히들 말한다. 이는 정확하지 않은 말인데, 신체의 중력에 대한 관계와 상관없이 순환계에는 신체의 어느 부위든지 그리로 가는 혈액의 양을 조절하는 기전이 있기 때문이다. (체위로 인한 주요 혈관의 전도 또는 압박에 따라 혈압의 국소적인 변화가 관찰되고 있으나, 이는 혈액량의 이동과 그에 따른 산소 공급과는 별개의 문제이다.) 그렇긴 하지만 전도 자세는 하체로부터 정맥 환류를 증가시키는 기회와 아울러 림프액 배출을 개선할 가능성을 제공한다.

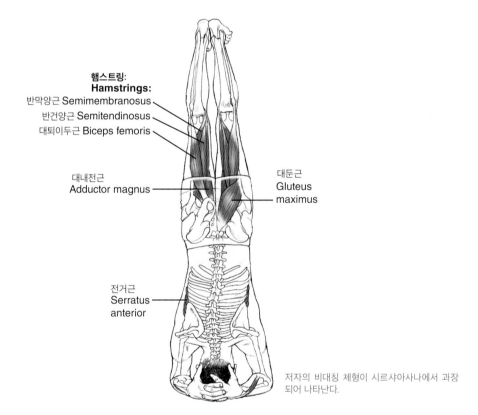

햄스트링:
Hamstrings:
반막양근 Semimembranosus
반건양근 Semitendinosus
대퇴이두근 Biceps femoris

대내전근
Adductor magnus

대둔근
Gluteus
maximus

전거근
Serratus
anterior

저자의 비대칭 체형이 시르샤아사나에서 과장되어 나타난다.

이 자세에서 정수리점으로 체중을 지지하는 유형을 선호하고 다리를 편 채(그리고 보다 아치를 이룬 자세로 종료하려는 의도를 가진 채) 자세로 들어간다고 해도, 다리를 굽힌 채 이 자세로 들어가는 연습을 하면 이 자세로 있으면서 근력, 근육 협동과 적응력을 기르는 데 도움이 될 수 있다. 하나의 도전은 점프를 하지 않으면서 발을 떼서 다리의 하중을 올리고 아쿤차나아사나(acunchanasana, 다리 굽혀 머리로 물구나무서기; 다음 페이지 오른쪽 그림 참조)라는 자세를 유지히면서 어러 차례 호흡을 할 수 있는지를 알아보는 것이다.

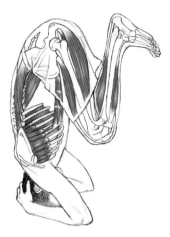

호흡

살람바 시르샤아사나에 대한 지지를 척추의 심부 내재근으로
부터 그리고 다리, 몸통 및 견갑대 근육의 조화로운 작용으로
부터 이끌어낼 수 있으면, 체중의 힘이 중력 속에서 보다 쉽게
지지된다. 그러면 이 자세를 유지하는 근육의 작용이 최소화된
채 호흡은 진정되고 효율화된다. 그 시점에서 복근과 골반 격
막의 강한 작용 때문에 횡격막 작용의 전도된 특성이 강조되
며, 복근과 골반 격막의 강한 작용은 무게중심을 지지기반 위
로 안정화하도록 돕는다. 횡격막의 중심건에 고정되어 있는 모
든 내부 장기는 전도 자세에서 다르게 움직일 수 있다.

아쿤차나아사나

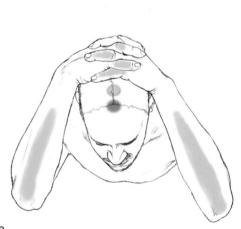

a

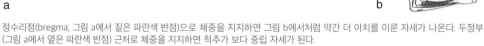

b

정수리점(bregma, 그림 a에서 짙은 파란색 반점)으로 체중을 지지하면 그림 b에서처럼 약간 더 아치를 이룬 자세가 나온다. 두정부
(그림 a에서 옅은 파란색 반점) 근처로 체중을 지지하면 척추가 보다 중립 자세가 된다.

브르스치카아사나
Vrschikasana

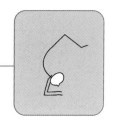

전갈 자세 Scorpion Pose

vrs-chee-KAHS-anna

브르스차나(vrschana) = 전갈

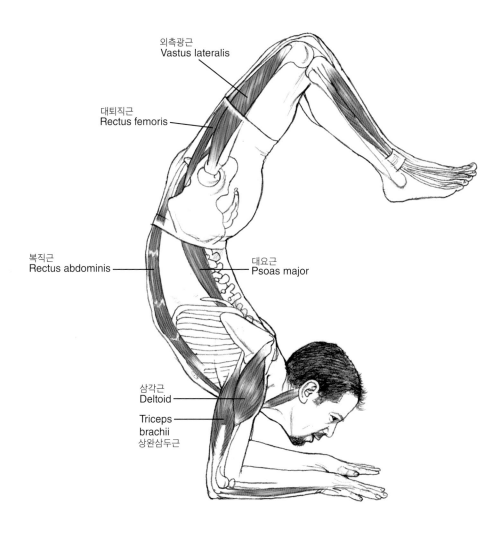

외측광근
Vastus lateralis

대퇴직근
Rectus femoris

복직근
Rectus abdominis

대요근
Psoas major

삼각근
Deltoid

Triceps
brachii
상완삼두근

관절 동작

척추	상지	하지
신전	견갑골 상방 회전, 상승 및 내전; 어깨관절 굴곡 및 내전; 팔꿈치관절 굴곡; 전완 회내	고관절 신전 및 내전, 슬관절 굴곡, 발목관절 족저굴곡

근육 작용

척추	
단축성 수축	**신장성 수축**
바닥 반대쪽으로 머리 들어 올리기: 후두직근, 상두사근 **척추의 신전 극대화:** 척추 신근	**신전으로 넘어가지 않도록 하기:** 대요근(상부 섬유), 소요근, 복근

상지	
단축성 수축	**신장성 수축**
어깨관절의 안정화 및 보호: 회전근개, 삼각근 **어깨관절 신전에 대한 저항과 어깨관절의 내전:** 상완이두근, 전삼각근 **전완의 회내:** 방형회내근, 원회내근 **손의 통합성 유지:** 손목과 손의 내재근	**견갑골이 내전할 때 견갑골의 안정화:** 전거근 **팔꿈치관절이 굴곡되는 것과 얼굴로 무너지는 것에 대한 저항:** 상완삼두근

하지
단축성 수축
고관절의 신전, 내전 및 내회전과 슬관절의 굴곡: 햄스트링, 대내전근, 대둔근 **고관절의 내전과 슬관절의 굴곡:** 박근

지침

핀차 마유라아사나(410페이지)는 때로 브르스치카아사나의 준비 자세로 여겨진다. 브르스치카아사나는 무게중심이 더 낮기 때문에 균형을 잡기가 보다 쉬운 자세일 수 있다. 핀차 마유라아사나로부터 브르스치카아사나의 보다 깊은 후방 굴곡으로 움직이기 위해서는 견갑골이 등에서 함께 밀려야 하며, 이는 흉곽을 바닥 쪽으로 내리고 흉추에서 가동성의 증가를 돕는다. 그러면 머리가 들리고 흉추가 더 신전될 수 있다. 또한 이는 균형을 잡기 위한 회전축을 어깨 사이로부터 척추를 따라 아래로 더 멀리, 천골에 더 가까운 지점으로 변화시킨다. 균형점을 이동시킬 때에는 머리가 들리는 것이 중요하며, 그렇지 않으면 다리로 인해 몸이 뒤로 넘어갈 수도 있다.

무릎을 구부리고 발을 머리 쪽으로 움직이면서, 햄스트링의 작용 길이는 가장 짧아지고 슬관절 굴곡과 함께 고관절 신전이란 다리 동작을 수행하려 하면서 햄스트링은 경련을 일으킬 수도 있다. 이 자세에서 나와 다시 핀차 마유라아사나의 상대적인 중립성을 찾는 능력에 초점을 두고자 한다면, 이 자세를 보다 작은 범위로 수행하고, 움직임을 제어하여 이 자세로 들어가고 나오도록 한다.

우르드바 다누라아사나
Urdhva Dhanurasana

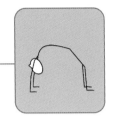

상향 활 자세, 수레바퀴 자세
Upward Bow Pose, Wheel Pose

OORD-vah don-your-AHS-anna

우르드바(urdhva) = 위로; 다누(dhanu) = 활

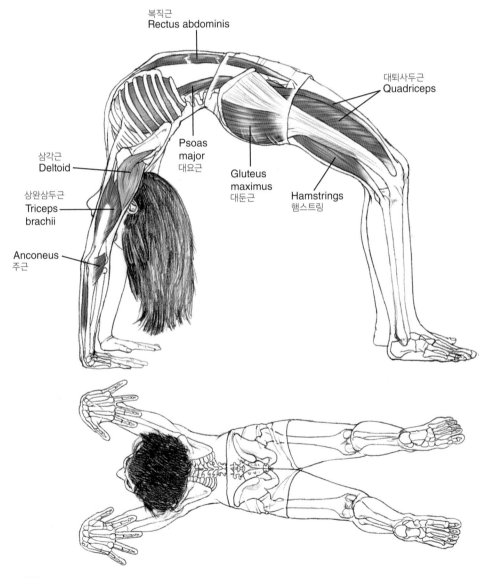

복직근
Rectus abdominis

대퇴사두근
Quadriceps

삼각근
Deltoid

Psoas
major
대요근

Gluteus
maximus
대둔근

Hamstrings
햄스트링

상완삼두근
Triceps
brachii

Anconeus
주근

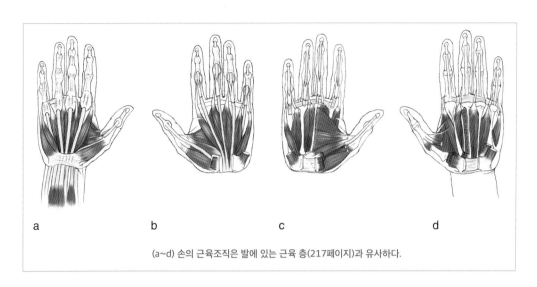

(a~d) 손의 근육조직은 발에 있는 근육 층(217페이지)과 유사하다.

관절 동작

척추	상지	하지
신전	견갑골 상방 회전 및 상승, 어깨관절 굴곡, 팔꿈치관절 신전, 전완 회내, 손목 배측굴곡, 손 및 손가락 신전	고관절 신전 및 내전, 슬관절 굴곡, 발목관절 족저굴곡

근육 작용

척추

단축성 수축	신장성 수축
척추의 신전 극대화: 척추 신근	**요추의 과신전 방지:** 소요근, 복근

상지

단축성 수축	
견갑골의 상방 회전 및 상승: 전거근 **어깨관절의 안정화 및 보호:** 회전근개, 삼각근 **어깨관절의 굴곡:** 상완이두근, 전삼각근	**팔꿈치관절의 신전:** 상완삼두근 **전완의 회내:** 방형회내근, 원회내근 **손의 통합성 유지:** 손목과 손의 내재근

하지

단축성 수축
고관절의 신전: 햄스트링, 대둔근 **고관절의 신전, 내전 및 내회전:** 대내전근, 박근 **슬관절의 신전:** 슬관절근, 광근

지침

일부 사람들의 경우에 이 자세를 유지하는 것보다 이 자세로 들어가는 것이 더 어렵다. 다리를 사용하여 체중을 팔 쪽으로 밀어 몸을 들어 올리려 하면 팔의 작용이 증가하고 상체를 바닥에서 들기가 더 어려워진다. 고관절 신전을 통해 골반을 들어 올리고 체중을 다리 위로 당기는 데 집중하면 상지에게 상체를 드는 일이 더 쉬워질 수도 있다.

다양한 근육이 고관절의 신전을 돕는데, 그들의 대부분이 또한 내전근이나 외전근이기도 하다. 내전근과 내회전근이기도 한 고관절 신근(대내전근처럼)이 외전근과 외회전근이기도 한 고관절 신근(대둔근처럼)보다 더 유용하며, 후자와 같은 근육은 무릎을 당겨 벌린다. 다리가 외회전되고 벌어지지 않도록 하면 다리로부터 천장관절을 통해 척추로 힘의 전달 경로를 지지할 수 있다.

이 자세에서 팔은 머리 위로 자유로이 움직여야 한다. 이러한 움직임은 견갑골의 가동성과 어깨관절에서 체중의 확실한 전달 경로를 함께 확보하면 이루어진다. 또한 엉덩이가 신전할 수 있어야 한다. 견갑대와 엉덩이에서 필요한 움직임의 범위가 제한되면, 요추에서 너무 많은 움직임이 요구될 것이다.

호흡

우르드바 다누라아사나에서는 깊고 완전한 호흡을 할 수 없다. 이러한 자세에서는 숨을 들이쉬려 할 때 몸통의 앞쪽을 더 확장시킬 여지가 거의 없기 때문이다. 날숨에 초점을 두거나 조용하고 이완된 호흡을 시도하는 것이 더 낫다. 어떠한 호흡 패턴을 시도하든지 간에, 이 자세에서는 근육 작용이 효율적일수록 그러한 작용에 연료를 공급하기 위해 필요한 산소는 감소할 것이다.

바시스타아사나
Vasisthasana

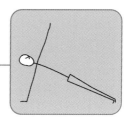

측면 플랭크 자세, 현인 바시스타의 자세
Side Plank Pose, Sage Vasistha's Pose

vah-sish-TAHS-anna

바시스타(vasistha) = 현인; 가장 훌륭한, 최고의, 가장 부유한

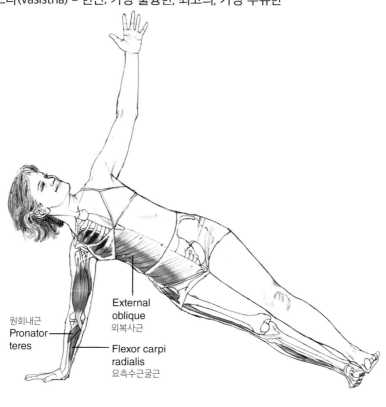

원회내근
Pronator
teres

External
oblique
외복사근

Flexor carpi
radialis
요측수근굴근

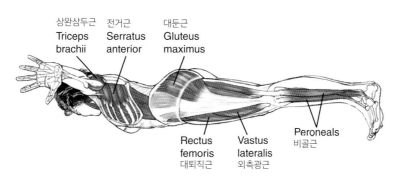

상완삼두근
Triceps
brachii

전거근
Serratus
anterior

대둔근
Gluteus
maximus

Rectus
femoris
대퇴직근

Vastus
lateralis
외측광근

Peroneals
비골근

관절 동작

척추	상지			하지
		아래쪽 팔	위쪽 팔	
중립	견갑골 중립, 어깨관절 외전, 팔꿈치관절 신전	전완 회내, 손목 배측굴곡	전완 및 손목 중립	고관절 중립 신전 및 내전, 슬관절 신전, 발목관절 족배굴곡

근육 작용

척추		
단축성 및 신장성 수축의 교대	단축성 수축	신장성 수축
척추의 중립 정렬 유지: 척추 신근 및 굴근	**위쪽 엉덩이가 앞으로 비틀리는 것에 대한 저항:** 외복사근(위쪽 측면), 내복사근(아래쪽 측면) **머리를 위로 돌리기:** 두판상근(위쪽 측면), 흉쇄유돌근(아래쪽 측면) **엉덩이가 바닥으로 처지는 것에 대한 저항:** 요방형근(아래쪽 측면)	**엉덩이가 뒤로 넘어가는 것에 대한 저항:** 내복사근(위쪽 측면), 외복사근(아래쪽 측면)

상지
단축성 수축

흉곽 위에서 견갑골 위치의 유지: 전거근　　**팔꿈치관절의 신전:** 상완삼두근
어깨관절의 안정화 및 보호: 회전근개　　**전완의 회내:** 방형회내근, 원회내근
어깨관절의 외전: 삼각근　　**손의 통합성 유지:** 손목과 손의 내재근

하지
단축성 수축

고관절 중립 신전 및 내전의 유지: 햄스트링, 대내전근, 대둔근
슬관절의 신전: 슬관절근, 광근
발목관절의 족배굴곡: 전경골근
발의 외번: 발의 내/외재근

지침

차투랑가(399페이지)와 머리로 물구나무서기(413페이지)에서처럼, 이 자세에서 상당히 어려운 점은 유연성의 문제가 아니라 대신 중력의 힘에 대항해 척추 및 다리의 중립 정렬과 팔의 단순한 자세를 유지하는 문제이다. 중력과의 비대칭적인 관계는 근육이 비대칭적으로 작용하여 몸의 대칭적인 정렬을 만들어야 한다는 것을 의미하며, 본질적으로 측면으로 기울인 타다아사나(213페이지)로 만들어야 한다.

이 자세에서 중력은 여러 가지 방식으로 신체를 당겨 타다아사나 자세를 흐트러뜨린다. 즉 척추가 비틀리고, 엉덩이가 앞으로 넘어가거나 어깨가 뒤로 넘어가고(혹은 이와 반대로), 아래쪽 견갑골 및 다리가 모두 내전되고, 또는 골반이 바닥으로 처질 수 있다. 이와 같은 경우에 엉덩이를 너무 높이 들어 올림으로써 과다 보상하기 쉬우며, 또는 중력에 맡기거나 이에 지나치게 저항함으로써 어느 방향으로든 척추의 측면 굴곡을 일으키기 쉽다.

측면 플랭크 자세는 단순하지만 쉽지는 않다.

호흡

호흡의 관점에서 이 자세와 니랄람바 사르반가아사나(355페이지)는 비슷하다. 둘 다 균형 잡기가 어려운 자세로 복부 및 흉부 근육조직의 안정화 작용을 많이 요한다. 측면 플랭크 자세는 팔을 사용해 지지하고 균형을 잡을 수 있기 때문에 더 쉬운 듯하나, 심호흡을 하면 여전히 자세가 불안정해지는 결과가 초래될 것이다. 효율성을 확보하면(자세를 유지하기 위해 필요한 최소한의 작용을 찾으면) 제한된 호흡 운동으로도 자세를 지속할 정도의 에너지를 공급할 수 있다.

차투스 파다 피탐
Chatus Pada Pitham

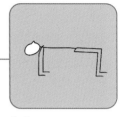

네발 탁자 자세 Four-Footed Tabletop Pose

CHA-toos PA-da PEE-tham

차투르(chatur) = 넷; 파다(pada) = 발; 피탐(pitham) = 의자, 좌석, 벤치

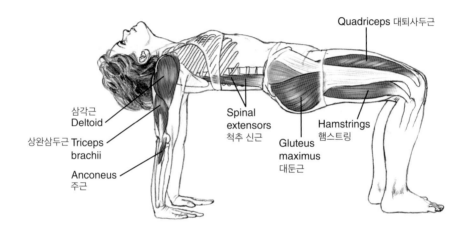

Quadriceps 대퇴사두근

삼각근
Deltoid

상완삼두근 Triceps
brachii

Anconeus
주근

Spinal
extensors
척추 신근

Gluteus
maximus
대둔근

Hamstrings
햄스트링

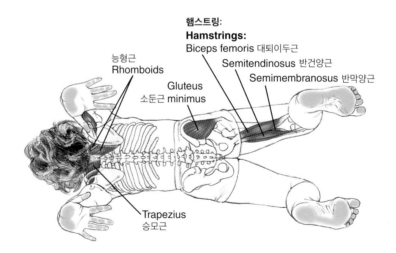

햄스트링:
Hamstrings:
Biceps femoris 대퇴이두근
Semitendinosus 반건양근
Semimembranosus 반막양근

능형근
Rhomboids

Gluteus
소둔근 minimus

Trapezius
승모근

관절 동작

척추	상지	하지
경추 신전, 약간의 흉추 및 요추 신전	견갑골 내전 및 상승, 어깨관절 신전, 팔꿈치관절 신전, 손목 배측굴곡	천장관절 골반 들기, 고관절 신전 및 내전, 슬관절 굴곡, 발목관절 족배굴곡

근육 작용

척추	
단축성 수축	**신장성 수축**
척추, 특히 흉추 만곡의 신전: 척추 신근	**경추와 요추의 과신전에 대한 저항:** 전방 목 근육, 소요근, 복근

상지
단축성 수축

견갑골의 내전 및 상승: 능형근, 견갑거근
어깨관절의 안정화와 상완골두의 전인(내밂) 방지: 회전근개
어깨관절의 신전 및 내전: 상완삼두근(장두), 대원근, 후삼각근
팔꿈치관절의 신전: 상완삼두근
전완의 회내: 방형회내근, 원회내근
손의 통합성 유지: 손목과 손의 내재근

하지
단축성 수축

고관절의 신전: 햄스트링, 대둔근
고관절의 신전, 내전 및 내회전: 대내전근, 박근
슬관절의 신전: 슬관절근, 광근

지침

이 자세와 푸르보타나아사나(429페이지)에서 모두 바닥으로부터 떨어져 움직이면서 고관절의 신전을 일으키는 것은 다리의 뒤쪽에 있는 근육에게 힘들 수 있다. 우르드바 다누라아사나(420페이지)에서처럼, 다리에서 고관절 신전, 내전 및 내회전을 결합하면 천골과 요추에 가해지는 압력을 피하는 데 도움이 될 수 있다.

또한 이 자세(그리고 푸르보타나아사나)는 어깨관절의 신전과 그러한 신전을 지지하기 위해 견갑골의 가동화를 요한다. 어깨관절의 신전 상태에서 팔로 체중을 지지하는 것은 일반적으로 대부분의 사람에게 덜 익숙한 자세이고 어깨관절의 앞쪽과 상흉부에서 습관적인 고정 패턴을 드러낼 수도 있다.

호흡

우르드바 다누라아사나와 다르게, 차투스 파다 피탐은 흉강 뒤쪽의 움직임을 제한할 수 있는 극단적인 척추 신전은 아니다. 그러나 어깨관절에서 팔의 신전은 흉강 앞쪽의 움직임을 억제하며, 특히 가슴의 앞쪽을 가로질러 습관적인 고정이 있을 경우에 그렇다. 이는 호흡이 보다 복부로 이동하도록 촉진할 수도 있다. 이 자세에서는 몸의 뒤쪽을 들어 올리는 작용과 몸의 앞쪽을 이완시키는 작용이 결합되어 있어 호흡을 복부 및 흉부로 옮기는 실험을 할 수 있는 흥미로운 기회가 된다. 일부 호흡 패턴은 자세의 안정성에 보다 영향을 미치는 반면, 다른 일부는 상부 흉곽의 개방에 도움이 될 수 있다.

지도지침: 골반을 들어 올리기 위해 '햄스트링을 사용할' 수는 없다

수련생들은 수업에서 "골반을 들어 올리려면 햄스트링을 사용하라" 혹은 "슬개골을 들어 올리려면 대퇴사두근을 동원하라"와 같은 지시를 들을 수도 있다. 그러한 특정 근육이 그런 특정 동작을 일으키는 데 관여하는 것은 사실이지만, 위와 같은 지시는 문제가 있다.

근육의 관점에서 보면, 한 움직임에 동원되는 근육은 늘 하나 이상이고 동일한 움직임을 일으키기 위해 사용되는 근육은 사람마다 서로 다르고 근육이 같더라도 동원의 정도 역시 사람에 따라 서로 다르다. 신경계의 관점에서 보면, 우리가 햄스트링으로 가는 특정한 운동신경을 활성화해 햄스트링을 동원할 수는 없다. 우리가 할 수 있는 것은 '햄스트링 활성화와 연상화한 감각을 일으키기 위해 계획하고 운동신경과 근육이 우리를 위해 그러한 감각을 일으키도록 하는 것이다. 이는 우리가 모델로 사용하고 있는 감각에 따라 실제로 햄스트링 근육을 동원할 수도 또는 않을 수도 있다(또는 햄스트링 이외의 근육을 동원할 수도 있다). 위와 같은 유형의 지시는 움직임의 패턴을 수행할 때 우리가 얼마만큼 직접 제어할 수 있는지에 대해 잘못된 생각을 심어준다.

우리가 햄스트링(아니면 요근, 대퇴사두근, 혹은 일반에게 잘 알려진 기타 어느 근육)이 동원되는 방식으로 어떤 동작을 수행할 수 있는 것은 분명하나, 그러한 동작이 일어나는 것은 우리가 신경계에 명령하여 근육을 활성화할 수 있기 때문이 아니라 움직임의 전체 패턴을 조직하기 때문이다. 이 경우에 위와 같은 지시보다는 간단히 해당 움직임을 설명하거나 시연하고 각자의 몸이 그런 움직임을 수행하는 나름의 방식을 찾도록 하는 것이 보다 정확하고 사실에 부합하며 포괄적일 것이다.

푸르보타나아사나
Purvottanasana

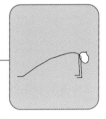

상향 플랭크 자세 Upward Plank Pose

POOR-vo-tan-AHS-anna

푸르바(purva) = 앞쪽, 동쪽; 웃(ut) = 강한; 탄(tan) = 신전하다, 펼치다

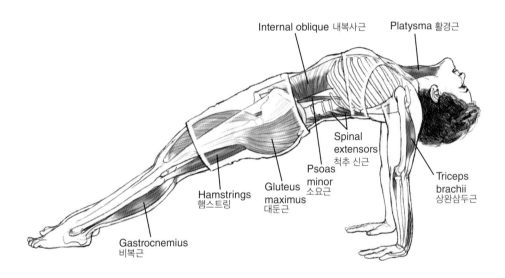

Internal oblique 내복사근

Platysma 활경근

Spinal extensors 척추 신근

Psoas minor 소요근

Spinal extensors 척추 신근

Triceps brachii 상완삼두근

Hamstrings 햄스트링

Gluteus maximus 대둔근

Gastrocnemius 비복근

관절 동작

척추	상지	하지
신전	견갑골 하방 회전, 상승 및 내전; 어깨관절 신전; 팔꿈치관절 신전; 손목 배측굴곡	천장관절 골반 들기, 고관절 신전 및 내전, 슬관절 신전, 발목관절 족저굴곡

근육 작용

척추

단축성 수축	신장성 수축
척추, 특히 흉추 만곡의 신전: 척추 신근	**경추와 요추의 과신전에 대한 저항:** 전방 목 근육, 소요근, 복근

상지

단축성 수축
견갑골의 내전, 상승 및 하방 회전: 능형근, 견갑거근 **어깨관절의 안정화와 상완골두의 전인(내밂) 방지:** 회전근개 **어깨관절의 신전 및 내전:** 상완삼두근(장두), 대원근, 후삼각근 **팔꿈치관절의 신전:** 상완삼두근 **전완의 회내:** 방형회내근, 원회내근 **손의 통합성 유지:** 손목과 손의 내재근

하지

단축성 수축
고관절의 신전, 내전 및 내회전: 햄스트링, 대내전근, 대둔근 **슬관절의 신전:** 슬관절근, 광근 **발목관절의 족저굴곡:** 가자미근

지침

이 자세에서 하나의 과제는 척추의 신전과 고관절의 신전 간에 균형을 찾는 것이다. 여기서 중력과의 관계에서 슬관절 신전과 고관절 신전을 함께 수행하는 것은 다리 뒤쪽에 있는 근육에게 힘들며, 때로 슬관절 신전을 이루기 위해 고관절 신전이 감소한다. 이러한 이유로 이전의 차투스 파다 피탐(426페이지)이 푸르보타나이아사나를 위한 준비 자세의 역할을 할 수 있다. 견갑골, 어깨관절과 등 상부에서 필요한 동작은 살람바 사르반가아사나(352페이지)의 경우와 비슷하며, 다만 중력과의 관계가 다르고 머리를 앞으로 기울이는 목의 경추 굴곡이 없다.

호흡

차투스 파다 피탐에서처럼, 이 자세에서도 어깨관절에서 팔의 신전이 흉강의 앞쪽에서 호흡을 제한할 수 있다. 이는 호흡이 보다 복부로 이동하도록 촉진할 수 있으며, 그러면 고관절 및 슬관절 신전의 유지에 필요한 작용을 저하시킬 수 있다.

참고 문헌

Boden, S.D., D.O. Davis, T.S. Dina, N.J. Patronas, and S.W. Wiesel. 1990. Abnormal magnetic resonance scans of the lumbar spine in asymptomatic subjects: A prospective investigation. *J Bone Joint Surg Am* 72(3): 403-408.

Boos, N., R. Rieder, V. Schade, K.F. Spratt, N. Semmer, and M. Aebi. 1995. 1995 Volvo Award in clinical sciences. The diagnostic accuracy of magnetic resonance imaging, work perception, and psychosocial factors in identifying symptomatic disc herniations. *Spine* 20(24): 2613-2625.

Boos, N., N. Semmer, A. Elfering, V. Schade, I. Gal, M. Zanetti, R. Kissling, N. Buchegger, J. Hodler, and C.J. Main. 2000. Natural history of individuals with asymptomatic disc abnormalities in magnetic resonance imaging: Predictors of low back pain-related medical consultation and work incapacity. *Spine* 25(12): 1484-1492.

Borenstein, D.G., J.W. O'Mara Jr., S.D. Boden, W.C. Lauerman, A. Jacobson, C. Platenberg, D. Schellinger, and S.W. Wiesel. 2001. The value of magnetic resonance imaging of the lumbar spine to predict low-back pain in asymptomatic subjects: A seven-year follow-up study. *J Bone Joint Surg Am* 83(9): 1306-1311.

Desikachar, T.K.V. 1995. *The Heart of Yoga, Revised Edition* Inner Traditions, Simon and Schuster and personal notes of Leslie Kaminoff, 1988-2009.

Gaskin, D.J., and P. Richard. 2011. Appendix C: The economic costs of pain in the United States. In *Relieving Pain in America: A Blueprint for Transforming Prevention, Care, Education, and Research* by the Institute of Medicine (US) Committee on Advancing Pain Research, Care, and Education. Washington (DC): National Academies Press (US).

Geiss, A., K. Larsson, B. Rydevik, I. Takahashi, and K. Olmarker. 2007. Autoimmune properties of nucleus pulposus: An experimental study in pigs. *Spine* 32(2): 168-173.

Gerritsen, R.J.S., and G.P.H. Band. 2018. Breath of life: The respiratory vagal stimulation model of contemplative activity. *Front Hum Neurosci* 12: 397. doi:10.3389/fnhum.2018.00397

Gertzbein, S.D., M. Tile, A. Gross, and R. Falk. 1975. Autoimmunity in degenerative disc disease of the lumbar spine. *Orthop Clin North Am* 6(1): 67-73.

Goel, A. 2019. Is the term degenerative "spinal canal stenosis" a misnomer? *J Craniovertebr Junction Spine* 10(2): 75-76. doi:10.4103/jcvjs.JCVJS_43_19

Jarvik, J.J., W. Hollingworth, P. Heagerty, D.R. Haynor, and R.A. Deyo. 2001. The longitudinal assessment of imaging and disability of the back (LAIDBack) study: Baseline data. *Spine* 26(10): 1158-1166.

Jensen, M.C., M.N. Brant-Zawadzki,

N. Obuchowski, M.T. Modic, D. Malkasian, and J.S. Ross. 1994. Magnetic resonance imaging of the lumbar spine in people without back pain. *N Engl J Med* 331(2): 69-73.

Kapandji, A.I. 2008. *Physiology of the Joints, Volume 3: The Vertebral Column, Pelvic Girdle and Head*, 6th ed. New York: Churchill Livingstone.

Krishnamacharya, T. *Yoga Makaranda.* Translated by L. Ranganatha and N. Ranganatha. 2006. https://yogastudies.org/wp-content/uploads/Yoga_Makaranda.pdf

Laban, R. 1966. *The Language of Movement: A Guidebook to Choreutics.* Great Britain: Macdonald and Evans.

Lundberg, J.O., G. Settergren, S. Gelinder, J.M. Lundberg, K. Alving, and E. Weitzberg. 1996. Inhalation of nasally derived nitric oxide modulates pulmonary function in humans. *Acta Physiol Scand* 158(4): 343-347. doi:10.1046/j.1365-201X.1996.557321000.x

Mallinson, J., Singleton M., 2017. *Roots of Yoga* Penguin Classics

Marshall, L.L., E.R. Trethewie, and C.C. Curtain. 1977. Chemical radiculitis: A clinical, physiological, and immunological study. *Clin Orthop Relat Res* 129: 61-67.

Patañjali's Yoga Sutras. 1987. An Introduction, Translation, and Commentary by T.K.V. Desikachar. Affiliated East-West Press P. Ltd.

Pontarotti, P. 2016. *Evolutionary Biology: Convergent Evolution, Evolution of Complex Traits.* Springer. p. 74. ISBN 978-3-319-41324-2.

Powell, M.C., M. Wilson, P. Szypryt, E.M. Symonds, and B.S. Worthington. 1986. Prevalence of lumbar disc degeneration observed by magnetic resonance in symptomless women. *Lancet* 2(8520): 1366-1367.

Rashbaum, I.G., and J.E. Sarno. 2003. Psychosomatic concepts in chronic pain. *Arch Phys Med Rehabil* 84(3 Suppl 1): S76-80.

Sarno, J.E. 1977. Psychosomatic backache. *J Fam Pract* 5(3): 353-357.

Vyasa. Bhagavad Gita: The Song of God. Translated by Swami Mukundananda Jagadguru Kripaluji Yog 2013.

Weber, H. 1982. 1982 Volvo Award in Clinical Science. Lumbar disc herniation: A controlled, prospective study with ten years of observation. *Spine* 8: 131-140.

Weishaupt, D., M. Zanetti, J. Hodler, and N. Boos. 1998. MR imaging of the lumbar spine: Prevalence of intervertebral disc extrusion and sequestration, nerve root compression, end plate abnormalities, and osteoarthritis of the facet joints in asymptomatic volunteers. *Radiology* 209(3): 661-666.

Wiesel, S.W., N. Tsourmas, H.L. Feffer, C.M. Citrin, and N. Patronas. 1984. A study of computer-associated tomography: I. The incidence of positive CAT scans in an asymptomatic group of patients. *Spine* 9(6): 549-551.

Wood, K.B., T.A. Garvey, C. Gundry, and K.B. Heithoff. 1995. Magnetic resonance imaging of the thoracic spine. Evaluation of asymptomatic individuals. *J Bone Joint Surg Am* 77(11): 1631-1638.

Wrangham, R. 2009. *Catching Fire: How Cooking Made Us Human.* Basic Books.

참고 자료

These are the references used for chapters 2-4 and the asana analysis.

BIBLIOGRAPHY

Adler, S.S., D. Beckers, and M. Buck. 2003. *PNF in Practice*. 2nd ed. New York: Springer.

Clemente, C.D. 1997. Anatomy: *A Regional Atlas of the Human Body*. 4th ed. Philadelphia, PA: Lippincott Williams & Wilkins.

Gorman, D. 1995. *The Body Moveable*. 4th ed. Guelph, Ontario: Ampersand Press.

Gray, H., S. Standring, H. Ellis, and B.K.B Berkovitz. 2008. *Gray's Anatomy: The Anatomical Basis of Clinical Practice*. 40th ed. Edinburgh; New York: Elsevier Churchill Livingstone.

Kapit, W., and L.M. Elson. 1993. *The Anatomy Coloring Book*. 2nd ed. New York: HarperCollins College Publishers.

Kendall, F.P., E.K. McCreary, and P.G. Provance. 1993. *Muscles, Testing and Function*. 4th ed. Philadelphia, PA: Lippincott Williams & Wilkins.

Keynes, R, D. Aidley, C. L.-H. Huang. 2011. *Nerve and Muscle*. 4th ed. New York: Cambridge University Press.

Myers, T. 2001. *Anatomy Trains: Myofascial Meridians for Manual and Movement Therapists*. Philadelphia, PA: Churchill Livingstone.

Netter, F.H. 1997. *Atlas of Human Anatomy*. 2nd ed. East Hanover, NJ: Novartis.

Platzer, W. 2004. *Color Atlas and Textbook of Human Anatomy, Volume 1: Locomotor System*. 5th ed. New York: Thieme.

RESOURCES

Leslie Kaminoff's Yoga Anatomy website—The author's website, containing biographical and contact information, international teaching schedule, booking information, online training information, and his eSutra blog and other writing projects: www.yogaanatomy.org.

Amy Matthews' Movement Practices website—The author's website, containing biographical and contact information, online and in-person teaching schedule, and online training information: www.movementpractices.com.

The Breathing Project, Inc.—Educational nonprofit organization founded by Leslie Kaminoff, providing advanced studies for movement educators and therapeutic classes to the public, New York, NY: www.breathingproject.org.

Krishnamacharya Yoga Mandiram— The yoga of T. Krishnamacharya

and his teachings, founded by T.K.V. Desikachar, Chennai, India: www.kym.org.

Bonnie Bainbridge Cohen's School for Body–Mind Centering—Embodied anatomy and developmentally based movement reeducation and hands-on repatterning, El Sobrante, CA: www.bodymindcentering.com.

Gil Hedley's Somanautics Human Dissection Intensives and DVD series— Workshops taught internationally: www.gilhedley.com.

Yoga Journal's online resource for conventional spellings of Sanskrit pronunciation: www.yogajournal.com/poses.

Cologne digital Sanskrit dictionaries for scholarly translations of Sanskrit terms: www.sanskrit-lexicon.uni-koeln.de.

아사나 색인

(산스크리트어 이름 및 한글 번역 명 색인)

산스크리트어 이름 색인

엎드려 누운 자세 PRONE POSES

팔로 지지한 자세 ARM SUPPORT POSES

한글 번역 명 색인

무릎 꿇은 자세 KNEELING POSES

바로 누운 자세 SUPINE POSES

관절 색인

주: 별표(*)는 그림이나 글만 참조하라는 뜻이다.

관절		페이지
발과 발목		213~221, 246~247, 269~271, 272~274, 303*, 389~391
전완과 팔꿈치		235~236, 267~268*, 303*, 380~381, 389~391, 410~411, 420~421, 423~424
손과 손목		267~268*, 303*, 393~394, 402~403, 420~421
고관절		232~233, 293~294, 303*, 304~305, 323~324, 329~330, 420~422
슬관절		222~223, 228~230, 235~237, 269~270, 303*, 304~305, 323~324
천장관절		287~289, 295~296, 323~324, 426~428
견갑골(견흉관절)		238~240, 255~257, 304~306, 352~353, 364~365, 426~428
어깨관절(상완와관절)		246~247, 267~268, 290~292, 303*, 361~362, 402~403, 411*, 413~414, 429~430
척추	경추	54*, 246~247, 352~353, 361~362, 384~385, 402~403, 411*, 413~416
	요추	54*, 228~229*, 238~240, 278~279, 304~306, 323~324, 370*, 393~394, 420~422
	흉추	54*, 301~302, 304~306, 364~365, 393~394, 402~403, 410~411, 417~419

근육 색인

주: 별표(*)는 그림이나 글만 참조하라는 뜻이다.

근육	페이지
내전근: 장내전근, 단내전근, 대내전근, 박근과 치골근	232~234, 241~245, 246~248, 269~270, 297~298, 310~312, 334~335, 373~374
상완이두근	55*, 345*, 402*
삼각근	307~308, 345*, 352~353, 380~381, 402~403, 410~411
횡격막	144~165, 269~270, 272~273, 301~302, 393*, 410*
외회전근: 이상근, 상쌍자근, 하쌍자근, 내폐쇄근, 외폐쇄근과 대퇴방형근	234*, 272~273, 295~296, 298*, 304~306, 329~330
비복근	232*, 265~266, 269*, 284~285, 287~288
둔근: 대둔근, 중둔근과 소둔근	222~223, 228~230, 225~227, 235~237, 262~263, 265~266, 310~312, 379*, 426~427
햄스트링: 대퇴이두근, 반건양근과 반막양근	225~227, 228~231, 238~239, 241~245, 269~270, 284~285, 287~288, 310~312, 313*, 329~333, 376~379, 380~381, 413~415, 426~428
장요근 복합체: 대요근, 소요근과 장골근	228~230, 232~234, 238~239, 329~332, 393~394, 402~403, 410~411
광배근	244*, 255~256, 262*, 307~308, 323~324, 389~392, 396~397
견갑거근	352~353
복사근: 내복사근과 외복사근	166~173, 252~254, 290~292, 367~368, 373~374, 423~424
흉근: 대흉근과 소흉근	238~239, 241*, 246~248, 326~327, 367~369, 380~381, 399~400, 402~403
골반저근	265*, 272~273, 294*, 403*
대퇴사두근: 대퇴직근, 외측광근, 중간광근과 내측광근	251*, 347~351, 399~400, 420~422, 426~428
능형근: 대능형근과 소능형근	255~257, 267*, 304~306, 307~308, 352~353, 426~427

근육 이름

- 주요 근육 이름을 영어, 한자어와 한글명으로 정리하였습니다.

A

Abductor digiti minimi	소지외전근	새끼벌림
Abductor digiti minimi brevis	단소지외전근	짧은새끼벌림근
Abductor hallucis	무지외전근	엄지벌림근
Abductor pollicis longus	장무지외전근	긴엄지벌림근
Adductor brevis	단내전근	짧은모음근
Adductor hallucis	무지내전근	엄지모음근
Adductor longus	장내전근	긴모음근
Adductor magnus	대내전근	큰모음근
Adductors	내전근	모음근
Anconeus	주근	팔꿈치근
Anterior deltoid	전삼각근	앞어깨세모근
Anterior tibialis	전경골근	앞정강근

B

Biceps	이두근	두갈래근
Biceps brachii	상완이두근	위팔두갈래근
Biceps femoris	대퇴이두근	넙다리두갈래근
Brachialis	상완근	위팔근
Brachioradialis	상완요골근	위팔노근

C

Coracobrachialis	오훼완근	부리위팔근

D

Deltoid	삼각근	어깨세모근
Dorsal interosseous	배측골간근	등쪽뼈사이근

E

Erector spinae	척추기립근	척주세움근
Extensor carpi radialis brevis	단요측수근신근	짧은노쪽손목폄근
Extensor carpi radialis longus	장요측수근신근	긴노쪽손목폄근
Extensor carpi ulnaris	척측수근신근	자쪽손목폄근
Extensor digiti minimi	소지신근	새끼폄근
Extensor digitorum	지신근	손가락폄근
Extensor digitorum brevis	단지신근	짧은발가락폄근
Extensor digitorum communis	총지신근	온손가락폄근
Extensor digitorum longus	장지신근	긴발가락폄근
Extensor hallucis brevis	단무지신근	짧은엄지폄근
Extensor hallucis longus	장무지신근	긴엄지폄근
Extensor indicis	시지신근	집게폄근
Extensor pollicis brevis	단무지신근	짧은엄지폄근
Extensor pollicis longus	장무지신근	긴엄지폄근
External intercostal	외늑간근	바깥갈비사이근
External oblique	외복사근	배바깥빗근

F

Flexor carpi radialis	요측수근굴근	노쪽손목굽힘근
Flexor carpi ulnaris	척측수근굴근	자쪽손목굽힘근
Flexor digiti minimi	소지굴근	새끼굽힘근
Flexor digiti minimi brevis	단소지굴근	짧은새끼굽힘근
Flexor digitorum brevis	단지굴근	짧은발가락굽힘근
Flexor digitorum longus	장지굴근	긴발가락굽힘근
Flexor digitorum profundus	심지굴근	깊은손가락굽힘근
Flexor digitorum superficialis	천지굴근	얕은손가락굽힘근
Flexor hallucis brevis	단무지굴근	짧은엄지굽힘근
Flexor hallucis longus	장무지굴근	긴엄지굽힘근
Flexor pollicis longus	장무지굴근	긴엄지굽힘근

G

| Gastrocnemius | 비복근 | 장딴지근 |

Gemellus	쌍자근	쌍둥이근
Gluteus maximus	대둔근	큰볼기근
Gluteus medius	중둔근	중간볼기근
Gluteus minimus	소둔근	작은볼기근
Gracilis	박근	두덩정강근

H

Hamstrings	햄스트링(슬굴곡근)	뒤넙다리근

I

Iliacus	장골근	엉덩근
Iliocostalis	장늑근	엉덩갈비근
Iliocostalis lumborum	요장늑근	허리엉덩갈비근
Inferior gemellus	하쌍자근	아래쌍둥이근
Infraspinatus	극하근	가시아래근
Intercostals	늑간근	갈비사이근
Internal oblique	내복사근	배속빗근
Interosseous muscle	골간근	뼈사이근
Interspinales	극간근	가시사이근
Interspinales cervicis	경극간근	목가시사이근
Intertransversarii	횡돌간근	가로돌기사이근

L

Latissimus dorsi	광배근	넓은등근
Levator ani	항문거근	항문올림근
Levator scapulae	견갑거근	어깨올림근
Longissimus	최장근	가 장긴근
Longissimus capitis	두최장근	머리가장긴근
Longissimus thoracis	흉최장근	등가장긴근
Longus colli	경장근	긴목근
Lower trapezius	하승모근	아래등세모근
Lumbricales	충양근	벌레모양근

M

Masseter	교근	깨물근
Middle deltoid	중삼각근	중간어깨세모근
Middle trapezius	중승모근	중간등세모근
Multifidus	다열근	뭇갈래근

O

Obliques	복사근	빗근
Obliquus capitis inferior	하두사근	아래머리빗근
Obliquus capitis superior	상두사근	위머리빗근
Obturator externus	외폐쇄근	바깥폐쇄근
Obturator internus	내폐쇄근	속폐쇄근

P

Palmaris longus	장장근	긴손바닥근
Pectineus	치골근	두덩근
Pectoralis major	대흉근	큰가슴근
Pectoralis minor	소흉근	작은가슴근
Pelvic floor muscles	골 반저근	골반바닥근
Peroneals	비골근	종아리근
Peroneus brevis	단비골근	짧은종아리근
Peroneus longus	장비골근	긴종아리근
Peroneus tertius	제3비골근	셋째종아리근
Piriformis	이상근	궁둥구멍근
Plantar interosseous	족저골간근	바닥쪽뼈사이근
Plantaris	족저근(족척근)	발바닥근(장딴지빗근)
Platysma	활경근	넓은목근
Popliteus	슬와근	오금근
Posterior deltoid	후삼각근	뒤어깨세모근
Posterior tibialis	후경골근	뒤정강근
Pronator quadratus	방형회내근(사각회내근)	네모엎침근
Pronator teres	원회내근	원엎침근
Pronators	회내근	엎침근

Psoas	요근	허리근
Psoas major	대요근	큰허리근
Psoas minor	소요근	작은허리근
Pterygoids	익상근	날개근

Q

Quadratus femoris	대퇴방형근	넙다리네모근
Quadratus lumborum	요방형근	허리네모근
Quadratus plantae	족저방형근(족저사각근)	발바닥네모근
Quadriceps	대퇴사두근	넙다리네갈래근

R

Rectus abdominis	복직근	배곧은근
Rectus capitis anterior	전두직근	앞머리곧은근
Rectus capitis posterior major	대후두직근	큰뒤머리곧은근
Rectus capitis posterior minor	소후두직근	작은뒤머리곧은근
Rectus femoris	대퇴직근	넙다리곧은근
Rhomboids	능형근	마름모근
Rotatores	회선근	돌림근

S

Sartorius	봉공근	넙다리빗근
Scalene	사각근	목갈비근
Semimembranosus	반막양근	반막모양근
Semispinalis capitis	두반극근	머리반가시근
Semitendinosus	반건양근	반힘줄모양근
Serratus anterior	전거근	앞톱니근
Soleus	가자미근	가자미근
Spinalis	극근	가시근
Spinalis thoracis	흉극근	등가시근
Splenius capitis	두판상근	머리널판근
Splenius cervicis	경판상근	목널판근

Sternocleidomastoid	흉쇄유돌근	목빗근
Subclavius	쇄골하근	빗장밑근
Subscapularis	견갑하근	어깨밑근
Superior gemellus	상쌍자근	위쌍둥이근
Supinator	회외근	손뒤침근
Supraspinatus	극상근	가시위근

T

Temporalis	측두근	관자근
Tensor fascia latae	대퇴근막장근	넙다리근막긴장근
Teres major	대원근	큰원근
Teres minor	소원근	작은원근
Trapezius	승모근	등세모근
Triceps	삼두근	세갈래근
Triceps brachii	상완삼두근	위팔세갈래근
Triceps surae	하퇴삼두근	종아리세갈래근

U

Upper trapezius	상승모근	위등세모근

V

Vastus intermedius	중간광근	중간넓은근
Vastus lateralis	외측광근	가쪽넓은근
Vastus medialis	내측광근	안쪽넓은근

모든 운동은 신체를 아는 것으로부터!!

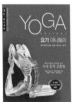

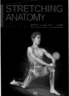
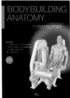
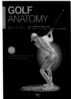
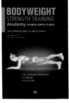

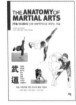
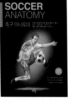
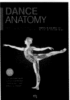
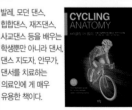

요가 지도자와 수련생을 위한 교과서

요가 피지올로지

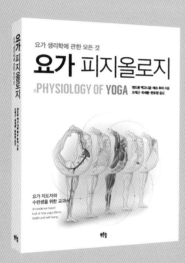

완전히 새로운 시각에서 요가를 바라보고 경험하게 한다!

요가와 해부학을 다룬 책들은 많지만 요가와 생리학을
과학적 근거에 기반해 제대로 다룬 것은
《요가 피지올로자-요가 생리학에 관한 모든 것》이 처음이다.
이 책은 요가 수행자에게 요가에 대한 새로운
통찰과 경험을 제공할 것이다.

- 요가 수행이 근골격계, 신경계, 호흡계, 심혈관계, 림프계, 면역계, 내분비계, 생식계, 소화계 등 신체의 많은 계통에 어떠한 영향을 미치는지를 과학적 근거에 기반해 설명

- 컬러 사진 및 그림을 통해 신체 내부에서 일어나는 작용을 생생하고 자세히 보여줘 기관, 근육, 인대와 관절이 어떻게 움직임에 반응하는지를 알려줌

- '마음챙김 명상' 등 9가지 주제에 대해 스스로 해보기 수록(Try it yoursef)

- '몸통비틀기가 간을 해독하는가?' 등 12가지 주제에 대해 고찰(MYTH or FACT)

- 다양한 요가 자세와 4가지 스타일의 요가 수행을 소개해 요가가 신체 생리에 미치는 영향을 수행자가 직접 경험하게 함

내가 예기치 못했던 책이다. 요가와 해부학에 관한 책들은 많지만 요가와 생리학을 다룬 책들은 거의 없다. 이 책은 그러한 요구에 딱 맞는다. 내용은 광범위하지만 이해하기가 아주 쉽다.
–
버니 클라크 (Bernie Clark) : 요가 지도자, 《Your Body, Your Yoga》 3부작의 저자

드디어 출간! 이 책은 신체의 많은 계통에 대해 그리고 요가 수행이 어떻게 이들 계통과 상호작용하고 이들에 영향을 미치는지에 관해 완벽하면서도 근거 중심적인 정보를 제시한다(잘못된 믿음을 바로잡는 정보가 풍부하다).
–
제니 롤링스 (Jenni Rawlings) : 요가 지도자, Strength for Yoga 프로그램의 공동 창립자이자 'Yoga Meets Movement Science' 팟캐스트의 공동 사회자

이 책이 요가 지도자들이 요가 수행의 생리학적 효과에 대하여 가장 흔하게 지니고 있는 일부 잘못된 믿음과 오해를 반복하는 것을 막아줄 것이라고 기대한다.
–
래슬리 카미노프 (Leslie Kaminoff) : 《Yoga Anatomy》 공저자

기구 필라테스 시리즈
필라테스 지도자와 교습생을 위한 교과서

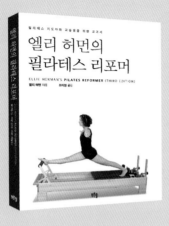

엘리 허먼의
필라테스 리포머
ELLIE HERMAN'S PILATES REFORMER

100개 이상의 리포머 동작 수록
- 단계적이고 체계적으로 구성된 동작 사진 수록
- 올바른 호흡법 및 구체적인 동작 요령 설명
- 운동 효과 및 재활 적용 사항 서술
- 특별 조언 및 이미지 형상화
- 레벨별 동작 별도

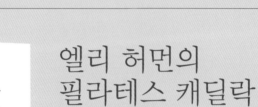

엘리 허먼의
필라테스 캐딜락
ELLIE HERMAN'S PILATES CADILLAC

35개 이상의 캐딜락 동작 수록
- 단계적이고 체계적으로 구성된 동작 사진 수록
- 올바른 호흡법 및 구체적인 동작 요령 설명
- 운동 효과 및 재활 적용 사항 서술
- 특별 조언 및 이미지 형상화

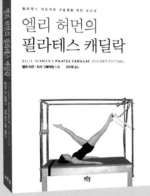

해부학적으로 배우는 기구 필라테스 체어
필라테스 운다 체어
THE PILATES WUNDA CHAIR

100개 이상의 필라테스 체어 동작 수록
- 체계적으로 구성된 동작 사진 및 3D 해부 그림 수록
- 운다 체어를 스트레칭 도구로 사용하는 방법 소개
- 운동 프로그램의 설계 원칙과 사례 제시